**HEYNE ‹**

Prof. Dr. STEFAN WINTER

# SCH DIE LANK
# STRATEGIE

## Gesünder leben mit den Erkenntnissen der Verhaltenswissenschaft

WILHELM HEYNE VERLAG
MÜNCHEN

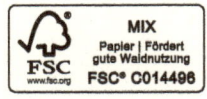

Penguin Random House Verlagsgruppe FSC® N001967

Originalausgabe 12/2023

Copyright © 2023 by Wilhelm Heyne Verlag, München,
in der Penguin Random House Verlagsgruppe GmbH,
Neumarkter Straße 28, 81673 München
Illustrationen © by Isabell Klett
Redaktion: Evelyn Boos-Körner
Umschlaggestaltung: wilhelm typo grafisch, unter Verwendung
von Fotos von Shutterstock.com (Mongta Studio, Maks Narodenko)
Satz: Satzwerk Huber, Germering
Druck: GGP Media GmbH, Pößneck
Printed in Germany
ISBN: 978-3-453-60659-3

www.heyne.de

# INHALT

# EINLEITUNG

Das Jo-Jo ist die Standardstrafe für Diäten. Ein Kilo runter, zwei wieder rauf. Die Nummer mit Spiegel/»O Gott!«/Blitzhungern wird im Diätstrafrecht als das schwerstmögliche Ernährungsverbrechen von allen gewertet. Sehen Sie also zu, dass Sie sich dabei nie wieder erwischen lassen!

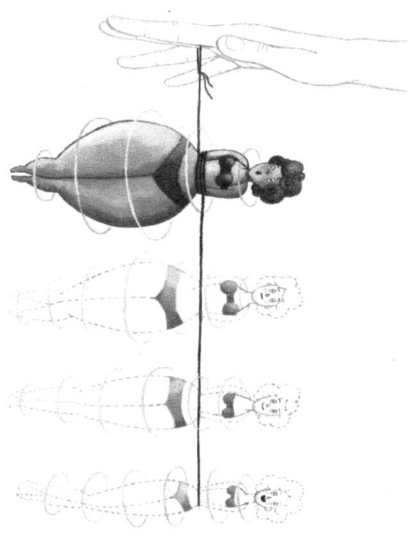

Dabei scheitern Diäten und Ernährungsumstellungen nicht an Kalorien, Eiweiß oder essenziellen Fettsäuren. Sie scheitern am Denken, und sie scheitern an ganz grundsätzlichen Verhaltensweisen, die auf den ersten Blick überhaupt nichts mit Ernährungsproblemen zu tun haben. Man muss nicht lernen, Ernährungsfehler zu verstehen, man muss lernen, grundsätzliche Denk- und Verhaltensfehler und deren Ursachen zu verstehen. Dort liegt die Lösung, nicht in künstlichen Hungerattacken, im Kalorienzählen oder in der Selbstkasteiung. Für den Fall, dass Sie mir hier noch nicht abkaufen, dass Diäten ganz fundamental nicht funktionieren, kündige ich schon mal an, dass ich Ihnen ein ganzes Kapitel zum fundamentalen Scheitern von Diäten zumuten werde. Wenn dieses Buch hier nur den Effekt hat, Sie vom kollektiven Diätwahn zu heilen, dann feiere ich mich selbst als einen der weltweit erfolgreichsten Sachbuchautoren.

Ich koche gern und besuche hin und wieder Kochkurse. Dabei ist mir aufgefallen, dass es eigentlich zwei Typen von Kursen gibt, die sich dadurch unterscheiden, dass es bei dem einen Typ nur schmeckt und man bei dem anderen Typ etwas lernt. Der Typ, bei dem es nur schmeckt, wird oft von Leuten veranstaltet, die selbst eigentlich gar nicht richtig kochen können. Daher kann man bei denen auch nichts lernen. Die bringen aufwendige Rezepte in Kombination mit edlen Zutaten mit. Man kocht dann einfach ein Rezept nach, hat später am Abend ganz gut gegessen, aber gelernt hat man nichts.

Bei der anderen Art von Kurs geht es um Techniken des Kochens und der Zubereitung. Die zweiundzwanzig Zen-Techniken des Gurkenschälens, achtsames Karottenputzen, gewaltfreie Kommunikation mit defekten Küchengeräten. So was in der Art. Schmeckt vielleicht erst mal nicht so gut, aber ich habe seit drei Jahren meinen Entsafter nicht mehr angeschrien – was mich deutlich friedlicher gemacht hat. Techniken zu lernen, hat gegenüber dem Nachkochen vorgefertigter Rezepte den enormen Vorteil, dass man mit Techniken dann selbst herumhantieren und diese auch auf neue Situationen und Herausforderungen übertragen kann. Für mich sind genau das die wahren Kochkurse. Diese Idee habe ich diesem Buch zugrunde gelegt. Deshalb geht es hier um Techniken, nicht um Rezepte. Es geht um Denk- und Verhaltenstechniken. Grundlegende Techniken, die Sie überall mit hinnehmen können, egal wo Sie gerade sind. Damit aber keine Missverständnisse aufkommen: Guter Geschmack gehört ganz dezidiert mit zu diesen Techniken. Ernährungsumstellungen auf irgendwelches Zeug, das nicht schmeckt, scheitern sowieso. Bitte gar nicht erst versuchen!

Bevor wir einsteigen, lassen Sie mich eine kurze Geschichte erzählen, die Geschichte dieses Buches. Ich habe Wirtschaftswissenschaften studiert. Darin habe ich auch meinen Doktortitel erworben, mich habilitiert und bin seit mehr als 25 Jahren Professor für Betriebswirtschaftslehre. Nicht gerade der typische Lebenslauf für einen, der ein Buch über Ernährung schreibt, möchte man meinen. Wieso dann also trotzdem? Nun, zunächst ist anzumerken, dass das hier kein Buch über Ernährung im engeren Sinne ist. Es geht nur ganz nebenbei auch einmal um Kalorien, Eiweiß, Fett und Kohlehydrate. Vielmehr geht es um die Art und Weise, wie Menschen Entscheidungen treffen, wenn es ums Essen geht. Die Analyse menschlichen Entscheidungsverhaltens hingegen war schon immer eine wirtschaftswissenschaftliche Fragestellung. Zwar geht es Wirtschaftswissenschaftlern bei dieser Thematik gewöhnlich nicht ums Essverhalten, aber die Verhaltensgrundlagen sind immer dieselben.

Dabei wurde die wirtschaftswissenschaftliche Theorie lange von der Rationalitätsannahme beherrscht. Es wurde einfach angenommen, Menschen würden bei ihren Entscheidungen niemals irgendwelche Fehler machen. Der Mensch als intellektueller Superheld. Diese Annahme ist für eine Reihe von theoretischen Überlegungen überaus nützlich. Von daher gibt es gute Gründe, für bestimmte ökonomische Analysen an dieser Superheldenannahme festzuhalten. In vielen anderen Bereichen hat diese Annahme jedoch äußerst wenig mit der Realität echter menschlicher Entscheidungen zu tun. Das wussten Psychologen und Soziologen schon viel früher. In den letzten Jahrzehnten ist jedoch ein Zweig der Wirtschaftswissenschaften herangereift, der sich *Verhaltensökonomik* nennt. In dem wird das Entscheidungsverhalten realer Menschen untersucht und danach gefragt, wie es zu »Entscheidungsfehlern« kommen kann. Dieser Zweig hat unter anderen durch die Verleihung der Wirtschaftsnobelpreise an Daniel Kahneman (der eigentlich Psychologe ist) und den Verhaltensökonomen Richard Thaler einen rasanten Aufschwung genommen. Dabei ist der Übergang von der Verhaltensökonomik in die Psychologie fließend. Es sind dieser Zweig der Wirtschaftswissenschaft und die angrenzenden Bereiche der Psychologie, die mich in den letzten Jahren immer mehr fasziniert und gefesselt haben.

Damit komme ich zu der Geschichte, die mich veranlasst hat, dieses Buch zu schreiben. Diese Geschichte beginnt mit einer Statistik und einer Studie, über die ich gestolpert bin. Die Statistik und die Studie hängen so eng zusammen, dass ich daraus einfach ein Buch machen musste. Beginnen wir mit der Statistik. In Deutschland sind 60 Prozent der Erwachsenen übergewichtig, in den USA 73 Prozent und in Mexico, dem Weltspitzenreiter, sind es 75 Prozent. Übergewicht ist ein Problem, weltweit. So weit die Statistik.

Nun zu der Studie. Es ist eine Übersichtsstudie über das Treppensteigen. In der Übersicht wurden die Ergebnisse aus einer Vielzahl von Einzelstudien zusammengefasst, wobei sich jede einzelne damit befasste, wie man Menschen dazu bringen kann, die Treppe statt den Fahrstuhl zu benutzen. Das Ergebnis der Übersichtsstudie von Eduardo Lucia Caputo und Kollegen zeigt: Stellt man direkt vor den Fahrstuhl ein Hinweisschild, das an die gesundheitlichen und figürlichen Vorteile des Treppensteigens erinnert, dann reicht das schon, um viel mehr Menschen in die Treppenhäuser zu kriegen.[1] Damit ist die Vorgeschichte dieses Buches geklärt. Wenn ein kleines Schild vor dem Fahrstuhl reicht, unser Verhalten zu ändern, dann sollte es bei einer Ernährungsumstellung nicht um Fett und Zucker gehen, sondern um möglichst simple, aber wirksame Techniken der Verhaltensänderung. Stellen Sie sich einfach vor, Sie könnten sich überall kleine Schildchen hinstellen, und die würden dann dafür sorgen, dass Sie ständig die richtigen Entscheidungen beim Essen treffen. Wäre das nicht großartig?

Nun, ganz so simpel ist es nicht, aber das Grundprinzip funktioniert hervorragend. Es besteht darin, Entscheidungen so vorzubereiten, dass Sie dann, wenn Sie die Entscheidung treffen, eine gute Entscheidung treffen. In der Fachliteratur wird in diesem Zusammenhang von der sogenannten Entscheidungsarchitektur gesprochen. Damit sind all die Kontextfaktoren gemeint, die unsere Entscheidungen beeinflussen. Das können Hinweisschilder vor Fahrstühlen sein. Das können Schubladen in Ihrer Küche sein, die Sie so umräumen, dass nicht ständig Kekse und Schokolade in Ihr Sichtfeld springen. Das kann der Spaziergang im

Wald statt in der Stadt sein, der Sie davor schützt, ungewollte Zucker-schocks in Konditoreien zu erleiden. Wenn Sie begriffen haben, dass wir Dinge meist nicht essen, weil sie das sind, was sie sind, sondern weil sie da sind, wo sie sind, haben Sie ein wichtiges Prinzip der Entschei-dungsarchitektur verstanden und können Ihr Ernährungsverhalten um-bauen. Wenn Sie wissen, dass hungrige Menschen mehr und schlechter einkaufen, dann wissen Sie, was zu tun ist. So können Sie im Vorfeld des Supermarktbesuchs mit einer Scheibe Vollkornbrot dafür sorgen, dass Sie dort bessere Entscheidungen treffen werden, ohne sich sonderlich disziplinieren zu müssen. Disziplin funktioniert langfristig übrigens ge-nauso gut wie Diäten: überhaupt nicht. Auch das werden wir uns sehr genau angesehen, und auch hier werde ich mich wieder bemühen, Sie vom Irrglauben an Disziplin zu heilen.

Mit diesem Buch haben Sie sich eine ganze Sammlung von Techniken zugelegt, mit denen Sie gute Entscheidungen vorbereiten können, es ist ein Buch über Entscheidungsarchitektur. Es sind die klugen Vorberei-tungen von Entscheidungen, die über Sieg oder Niederlage entscheiden, nicht Willenskraft oder Disziplin. Der Zweck dieses Buches liegt also dar-in, Ihnen Handlungs- und Denkmuster vorzustellen, mit denen Sie das ständige Bombardement von Versuchungen besser managen können. Es geht hier nicht um Sachertorte oder frittierte Schokoriegel, es geht um Management. Um Selbstmanagement.

Dieses Selbstmanagement ist nötig geworden, weil die Menschheits-geschichte uns vor eine Vielzahl von Herausforderungen gestellt hat, für die wir psychologisch und biologisch nicht gebaut sind. Wir sind gebaut für Schlaf von Sonnenuntergang bis Sonnenaufgang. Aber dann kamen elektrisches Licht, Fernseher, Computerbildschirme, Netflixserien und Cocktailbars. Und weltweit drastisch zunehmende Schlafstörungen. Wir sind gebaut für einen Wechsel zwischen Kalorienüberfluss und -mangel. Aber dann kamen Supermärkte, Festtagsbraten im Winter und das Ende des Mangels. Und die weltweite Zunahme von Übergewicht. Wir sind gebaut für Bewegung und physische Belastung. Aber dann kamen Büros und stundenlanges Sitzen. Wir werden wohl flimmernde Bildschirme,

Bürostühle und Supermärkte nicht so schnell wieder los. Daher fahren wir besser, wenn wir lernen, diese vernünftig zu bedienen. Das aber heißt letztlich: Wir fahren besser, wenn wir lernen, uns selbst vernünftig zu bedienen. Manchmal reicht es schon zu wissen, welche Knöpfe man in welchen Situationen besser nicht drücken sollte.

Bis zu diesem Punkt haben wir über Techniken des Verstandes gesprochen. Das ist aber immer nur eine Seite der Essensmedaille. Die andere Seite ist die emotionale. Ernährung ist eben keineswegs eine Angelegenheit, die man komplett mit dem Verstand organisieren kann. Es sind die Emotionen, die in großem Umfang unser Essverhalten steuern. Und es ist umgekehrt auch das Essverhalten, das in großem Umfang unsere Emotionen beeinflusst. Essverständnis ohne Emotionsverständnis ist nicht möglich. Daher werde ich Sie zu einer zweiten Architektour einladen: einer Emotionsarchitektour. Die Sache mit der Entscheidungsarchitektur ist den meisten Menschen sehr schnell einsichtig: Man kann Entscheidungen so vorbereiten, dass man in der Entscheidungssituation selbst möglichst keine blöden Entscheidungen mehr trifft. Wenn Sie mit dem Bus zur Party fahren, mag das auf den ersten Blick lästig sein. Es verhindert jedoch effektiv, dass Sie später betrunken mit Ihrem Wagen nach Hause fahren. Das ist Entscheidungsarchitektur.

Das Erstaunliche: Auch Emotionen lassen sich so vorbereiten, dass man mehr positive hat und den negativen aus dem Weg geht. Im Prinzip ist auch das den meisten Menschen klar. Wenn man sich völlig übermüdet durch den Tag quält, dann spuckt der Tag am Ende keine guten Emotionen aus. Schlaf ist einer der effektivsten Bausteine einer stabilen, konstruktiven Emotionsarchitektur. Und das Schöne dabei ist: Schlaf reduziert Hunger und führt zu besseren Ernährungsentscheidungen. Nachgewiesenermaßen. Was aber dennoch drastisch unterschätzt wird, ist das enorme Ausmaß, in dem wir unsere eigenen Emotionen beeinflussen können. Am besten dadurch, dass man die Entstehung von negativen Emotionen im Vorfeld unterbindet.

Die Zahl der Möglichkeiten, Emotionen vorzubereiten, ist nicht geringer als die Zahl der Möglichkeiten, Entscheidungen vorzubereiten.

Bereiten Sie Entscheidungen klug vor, werden Sie kluge Entscheidungen treffen. Bereiten Sie Emotionen klug vor, werden Sie gute Emotionen haben. In dem Umfang, in dem Fehlernährung ein Symptom negativer Emotionen ist, ist jedes Programm zur Verbesserung der Emotionen ein Programm zur Verbesserung der Ernährung. Jede gute Emotionsarchitektur ist eine gute Ernährungsarchitektur, weil sie das Essen aus rein emotionalen Gründen überflüssig macht. Kämpfen Sie also nicht gegen Ernährungsprobleme, sorgen Sie für positive Emotionen, indem Sie sich eine stabile Emotionsarchitektur zulegen. Eine längere Liste von Vorschlägen finden Sie weiter hinten im Buch. Wenn Sie die Grundbausteine verstanden haben, können Sie selbst draufloskonstruieren, dass sich die Balken biegen.

Bevor wir einsteigen, lassen Sie mich Ihnen noch eine Warnung mit auf den Weg geben, eine Warnung vor zwei schwerwiegenden Erkrankungen, die mit Ernährung zu tun haben. Die eine ist Schokolanhedonie. Das ist die Unfähigkeit, aus dem Verzehr von Schokolade Genuss zu ziehen. Eine ganz, ganz scheußliche Erkrankung, die man sich einfangen kann, wenn man anfängt, Kalorien zu zählen oder in Punktwerte umzurechnen. Damit macht man Nahrung zum Feind. Kalorienzählen für sich genommen ist bereits eine leichte psychische Störung, die den Menschen teils sogar als Konzept untergejubelt wird, das man auch noch bezahlen soll. Gibt man sich dieser Störung längerfristig hin, ohne etwas dagegen zu unternehmen, drohen Folgeerkrankungen. Wie eben Schokolanhedonie. Falls Sie im Duden nachschlagen: Die Krankheit habe ich erfunden, Sie werden sie nicht finden. Das macht allerdings nichts, da es hier nur ums Prinzip geht.

Neben der Schokolanhedonie gibt es noch eine andere fiese Erkrankung. Das ist Orthorexia nervosa. Diese Erkrankung gibt es nun wirklich. Das ist die zwanghafte Fixierung auf gesunde Lebensmittel. Wenn Sie sich unbedingt einen Zwang zulegen müssen, dann suchen Sie sich bitte einen, der nicht so genussfeindlich ist. Statt Kartoffeln demnächst Spinat zu frittieren, wird Sie nämlich definitiv nicht glücklich machen, glauben Sie mir!

Warum ich von diesen Krankheiten berichte? Nun, dieses Buch hier heißt »Die Schlankstrategie«. Das klingt schon auch ein wenig nach Spaßfeindlichkeit, oder? »Schlank« gilt ja allgemein als erstrebenswert und sexy. Aber irgendwie denkt man auch ein wenig an magersüchtige Models, die als Dreigangmenü drei unterschiedliche Salatblätter bestellen. Solche Vorschläge werden Sie in diesem Buch nicht finden. Ich plädiere ganz dezidiert für Genuss. Auf gesündere Ernährung und gesündere Essenszeiten umzustellen, heißt nicht, den Genuss herunterfahren zu müssen. Im Gegenteil: Erhöhen Sie Ihre Gewürz- und Kräuterkompetenzen, werden Sie Knuspereffektspezialist oder Cremigkeitskönigin. Umstellung heißt auch nicht, auf irgendwas lebenslang verzichten zu müssen. Ich habe bei meinem Durchwühlen der Ernährungsliteratur nichts gefunden, was man nicht ab und an mal essen kann. Morton Kringelbach schreibt, dass Küchenchefs der Spitzenrestaurants mit Konsistenzen und Geschmäckern hantieren, um das Wohlgefühl ihrer Gäste zu maximieren.[2] Und damit vielleicht sogar deren Lebensglück erhöhen. Falls dafür aber hin und wieder auch ein einfaches Stück Schwarzwälder Kirschtorte reicht, bin ich der Letzte, der versuchen wird, Sie davon abzuhalten. Versprochen. Und nun gutes Gelingen!!!

# EIN WERKZEUGKÖFFERCHEN FÜR DEN ANFANG

Ich werde Ihnen im Verlauf dieses Buches eine ganze Reihe von hoffentlich neuen, vor allem aber auch nützlichen Ideen und Konzepten vorstellen. In diesem Sinne ist das hier natürlich eine Art Lehrbuch. Nach über dreißig Jahren in Hörsälen bin ich allerdings zu der Einsicht gekommen, dass man Menschen nicht sofort mit neuen Konzepten konfrontieren sollte. Vielmehr sollte am Anfang eine passende Einstimmung stehen. Teil I einer solchen Einstimmung besteht darin zu erläutern, worum es geht. Nun, das kann ich mir an dieser Stelle schenken, weil das aus dem Buchtitel und der Einleitung hoffentlich klar genug hervorgeht. Somit kommen wir zu Teil II. Das ist die Bedienungsanleitung. Und deshalb gebe ich Ihnen in diesem Kapitel ein paar Empfehlungen zum Umgang mit diesem Buch und ein paar erste, fundamentale Denk- und Verhaltenskonzepte.

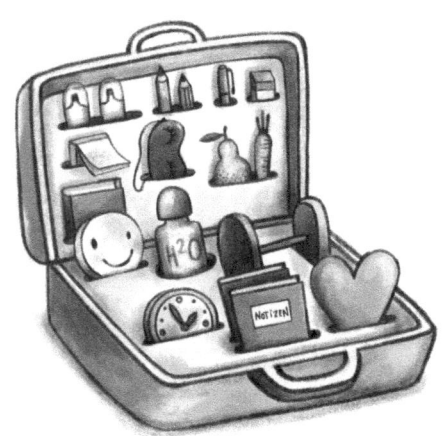

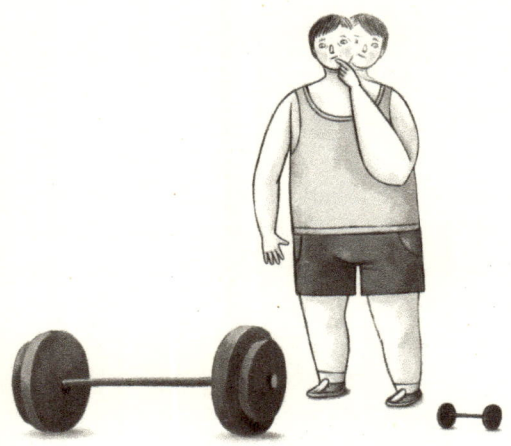

Die Empfehlungen dieses Kapitels beziehen sich also zunächst auf Empfehlungen zum Umgang mit diesem Buch. Lesen Sie es aktiv, nicht wie einen Roman oder wie eine Tageszeitung. Was aktives Lesen ist, erläutere ich gleich. Sodann befassen wir uns mit Denk- und Verhaltenskonzepten, mit denen ich Sie schon einmal ein wenig gegen den üblichen Diätenwahn immunisieren möchte. Diäten funktionieren NICHT. Dieser Tatsache ist ein ganzes Kapitel in diesem Buch gewidmet, auf das Sie bald stoßen werden.

Ich hoffe, dass dieses Kapitel es Ihnen einfacher macht, die späteren Inhalte dieses Buches aufzunehmen und abzuspeichern. Lassen Sie mich Letzteres an einem einfachen Beispiel verdeutlichen: Wenn Menschen Ernährungsratgeber kaufen, dann tun sie das zu vermutlich über 95 Prozent, um abzunehmen. Wenn man komplett auf dieses Ziel eingeschossen ist, dann überliest man leicht all das, was nicht diesem Ziel dient – und übersieht dabei möglicherweise, dass man etwas über die Sinnhaftigkeit des Ziels lernen und mit einem anderen Ziel viel mehr erreichen könnte. Lassen Sie uns nun also gemeinsam dazu übergehen, Sie gut einzustimmen.

# Lesen und lernen

Können Sie lesen? Klingt wie eine blöde Frage an jemanden, der gerade ein Buch in der Hand hält, in dem diese Zeilen stehen. Doch urteilen Sie nicht zu schnell! Ich weiß ja nicht, wie es Ihnen geht, aber ich habe das Lesen in der Schule eher nicht gelernt. Jedenfalls nicht das richtige Lesen. Ich habe gelernt, Buchstaben zu dechiffrieren und daraus irgendwelche Wörter und Sätze zusammenzubasteln. Das reicht für Tageszeitungen. In der Schule habe ich gelernt, die Texte in der Reihenfolge zu lesen, in der sie abgedruckt sind. Das reicht für Krimis. Und bei Romanen habe ich gelernt, so viel zu lesen, bis ich einschlafe. Was ich nicht gelernt habe, ist, dass richtiges Lesen nicht möglich ist, ohne dabei zu schreiben. Richtiges Lesen geht nicht ohne Reflexion. Richtiges Lesen verlangt, dass ich meine eigenen Gedanken, Beispiele und Ergänzungen aufschreibe, weil die genauso wichtig, nein, weil die wichtiger sind als das, was der Autor mir da aufgeschrieben hat. Unter richtigem Lesen verstehe ich dabei ein Lesen, das mir etwas über die Welt verrät, das ich tatsächlich nutzen kann. Mit dem ich dann selbst etwas anfangen kann, mit dem ich mein Leben ein Stück besser machen kann. Richtiges Lesen ist für mich ein Lesen, das dazu dient zu lernen. Krimis einfach so durchzulesen, ist völlig okay. Die will ich aber auch nicht lernen. Das ist Unterhaltung. Und bei Tageszeitungen ist es mir sogar lieber, dass ich das, was ich da lese, möglichst schnell wieder vergesse. Vor allem wenn es um Politik, Flugzeugabstürze und Epidemien geht.

Wenn ich aber etwas lese, von dem ich etwas lernen will, dann funktioniert das mit dem Einfach-von-vorne-bis-hinten-Durchlesen nicht. Dabei gehen viel zu viel Inhalt und eigene Assoziationen verloren. Sie werden in diesem Buch Hunderte von Gedanken und Ideen finden, zu denen Ihnen mit absoluter Sicherheit etwas einfällt, das passt und die ganze Sache für Sie erst richtig rund macht. Dazu brauchen Sie ein paar Utensilien: Textmarker, einen Kugelschreiber oder Bleistift, eine Packung Post-its. Und, am allerwichtigsten: Sie brauchen Schreibblöcke. Also: Wenn Sie mit diesem Buch fertig sind, dann sollte dieses Buch hier fertig sein und auch so aussehen. Blutleer, komplett von Ihnen ausgesaugt. Jede freie Stelle ist dazu da, mit Ihren Anmerkungen versehen zu werden. Relevante Ideen, die Sie auf einer Seite gefunden haben, sind mit Textmarker markiert. Alle paar Seiten kleben Sie ein Post-it so ins Buch, dass Sie damit die betreffende Seite direkt aufschlagen können. Ihr Buch besteht aus Papier, das zum Benutzen da ist. Machen Sie von Ihrem Recht auf Veränderung Gebrauch. Das Buch muss hinterher nicht mehr so aussehen, dass Sie es beim Buchhändler ins Regal zurückstellen könnten.

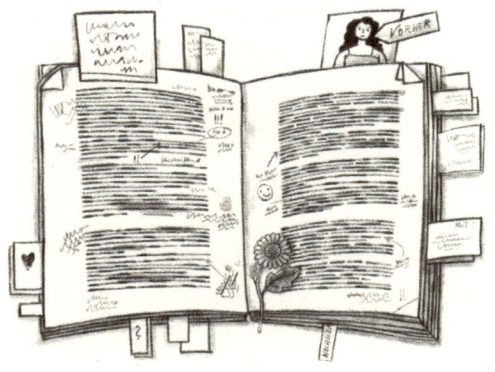

Das Unterstreichen, das Markieren mit Textmarker, das Aufschreiben eigener Notizen haben dramatische Effekte auf Ihr Gedächtnis. Dinge, die Sie aktiv mitgestalten, umgestalten, frisieren, bleiben viel länger hängen, sind viel tiefer verankert. Das hier ist kein Roman, den man liest und auch gleich wieder vergessen kann. Es gibt auch kein »Müssen«, denn natürlich müssen Sie dieses Buch nicht lesen. Aber wenn Sie es tun, dann möchte ich Ihnen ans Herz legen, es zu zerlesen. Lesen Sie es in Grund und Boden. Lernendes Lesen ist aktives Lesen. Sie dürfen Seiten umknicken, Merkzettel reinlegen und rausgerissene Rezepte aus Zeitschriften zwischen die Seiten stecken. Rechtlich ist es bereits Ihr Buch, jetzt sorgen Sie dafür, dass das auch jeder sieht. Machen Sie aus einem industriell gefertigten

Massenprodukt Ihren persönlichen Motivationstrainer. Die Notizhefte, die Sie hoffentlich parallel führen, sind auch nicht auf Notizen beschränkt, nur weil die »Notizhefte« heißen. Da dürfen Sie reinmalen, Rezepte reinkleben, was auch immer Ihnen einfällt ...

An dieser Stelle möchte ich Sie bitten, die obere Ecke dieser Seite umzuknicken, hier ein Post-it reinzukleben oder irgendetwas anderes zu tun, damit Sie diese Seite hier gleich wiederfinden. Und dann lesen Sie zum Beispiel erst mal die ganzen Einleitungen zu Beginn und die ganzen Zusammenfassungen am Ende jedes Kapitels. Anschließend malen Sie sich ein Schaubild, aus dem der grundlegende Aufbau dieses Buches hervorgeht. Malen und beschriften Sie es so, dass Sie Ihrer Tante den groben Aufbau dieses Buches anhand Ihres Schaubildes erläutern könnten. Probieren Sie das mit der Erläuterung auch dann, wenn Ihre Tante gerade nicht da ist. Machen Sie das für sich selbst als Trockenübung. Sie werden sehen, dass es sich anders anfühlt, ein Buch zu lesen, dem man nicht ausgeliefert ist, sondern das man prinzipiell schon versteht, ehe man es im Detail liest. Dieses Buch hier soll nicht spannend sein, es soll Sie unterstützen. Wenn Sie schon zu Beginn eine Vorstellung davon haben, durch welche Denkwelten Sie reisen werden, dann können Sie sich viel besser auf die Reise vorbereiten. Vielleicht haben Sie ja auch Lust, die Länder in einer anderen Reihenfolge zu bereisen als der, die ich als Ihr Reiseführer hier vorgeschlagen habe. Vielleicht wollen Sie in eines oder mehrere der Länder auch überhaupt nicht reisen, weil das nichts mit Ihnen zu tun hat? In seinem Klassiker »Wie man ein Buch liest« hat Mortimer Adler bereits in den 40er-Jahren des 20. Jahrhunderts dargelegt, wie vorteilhaft es für das Verständnis eines Buches ist, die innere Struktur des Aufbaus zu verstehen.[3] Auf dem Klappentext der 5. deutschen Auflage aus dem Zweitausendeins Verlag ist folgendes Zitat aus *The New Yorker* abgedruckt: »Das Schlüsselwerk zur Kultur – Das Buch zeigt ganz konkret, wie man die eigene Lektüre perfektioniert und wie groß der Gewinn an Genuss und Erkenntnis dadurch wird.« Ein wichtiger Teil der Perfektionierung ist aktives Lesen. Unterstreichen, Kommentare, eigene Notizen. Gutes Lesen ist aktives Lesen. Punkt.

Der nächste Schritt, um wirklich etwas aus einem Buch herauszuholen, besteht in der wiederholten Lektüre. Es gibt Schätzungen, nach denen man eine Information sechsmal in den Schädel stecken muss, bis sie hängen bleibt. Andere sprechen von drei oder vier Wiederholungen. Wenn Sie also etwas gelesen haben, das Sie wichtig und richtig finden, dann können Sie das deswegen noch lange nicht in Ihr Leben einbauen. Das liegt unter anderem daran, dass viel zu viele Informationen ständig auf Sie einprasseln. Sie können Ihrem Gehirn aber helfen zu erkennen, was wichtig ist und was nicht. Dazu haben Sie mehrere Möglichkeiten. Eine ist oben beschrieben: Je aktiver Sie sich mit einem Thema auseinandersetzen und je persönlicher und ehrlicher Sie dabei sind, desto eher prägen sich Ihnen die Dinge ein. Der zweite Baustein besteht dann aber in der Wiederholung. Wenn Sie Dinge wiederholen, ist das für Ihr Hirn ein klares Signal, dass das wichtig ist und dass es sich das merken sollte. Gehen Sie also davon aus, dass Sie dieses Buch hier mindestens drei oder vier Mal lesen. Kluge Menschen wiederholen, weil sie klug genug sind zu wissen, dass echtes Lernen ohne Wiederholung nicht geht.

Ein wenig werde ich Sie bei der Wiederholung unterstützen, ob Sie das nun wollen oder nicht. Sehen Sie es mir bitte nach, dass ich einige der zentralsten Prinzipien dieses Buches an verschiedenen Stellen mehrfach aus verschiedenen Perspektiven anspreche. Wenn Sie dieses Buch weglegen und schon ein Grundgerüst so in Ihrem Kopf verankert haben, dass Sie damit erste Fortschritte erzielen können, dann ist das meines Erachtens ein guter Grund, ein paar Wiederholungen zu erdulden.

## Startprotokoll

Robert Scott hat versucht, als Erster am Südpol anzukommen. Das hat nicht nur nicht geklappt, sondern ihn obendrein auch noch das Leben gekostet. Für Menschen, die nach Jahrzehnten der Gewöhnung ihre Ernährung umstellen wollen, ist die Umstellung eine Polarexpedition. Es ist das Vorwagen in völlig unbekanntes Gelände, in dem Tausende von

Fallen lauern. Die Hunderte von Millionen gescheiterter Diäten jedes Jahr weltweit zeigen vor allem eines: Kompetenzillusionen und mangelhafte Vorbereitung. Wenn Sie von der Sahara in die Antarktis umziehen, das aber nicht akribisch vorbereiten, dann holen Sie sich übelste Erfrierungen. Es geht schief. Tut es ständig. Überall auf der Welt. Man kann sich nicht einfach irgendein Rezeptbuch oder gar bloß eine Illustrierte schnappen und damit den Wechsel schaffen. Wenn das so simpel wäre, wären nicht 50–75 Prozent der Menschen in den westlichen Industrienationen übergewichtig. Der Wechsel bedarf der Vorbereitung.

Lassen Sie uns hier also über die Vorbereitung sprechen. Tatsächlich ist die Lektüre dieses Buches ja bereits ein Teil Ihrer Vorbereitung. Es ist eben kein Rezeptbuch und auch kein Nährwertbuch. Es ist ein Buch, das sich mit den organisatorischen und emotionalen Fallen der Ernährung auseinandersetzt.

Niemand verbietet Ihnen, wie der Zauberlehrling zu agieren. Einmal angucken, dann kann ich alles und renne Richtung Südpol. Das ist nicht verboten. Und beim Thema Ernährung auch nicht ganz so tödlich. Aber wenn Sie das, was Sie in diesem Buch finden, ernst nehmen, dann agieren Sie eben anders. Langsamer, mit Bedacht. Manchmal öder. Aber am Ende mit Erfolg. Am Ende sein Zelt als Erster am Südpol aufzustellen, ist es allemal wert, im Vorfeld etwas mehr zu ertragen und die längeren Wege zu gehen.

Als ersten Akt der Vorbereitung schlage ich Ihnen daher zunächst Passivität vor. Ändern Sie an Ihrer Ernährung nie viel auf einmal. Wenn Sie sofort viel ändern, verschenken Sie zwei Chancen. Sie verschenken die Chance, die Änderungen auf Basis von Wissen und Freude durchzuführen. Sie rennen vermutlich voller Euphorie los, weil Sie ein paar Gedanken aufgeschnappt haben, die sich schon wie fest verankertes Wissen anfühlen, was sie aber nicht sind. Vermutlich haben Sie diese Euphorie früher schon gefühlt, wenn Sie irgendwo etwas gelesen haben, losgerannt sind und nach ein paar Tagen aufgegeben haben. Bei Ernährungsumstellungen ist Euphorie so ziemlich das Letzte, was Sie gebrauchen können. Demut vor der großen Aufgabe, allerdings gepaart mit zuversichtlicher Gelassenheit, wäre angemessener. Ihr Leben und Ihr Körper werden nicht in zwei Wochen ganz andere sein und in zwei Monaten auch nicht – in zwei Jahren jedoch schon. Dann aber für den Rest Ihres Lebens. Wenn Sie gelassen bleiben.

In diesem Kapitel geht es darum, Ihnen ein erstes kleines Werkzeugköfferchen in die Hand zu drücken. Eines der Werkzeuge in diesem Köfferchen ist die Protokollführung. Nicht erschrecken, es geht hier nicht um lebenslänglich. Es geht nur darum, auch über einen längeren Zeitraum einen Vorher-nachher-Vergleich machen zu können, der nicht auf die Spinnereien der Erinnerung angewiesen ist. Vom Grundprinzip her geht es also darum, ein paar Tage Notizen zu machen und anschließend schrittweise Dinge im Leben zu verändern. Und zum Abschluss noch mal ein paar Tage Notizen zu machen. Und dann die Notizen zu vergleichen, um sich über die großartigen Fortschritte zu freuen und bei dieser Freude nicht darauf angewiesen zu sein, dass sich das Hirn alles richtig gemerkt hat. Vor allem in der medizinischen Fachliteratur des Selbstmanagements taucht die Protokollführung immer wieder auf. Ein Grund für positive Effekte wird darin gesehen, dass die Protokollführung zur Selbstreflexion anregt und so unbewusstes Verhalten sichtbar gemacht wird.[4] Doch langsam, der Reihe nach.

Für annähernd alle chronischen Krankheiten gibt es Untersuchungen zu der Frage, was die Kranken selbst tun können, um ihre Krankheitsverläufe positiv zu beeinflussen. Erkrankte können den Krankheitsverlauf in erheblichem Umfang beeinflussen. Das ist zumindest das eindeutige Ergebnis der Studienübersicht von John Allegrante, Martin Wells und Janey Peterson.[5] In vielen Fällen haben die Kranken sogar einen größeren Einfluss auf den Krankheitsverlauf als Ärzte und Medikamente. Diese krankheitsbezogene Eigenfürsorge der Kranken wird unter der Rubrik »Selbstmanagement« abgehandelt.[6] Was aber gehört zum Selbstmanagement? Nun, dazu gehören einfache Dinge wie beispielsweise die Einhaltung des Medikationsplans. Morgens eine und abends eine. Denn das Erstaunliche ist: Selbst derart einfache Dinge kriegen viele Menschen nicht hin. Dass es weltweit immer mehr Bakterienstämme gibt, die gegen

Antibiotika resistent sind, hat auch damit zu tun, dass Menschen ihre Antibiotika nicht wie verordnet einnehmen. Die Folge davon: Die kleinen Mistviecher überleben und werden resistent. Derartige Probleme findet man bei allen Erkrankungen, bei denen Patienten in irgendeiner Form mitwirken müssen. Ahola und Groop stellen fest, dass das Selbstmanagement von Diabetes-Patienten häufig suboptimal ist, wodurch sich Krankheitsverläufe verschlechtern.[7] In der Fachliteratur zum Selbstmanagement wird nun untersucht, wie man Menschen helfen kann, sich selbst besser zu helfen.[8] Sarah Dineen-Griffin und Kollegen kommen in ihrer Übersichtsstudie zu dem Ergebnis, dass dazu Beratung, kontinuierliches Nachfragen und die Bereitstellung von Selbsthilfematerialien notwendig sind.[9] Diverse Studien zeigen aber auch, dass man Patienten Techniken des Selbstmanagements beibringen kann. So findet Patrick McGowan in seiner Untersuchung heraus, dass diejenigen, die an einer Schulung zum Umgang mit ihrem Diabetes teilgenommen haben, selbst nach einem Jahr noch bessere Blutzuckerwerte und höhere Gewichtsreduktionen hatten.[10] Und dabei taucht ein Instrument immer wieder auf, welches sich als sehr wirksam erweist: die Protokollführung. Ich will Ihnen jedoch nicht verschweigen, dass die Protokollführung nur funktioniert, wenn man die Protokolle auch wirklich führt. Die meisten Menschen tun das eher nicht, wie Arthur Stone und Kollegen feststellen.[11] Inwiefern sich das durch einen Übergang von Papier auf elektronische Versionen verbessern lässt, ist inzwischen ein eigenes Forschungsthema.[12] Andrea Nes und Kollegen stellen fest, dass elektronische Tagebücher, die über das Internet geführt werden und die ein personalisiertes Feedback liefern, effektiv beim Selbstmanagement unterstützen.[13]

Was aber bewirken Protokolle? Dino Urzi und Kollegen finden in ihrer Untersuchung eine deutliche Verbesserung in der Ernährung in derjenigen Gruppe ihres Experiments, die täglich Ess- und Bewegungsverhalten protokolliert.[14] Raymond Baker und Daniel Kirschenbaum stellen in ihrem Experiment fest, dass diejenigen, die regelmäßig ihre Ernährung protokollierten, beim Abnehmen erfolgreicher waren als diejenigen, die nur unregelmäßig oder gar nicht protokollierten.[15] Ich könnte hier jetzt noch weitere Studien aus den unterschiedlichsten Lebensbereichen anführen, die alle zu demselben Ergebnis kommen: Wer Protokoll führt, kommt besser voran. Um besser voranzukommen, braucht man Veränderungen. Unsere Erinnerung ist aber äußerst unzuverlässig, daher ist es praktisch unmöglich, Veränderungen einfach nur per Erinnerung gezielt nachzuverfolgen.

Ich schlage Ihnen daher vor, die ersten zwei bis vier Wochen nichts anderes zu tun, als aufzuschreiben, was Sie essen und trinken und wann Sie das tun.

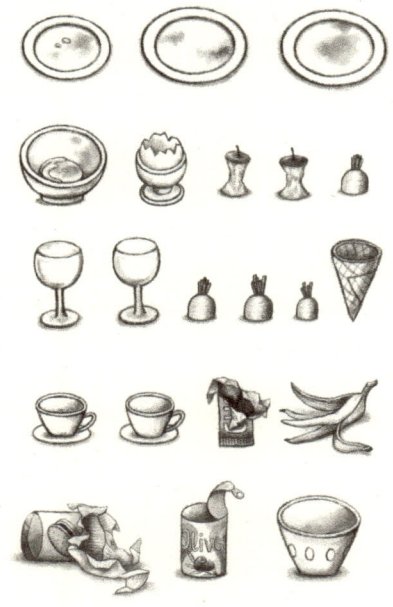

Wenn man etwas ändern will, hilft es, sich erst mal selbst ein wenig auf die Finger zu schauen.[16] Machen Sie es aber nicht zu kompliziert. Legen Sie sich ein Notizheft neben das Bett und schreiben Sie abends auf, was Ihnen noch einfällt, wann Sie was gegessen und getrunken haben. Erstellen Sie ein Ernährungsprotokoll für wenigstens eine Woche, zwei bis vier wären besser, aber wenn die Energie nur für eine Woche reicht, ist das auch schon gut. Es kommt nicht darauf an, dass Ihnen jede Kleinigkeit einfällt, es muss nur in groben Zügen stimmen. Aber nicht mogeln! Und zwar in beiden Richtungen nicht mogeln! Richtung 1: Sie unterschlagen viele Sachen, von denen Sie eigentlich wissen, dass Sie die nicht essen sollten, jedenfalls nicht in diesen Mengen. Das fühlt sich zwar im Augenblick des Unterschlagens etwas besser an, weil Sie abends beim Aufschreiben nicht so erschrecken. Es ist aber doch bloß Selbstbetrug und bringt Ihnen real gar nichts. Tatsächlich schadet es Ihnen, weil Sie sich nämlich eine große Freude der Zukunft nehmen. Sie sollen nämlich in zwei Jahren noch mal dasselbe tun. Sie sollen auch in zwei Jahren für zwei bis vier Wochen aufschreiben, was Sie am Tag jeweils zu sich genommen haben. Und dann vergleichen Sie und strahlen vor Freude bei dem, was Sie da lesen. Strahlen Sie tief in sich hinein und gehen Sie von da an mit dem Gefühl des totalen Sieges durch Ihr weiteres Leben. Dieses so großartigen Sieges berauben Sie sich, wenn Sie am Anfang mogeln und so tun, als hätten Sie sich schon damals eigentlich ganz ordentlich ernährt.

Andersrum mogeln dürfen Sie aber auch nicht! Natürlich könnten Sie auch in der ersten Protokollphase fünf Burger und sechs Stück Torte extra pro Tag essen und das ganze Zeug abends protokollieren. Wenn Sie die dann in der zweiten Phase einfach weglassen, ist das auf dem Papier auch ein großer Sieg. Aber jetzt mal echt, solche Siege wollen Sie doch wohl nicht wirklich einfahren, oder? Nicht böse sein, aber nach ein paar Jahren Beschäftigung mit dem Thema überrascht mich keine menschliche Technik der Beschaffung guter, aber möglichst billiger Gefühle mehr. Ganz im Gegenteil. Die Evolution ist sparsam, und zwar mit allem. Wenn man ein gutes Gefühl billig haben kann, warum dann teuer beschaffen? Würde man mit Schuhen ja auch nicht machen. Es gibt allerdings einen wichtigen Unterschied. Wenn man sich billige Gefühle beschafft, hat man ruckzuck erhebliche Reparaturkosten am Haken.

Also halten wir fest: Ein großartiger erster Schritt der Vorbereitung ist die Erstellung eines Ernährungsprotokolls. Nicht mogeln! Verbaseln

Sie das aber auch nicht. Das Startprotokoll in Ihrem Notizheft wird bald sehr wertvoll für Sie sein.

Ich vermute, dass Sie sich einige Zeilen weiter oben empört haben. Als ich schrieb, Sie sollten das Zielprotokoll in zwei Jahren ausfüllen. So viel Zeit hat doch heute niemand mehr, und selbstverständlich schaffen Sie es ja viel schneller, am liebsten bis übermorgen. Was aber, wenn es gar nicht um ein Endziel geht, sondern um einen gesünderen Lebensweg? Um einen Weg, der jeden Tag eine winzige Verbesserung bringt und damit von ganz allein und ganz nebenbei einen gesünderen und damit auch schöneren Weg. Gut, das ist nur meine Vorstellung vom Sinn dieses Buches. Jetzt gehört es ja Ihnen. Damit liegt es auch allein in Ihrer Hand, was Sie damit anstellen.

## Prozesse, aber nicht vor Gericht!

Was haben angehende Taucher und Kaltduscher gemeinsam? Sie scheitern häufig. Das Erstaunliche ist, dass sie aus exakt denselben Gründen scheitern. Ich erkläre es Ihnen nur für die Taucher, die Kaltduscher müssen Sie sich aus dem Gesagten selbst zusammenbasteln. Oder Sie warten noch ein paar Kapitel, dann gehe ich selbst etwas detaillierter auf das Kaltduschen ein.

Konzentrieren wir uns hier also auf die Taucher. Die hocken erst mal in einer Tauchschule und hören sich was über Wasserdruck, Zeichensprache und, je nach Gegend, über Haie an. Dann ziehen sie sich den Taucheranzug an, schlüpfen in die Taucherflossen, schnallen sich die Luftflaschen auf den Rücken und watscheln ins Meer. Mundstück in den Mund, Tauchermaske auf und dann: untertauchen, umsehen, atmen nicht vergessen und sich an der Unterwasserflora und -fauna erfreuen. So weit die Theorie. Für viele klappt das auch, für andere nicht. Für die, für die das nicht funktioniert, passiert etwa Folgendes: Bei dem Gedanken, jetzt gleich unter Wasser atmen zu müssen, kriegen sie eine Panikattacke. Dann reißen sie das Mundstück heraus und schnappen nach Luft, rupfen sich hektisch die Tauchermaske vom Kopf und hetzen mit hochrotem Kopf, rasendem Herz und Schnappatmung irgendwie an Land. Der Traum, einmal im Leben vor Australien zwischen den Korallen des Great Barrier Reef zu tauchen oder in der Karibik das Farbenspiel bunter Fische live zu besichtigen: Geplatzt! Der Grund: Selbstüberschätzung. Oder besser: Überschätzung des eigenen Gehirns. Und die sieht so aus: Taucheranzug: neue, erst mal zu verarbeitende Eindrücke für das Gehirn. Gehen und schwimmen mit Taucherflossen: neue, erst mal zu verarbeitende Eindrücke für das Gehirn. Welt durch Tauchermaske betrachten: neue, erst mal zu verarbeitende Eindrücke für das Gehirn. Mundstück im Mund: Ach, keine Lust mehr, machen Sie bitte weiter. Wenn man das dem eigenen Gehirn alles gleichzeitig zumutet, dann fackeln zig Milliarden Neuronen im Hirn ein Feuerwerk ab, das das Hirn noch nie gesehen hat. Für manch einen ist das ein cooles Silvesterfeuerwerk. Die wollen die Taucherbrille am liebsten nie wieder absetzen. Für die anderen ist das Geschützfeuer, das die Welt zusammenstürzen lässt. Die brauchen Tage oder Wochen, um sich von dem Schock zu erholen. Ist der Schock unvermeidbar? Nein, er beruht vor allem auf einem etwas kindlichen Größenwahn.

Hier die Alternative. Die ersten drei Tage zieht man sich beim Baden Taucherflossen an. Gewöhnt die Füße. Nein, stopp, nicht die Füße! Gewöhnt den für die Steuerung der Füße zuständigen Teil des Gehirns an die neuen Signale der Fußbewegungen. Nach drei Tagen merkt man davon nichts mehr, da das Gehirn kapiert hat, dass die ungewöhnlichen Signale vom Fußende nichts anderes bedeuten als: Hey, mein Körper hat Schwimmflossen an, damit kann ich schneller schwimmen, coole Sache! Dann zieht man sich zwei Tage einen Taucheranzug an und gewöhnt das Gehirn an das neue Hautgefühl beim Schwimmen. Taucherbrille: Kopf quer legen, ein Auge unter, das andere über Wasser. Dann einmal ganz unter Wasser, drei Sekunden umsehen, und gut ist. Nächster Tag. Mundstück: Augen bleiben ohne Tauchermaske über Wasser, nur mit dem Mund unter Wasser und einmal atmen. Nach ein paar Versuchen merkt das Hirn: Hey, das geht ja wirklich! Nach einer Woche, beim ersten echten Tauchgang, erlebt das Hirn nur noch Sachen, die es inzwischen cool findet. Und dann kommt noch dazu, dass man wirklich bunte Fische sieht, die nicht schon zu Fischstäbchen geworden sind. Und man fängt an zu sparen, damit man eines Tages wirklich am Great Barrier Reef tauchen kann.

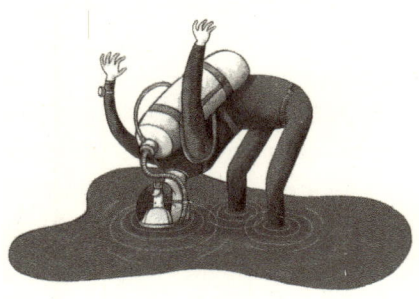

Und die Moral von der Geschicht? Nun, große Ziele nützen rein gar nichts, wenn man keinen Weg kennt, sie zu erreichen. Denken Sie nicht: »Bikinifigur!« Denken Sie lieber: »Bikinifigurprozess!« Wenn Sie in Prozessen realer Handlungen denken statt in Hirngespinsten schaurigschöner Zielfantasien, dann sind Sie auf dem Pfad der Erleuchtung angekommen. Wer sich auf Ziele konzentriert und drauflostümpert, kommt nirgends an. Ermitteln Sie kleine Prozessschritte, die Sie voranschreiten lassen. Konzentrieren Sie alle Energie, die Sie aufbringen können, auf die Umsetzung von täglichen, winzigen Verbesserungen des Prozesses. Damit kommen Sie sogar dann ans Ziel, wenn Sie gar keins haben. Mit oder ohne Bikini.

## Realistische Erwartungen

Sprechen wir hier einmal über Erwartungen. Eine davon sollte sein: Diäten funktionieren nicht. Die einzige realistische Erwartung zum Erfolg von Diäten ist daher: Diäten funktionieren nicht. In Ihrem Kopf zucken jetzt vermutlich Tausende von *Abers. Aber es gibt doch Leute, die es schaffen! Nun,* lesen Sie noch ein wenig weiter. Sie werden in diesem Buch ein ganzes Kapitel dazu finden, das dem fundamentalen Scheitern von Diäten gewidmet ist.

Erwartungen von Menschen, die etwas verändern wollen, sind oft in gleich vier Richtungen überzogen, wie Janet Polivy und Peter Herman schreiben: Der Umfang möglicher Veränderungen wird überschätzt, die Geschwindigkeit der Veränderung und die Leichtigkeit der Veränderung werden überschätzt, und dann erwartet man auch noch sonstige großartige Effekte auf Glück und Lebensqualität.[17] Stimmt nur leider alles nicht. Raucher glauben so lange, dass es leicht ist, mit dem Rauchen aufzuhören, bis sie es versuchen. Und die, die dann auch noch gleichzeitig mehr Sport machen und keinen Alkohol mehr trinken wollen, die halten das natürlich auch für simpel. Schaffen tut das dann so ziemlich niemand. Aber dran glauben kann man ja erst mal.

Was sind realistische Erwartungen? Nun, wie oben gesehen, wird der Umfang möglicher Änderungen überschätzt. An erster Stelle bei Diäten stehen unrealistische Gewichtsreduktionsziele. Ihr Körper besitzt eine Art Selbstverteidigungssystem gegen Aushungern. Wenn Sie Ihrem Körper mir nichts, dir nichts einfach mal 20 Prozent Ihres Körpergewichts wegnehmen wollen, dann wehrt er sich. Ihr Körper hat aus der fernen Vergangenheit der Menschheit eine klare Prämisse mitgebracht: Kalorien sind gut, und jeder, der einem Kalorien wegnehmen will, ist ein Feind. Je mehr Kalorien, je mehr Feind. Also: Arbeiten Sie niemals primär mit drastischer Kalorienreduktion, dagegen wehrt sich Ihr Körper.

Tatsächlich gehe ich gleich an dieser Stelle so weit und schlage Ihnen vor, Ihre Waage zu verschenken. Ein sehr unnützes Gerät. Es geht bei einer guten Ernährung um Gewinn an Lebensqualität, Lebensfreude, Energie und Gesundheit und nicht um Pfunde. Die fallen von allein, wenn Sie sich gut ernähren, oder sie fallen nicht. Aber selbst wenn sie nicht fallen, haben Sie mit einem Übergang auf eine bessere Ernährung einen Riesengewinn eingefahren. Wenn Sie täglich etwas wiegen wollen, dann nehmen Sie dazu Ihre Küchenwaage. Wiegen Sie jeden Tag, welche Menge an gesunden und welche Menge Sie an schädlichen Nahrungsmitteln zu sich nehmen, das ist ein Wiegen, das wirklich Sinn macht. Wenn Sie sich ständig selbst auf irgendeine Waage stellen, dann beherrscht das irgendwann Ihr Denken derart, dass Sie die wirklich wichtigen Erfolge gar nicht mehr bemerken. Keine Angst: Auch wenn Sie keine Körperwaage mehr haben, werden Sie bemerken, dass Ihre Hosen in der U-Bahn runterrutschen und Sie schief angesehen werden. Um das zu merken, braucht es keine Waage.

Neben völlig überzogenen Vorstellungen über die Höhe der möglichen Gewichtsabnahme tritt in der Regel dann noch ein absurder Geschwindigkeitswahn. Am liebsten 50 Kilo in 40 Sekunden! Das Fatale an solchen überzogenen Erwartungen ist, dass diese immer in Enttäuschung und Frustration enden, was schnell alle Erfolge kaputt macht, die man hätte einfahren können. Wenn es eben doch (auch) um Gewichtsreduktion gehen soll oder aus gesundheitlichen Gründen auch gehen muss, was spricht dann dagegen, eine Kleidergröße pro Jahr anzupeilen? Schneller, höher, weiter als Motto führt in der Diätrealität nämlich bloß zu Triple-F: fetter, frustrierter, fatalistischer. Wir sehen uns später noch zig Studien an, die das bestätigen.

Zudem werden auch die Lebenskonsequenzen einer Gewichtsreduktion überschätzt. Die Erwartung des typischen Diätabenteurers, den Körper auf Kommando neu designen zu können, gesünder zu werden und natürlich attraktiver und beliebter zu werden, produziert eben völlig unrealistische Ziele.[18] Es tut mir daher leid, Ihnen sagen zu müssen, dass Sie mit 15 Kilo weniger vermutlich trotzdem nicht zum Sexiest Man Alive oder zur Sexiest Woman Alive gekürt werden. Auch wird sich wegen ein paar Kilo weniger nicht gleich der Traumpartner einfinden. Weniger Kilos machen nicht automatisch beziehungsfähiger, wobei diese Idee, schlank für andere sein zu wollen, ohnehin nichts taugt. Streben Sie danach, gesund für sich zu sein, um mehr Lebensfreude zu haben. Das ist ein wahrhaft schönes Ziel.

Janet Polivy und Peter Herman fassen noch weitere Motive von Diätisten zusammen.[19] So geben diese teilweise an, sie erwarteten Beförderungen, und ihr Image würde sich von »faul und träge« zu »ambitioniert und diszipliniert« verändern. Über das Thema «Disziplin« sprechen wir später noch ausführlich. Versuchen Sie bloß nicht, diszipliniert zu essen, das macht richtig unglücklich und krank!

Sie sehen sicher selbst, was das Problem der überzogenen Erwartungen ist: Man erreicht sein Ziel nie. Am Ende steht also IMMER der Frust, und der ist der beste Garant dafür, auch die kleinsten Erfolge wieder aufgeben zu müssen.

Und jetzt vergleichen Sie das mit folgendem Szenario: Ihre Waage haben Sie jemandem geschenkt, den Sie überhaupt nicht leiden können. Soll der sich doch jeden Morgen darauf zum Affen machen. Sie hingegen arbeiten mit relevanten Zielgrößen und realistischen Erwartungen. Ihr Ziel liegt darin, sich Monat für Monat besser und gesünder zu ernähren. Das tun Sie gelassen und entspannt. Entspannt heißt auch, dass Sie sich den unbeabsichtigten Schokoriegel oder die hinterhältig in Ihren Hals gerutschte Sahneschnitte nicht verübeln. Winona Cochran und Abraham Tesser merken dazu an, dass Ernährungsumstellungen erfolgreicher sind, wenn sie positiv interpretiert werden statt negativ: »Ich esse gesünder und probiere neue Lebensmittel« statt: »Ich darf keine Süßigkeiten mehr essen«.[20] Positives zählen führt unter anderem dazu, dass es nicht ständig Misserfolge gibt, wenn Verbote nicht eingehalten wurden. Vielmehr werden die Erfolge sogar überwiegen. Bei positiver Deutung sind zwei Äpfel und ein Schokoriegel ein 2:1 Sieg. In einer Verbotslogik zählt hingegen nur der Schokoriegel, es zählt nur die Niederlage. Das frustriert viel mehr, als es hilft oder motiviert. Das heißt nicht, dass man keinerlei Verbotsziele haben darf. Natürlich müssen Sie sich verbieten, jeden Tag eine komplette Sachertorte zu essen, sosehr das Herrn Sacher auch missfallen mag. Aber auch hier kann man vieles falsch, aber nur eines richtig machen. Setzen Sie sich Verbotsziele nur in Verbindung mit einem Menschlichkeitspuffer. Sie sind ein Mensch, und Sie erleben Momente der Schwäche, weil Willenskraft endlich ist und es hin und wieder auch in Ordnung ist, dem Triebhaften seinen Willen zu lassen. Hier noch ein besonders schönes Beispiel für die Wirksamkeit von Verboten: Raucher, die mit Rauchverbotsschildern konfrontiert werden, reagieren auf die Schilder mit einem verstärkten Rauchbedürfnis.[21] Falls Sie selbst mal probieren wollen: Stellen Sie sich mal lauter Schilder mit Süßigkeitsverboten in die Wohnung, am besten in Form von appetitanregenden Fotos, die alibimäßig mit einem roten Balken durchgestrichen sind. Viel Spaß beim Zunehmen! Faktisch tut man genau das, wenn man sich selbst Verbote auferlegt: Man denkt doppelt und dreifach an das, was man sich verbietet. Und dann isst man es.

Ein gesunder Fokus liegt nie auf dem Einzelereignis, sondern auf dem mehrwöchigen Durchschnitt. Sie erwarten nicht von sich, perfekt zu sein, sondern Sie erwarten von sich, im Zeitablauf besser zu werden in dem, was Sie tun. Wenn Ihnen das zur Überzeugung noch nicht reicht, dann vielleicht das: Das unnachsichtige, radikale Reagieren auf einzelne Ausrutscher führt nicht nur zu keinerlei Verbesserung. Es macht die Sache schlimmer. Denn im Anschluss an die Selbstbeschimpfung kommt es zu dem »Was zum Teufel«-Phänomen.[22] Und das geht so: Was zum Teufel macht es jetzt noch für einen Unterschied, wenn ich die ganze Weingummitüte aufesse? Wenn Sie sich hingegen angewöhnt haben, sich kleine Ausreißer zu erlauben, dann werden Sie nach der ersten Handvoll Weingummis plötzlich innehalten, schmunzeln, die Tüte in die unterste Schublade schieben und sich einen Apfel reinpfeifen, damit es zumindest wieder unentschieden steht.

Setzen Sie sich bescheidenere Ziele. Ziele, die auf die Verbesserung Ihrer Lebensqualität in kleinen Schritten abzielen. Zählen Sie Ihre Erfolge, nicht Ihre Misserfolge. Die kleinen Ausrutscher auf dem Weg tun Ihnen nicht weh. Im Gegenteil: Auch die sind Lebensqualität. Wenn Sie an einem Tag 12:1 gewonnen haben, dann dürfen Sie das sogar zu einem 13:0 umbuchen. Denn das, was Sie Ihrer Steinzeitpsyche durch diesen einen grandiosen Schokocookie an Gutem getan haben, trägt so viel zu Ihrem Wohlbefinden und Lebensglück bei, dass Sie diesen kleinen Insulinhüpfer positiv verbuchen sollten. Also: Perfektion ist für Perfektionisten, und die sind unglücklich. Unter anderem deswegen, weil sie ständig alles messen und wiegen. Sogar sich selbst.

# Zielplanung und Lernziele

Lassen Sie uns mal das typische Ziel von Diäten unter die Lupe nehmen: Kilos. Hier gilt die Logik, dass Diäterfolg gleich Kiloreduktion ist. Das aber ist ein äußerst problematischer Ansatz, denn man kann Kilos gut oder schlecht abnehmen. Man kann nachhaltig und gesundheitsförderlich abnehmen, man kann sich beim Abnehmen aber auch schwer selbst verletzen. Vom meist eher harmlosen Jo-Jo-Effekt geht vor allem Enttäuschung aus, von längeren Fastenzeiten ohne geeignete Begleitmaßnahmen können massive Gesundheitsrisiken ausgehen. Ein Kilo weniger ist nicht gut, wenn der Gewichtsverlust auf die falsche Art zustande kommt. Daher ist die Gewichtsreduktion als einziges Ziel einer Ernährungsumstellung kein sinnvolles Ziel. Wenn, dann muss es um nachhaltige und gesunde Gewichtsreduktion gehen. Oder nur um Gesundheit!

Sehen wir uns auch dazu mal ein paar Befunde an. Janell Mensinger und Kollegen verglichen zwei Gruppen adipöser Frauen.[23] Die eine Gruppe sollte explizit das Ziel verfolgen abzunehmen. Die andere Gruppe sollte versuchen, stärker auf Signale des Körpers und Essensreize aus der Umwelt zu achten. Ergebnis: Beide Gruppen verbesserten sich bezüglich diverser Kriterien, von Blutwerten bis zur persönlichen Zufriedenheit. Das Team um Janell Mensinger kommt zu dem Ergebnis, dass auch ohne Gewichtsabnahme erhebliche Verbesserungen bei Gesundheit und Lebenszufriedenheit zu erreichen sind. Gaesser und Angadi weisen in ihrer Übersichtsstudie darauf hin, dass die höheren Sterblichkeitsrisiken adipöser Menschen durch Erhöhung der Herz-Kreislauf-Fitness reduziert oder sogar eliminiert werden können.[24] Die Autoren führen weiter aus, dass die durch die Fitnesserhöhung und die durch höhere körperliche Betätigung erzielbaren Verbesserungen der Sterblichkeitsrisiken höher sind als die Verbesserungen durch reine Gewichtsreduktion. Gewichtsreduktionen allein sind zudem auch nicht automatisch mit Verringerungen von Sterblichkeitsrisiken verbunden. Tarp und Kollegen kommen ebenfalls zu dem Ergebnis, dass unabhängig vom Gewicht körperliche Betätigung die Sterblichkeitsrisiken deutlich reduziert.[25] Statt sich allein auf das Gewicht zu konzentrieren, könnten Sie Ihre Aufmerksamkeit also durchaus auch auf mehr körperliche Betätigung richten, wenn es Ihnen um mehr Gesundheit geht. Das passende, politisch natürlich unkorrekte Motto wäre: »Bleib fett, werd fit!« Wenn's um die Gesundheit geht, ist das kein dummes Motto. Ich sehe schon den Titel meines *New York Times*-Bestsellers »Fit for Fat – How to beat mortality with hamburgers«. Okay, das alles ist schon ein wenig überzogen. Denn natürlich erreichen Sie mit einer Kombination von gesundem Abnehmen plus verbesserter Fitness am meisten. Aber wenn man nicht alles umsetzen kann, dann muss man zumindest wissen, welche Alternativen es gibt.

Gibt es nur Fitness oder Abnehmen? Oder wie könnten Ihre Ziele sonst noch so aussehen? Ich schlage Ihnen hier mal drei vor. Lassen Sie uns diese drei Ziele am besten als Lernziele auffassen. Bezeichnen wir sie als die VGN-Ziele: Verhalten/Geschmack/Nährwert.

Das erste Lernziel, nämlich das Verhalten, gehen Sie bereits mit diesem Buch hier an. Ernährungsumstellungen scheitern vor allem, weil man nicht weiß, welches Begleitverhalten notwendig oder doch zumindest hilfreich wäre, um in der Spur zu bleiben. Es geht eben keineswegs nur um Kalorien und Nährwerte. Tatsächlich sind die eher nebensächlich und ergeben sich von selbst, wenn man alles drum herum clever organisiert. Dieses Buch hier liefert Ihnen eine Vielzahl von Ansatzpunkten, was Sie aktiv tun können, um nicht in die typischen Diätfallen zu rennen. Ernährungsumstellung heißt eben nicht Kasteiung, damit kommt man nicht weit. Julie Schaefer und Amy Magnuson haben mit viel Akribie zusammengetragen, welche Verhaltenslernziele gemäß den verfügbaren Studien wirklich helfen.[26] Einer der erfolgreichsten Ansätze ist der des intuitiven Essens. In dem Ansatz geht es zunächst darum, sich genauer mit den Signalen des Sattseins vertraut zu machen. Dazu gehört zum Beispiel, sich von solchem Unfug zu verabschieden, nach dem ein knurrender Magen angeblich etwas mit Hunger zu tun habe. Hat er nicht. Sodann geht es darum, mehr nach Gründen zu suchen, warum der eigene Körper in Ordnung ist, so wie er ist. Und es geht darum, sich sein Essen nicht nur nach Kalorienzahl und Gesundheit auszusuchen, sondern auch dem Genuss immer wieder mal seinen Raum zu geben. Die Studienübersicht zeichnet ein Bild, das Sie zuversichtlich stimmen sollte. Menschen, die sich an diesen Zielen ausrichten, statt nur auf die Waage zu starren, berichten von verbesserter Psyche, mehr körperlicher Betätigung, größerer Akzeptanz des eigenen Körpers. Und das Beste daran ist: Diese Effekte sind auch nach Jahren noch da.

Daraus ergibt sich unmittelbar ein zweites Lernziel. Nämlich das Geschmacksziel. Wenn Sie Ihre Ernährung umstellen, Ihnen aber das, was Sie essen, nicht schmeckt, dann werden Sie aufgeben. Unser Gehirn ist nicht dafür gemacht, sich mit langweiligen Filmen oder fadem Essen zufriedenzugeben. Ein zweites essenzielles Lernziel besteht also darin, Geschmackskompetenzen zu erwerben. Welche Kräuter und Gewürze machen welche Speisen besonders lecker? Wie kriegt man gesunde Sachen knusprig? Sie werden keine Nachhaltigkeit einer Ernährungsumstellung hinkriegen, wenn es Ihnen nicht schmeckt. Vielleicht setzen Sie hier sogar noch einen drauf: Niemand verbietet Ihnen, dafür zu sorgen, dass es Ihnen nach der Ernährungsumstellung jeden Tag besser schmeckt als vorher!

Womit wir dann beim letzten Punkt angekommen wären, beim N. Gesunde Ernährungsumstellung geht nur, wenn man die Nährwerte seiner Nahrung kennt und die Mahlzeiten dementsprechend zusammenstellen kann. Sie können nicht gesund schlanker werden, wenn Sie nicht wissen, was Sie da essen und wie das wirkt. Sie brauchen essenzielle Fettsäuren, tun sich aber einen sehr großen Gefallen, wenn Sie gehärtete Fette meiden. Beschaffen Sie sich doch eine kleine Bibliothek grundlegender Werke zu Nährwerten und Wirkungen von Lebensmitteln. Bücher, die ich selbst sehr schätze, sind »Der Ernährungskompass« von Bas Kast und »Mit Ernährung heilen« von Andreas Michalsen.[27] Zwei, drei grundlegende Bücher sollten als erste kleine Bibliothek reichen.

Agieren Sie zielclever. Komplexe Ziele brauchen passende Unterstützung. Geben Sie sich nicht mit einem Kiloziel zufrieden, das Ihnen vielleicht sogar schadet. Stellen Sie dem Kiloziel, falls Sie überhaupt eins haben, die VGN-Ziele an die Seite, dann klappt es dramatisch besser.

# Präzise Absichten!

Nehmen wir einmal an, Johannes würde sich felsenfest vornehmen, gesünder zu leben. Wie viel gesünder wird Johannes ein halbes Jahr später tatsächlich leben? Falls Sie jetzt auf null tippen, liegen Sie vermutlich richtig. Unspezifische Vorsätze bringen absolut gar nichts, sie sind nicht handlungsleitend. Ziele müssen konkret sein. Heißt *gesünder leben*, mehr Sport zu treiben, weniger zu essen oder mit dem Rauchen aufzuhören? Ohne klar und deutlich festzulegen, was man im Detail will, nützen Vorsätze gar nichts. Das aber gilt nicht nur für große Vorsätze, das gilt auch für kleine Vorhaben.

Nehmen wir an, Sie würden zu wenig trinken, was ja viele von uns tun. Nein, ich meine nicht Alkohol, ich meine Wasser! Wie sorgen Sie dafür, dass Sie auch wirklich daran denken, etwas zu trinken? Oder Sie müssen ein Medikament nehmen, vergessen das aber immer wieder. Was dann? Nun, in solchen Fällen hilft ein geeigneter Bauplan für Vorsätze. Der besteht aus zwei Teilen. Der erste Teil ist das, was man tun möchte. Also zum Beispiel ein Glas Wasser trinken. Der Trick, daran auch wirklich zu denken, besteht nun darin, dafür zu sorgen, dass man nicht daran denken muss, sondern daran erinnert wird. Das erreicht man dadurch, dass man das Glas Wasser in einen Plan einbaut. Oder besser gesagt: an eine Bedingung knüpft, von der man weiß, dass diese Bedingung eintreten wird. Wenn Sie wissen, dass Ihr Telefon im Büro oft klingelt, könnten Sie sich vornehmen, jedes Mal, wenn es klingelt, einen Schluck Wasser zu trinken, ehe Sie den Hörer abnehmen.

Diese Idee, das eigene Verhalten an äußere Bedingungen zu knüpfen, um dann auch wirklich daran zu denken, wurde von Peter Gollwitzer intensiv erforscht.[28] Als Volksweisheit existiert diese Idee schon viel länger: Mach einen Knoten ins Taschentuch! Wenn du den Knoten siehst, erinnerst du dich daran, dass du etwas tun wolltest. In der Regel fällt dir dann auch wieder ein, was das war. Gollwitzer und die Fachliteratur bezeichnen diese Strategie als sogenannte Implementierungsintentionen oder Wenn-dann-Pläne. Wenn Knoten in Sicht, dann

Handlung. Wenn – dann. In einer zusammenfassenden Übersicht über die Studienlage kommen Peter Gollwitzer und Paschal Sheeran zu dem Ergebnis, dass Implementierungsintentionen mittel- bis hochwirksam die tatsächliche Umsetzung von geplantem Verhalten fördern.[29] Wenn Sie sich etwa den Plan zurechtlegen, beim Eintritt in Ihre Wohnung jeweils dreimal tief durchzuatmen und sich zu sagen, dass der Stress im Job nicht über diese Schwelle darf, dann wird sich der Stress im Job tatsächlich weniger über Ihre Türschwelle trauen. Das verbinden Sie damit, dass Sie sich sofort etwas Bequemes anziehen. Vampire muss man hereinbitten, sonst können sie Türschwellen nicht überschreiten. Wenn Sie trotzdem noch Stress oder Ärger verspüren, ziehen Sie sich Boxhandschuhe an und prügeln Sie fünf Minuten auf den Boxsack in Ihrem Keller ein, den Sie »Chef« nennen.

Ohne effektive Strategien verpuffen Pläne oft sehr schnell. Ein toller Plan ist schnell zurechtgesponnen. Doch dann muss man erst mal zig Situationen meistern, ehe man überhaupt mit der Umsetzung beginnen könnte. Dabei geht so viel Aufmerksamkeit verloren, dass der Plan aus dem Fokus gerät. Und die Erinnerung funktioniert auch nicht so toll, wie man es gerne hätte – auch ein toller Plan ist schnell vergessen, wenn viele andere Aufgaben dazwischenkommen.[30] Um Pläne umsetzen zu können, muss man ferner auch in der Lage sein, äußeren Reizen zu widerstehen, die einen vom Plan ablenken können. Das ist eher schwierig, wie David Kavanagh und Kollegen in ihrem Aufsatz »Imaginäres Vergnügen und exquisite Folter« feststellen. Halten Sie in einem Restaurant mal an Ihrem Plan fest, Salat und Wasser zu bestellen, wenn am Nebentisch Burger, Pommes und Bier serviert werden. Sie können unmöglich verhindern, dass sich Ihr Hirn das Vergnügen des Essens am Nachbartisch vorstellt. Imagination kriegen Sie nicht verboten. Menschen haben in der Regel völlig falsche Vorstellungen davon, welche Rolle ihr Wille bei Entscheidungen spielt. Der Einfluss des Willens wird dramatisch überschätzt, während die Bedeutung des Umfelds systematisch unterschätzt wird. Supermarktbetreiber setzen nicht umsonst Spezialisten ein, um herauszufinden, welche Waren man wie positionieren muss, damit die Kunden zugreifen. Dass um die Kassen von Möbelhäusern herum noch massenhaft kleine Mitnahmeartikel drapiert sind, ist auch kein Zufall.

Wieso aber funktionieren einfache Pläne à la »ich esse heute Gemüse« eher nicht, während Wenn-dann-Pläne à la »ich hole mir als Erstes Gemüse, wenn ich die Mensa komme« durchaus Erfolg versprechend sind? Nun, eine Reihe von Studien zu Gehirnaktivitäten zeigen den Grund: Die Implementierungsintentionen verlagern die Initiierung von Verhalten in andere Hirnregionen und lösen andere Gehirnprozesse aus. Das zeigen zum Beispiel die Studie von Michael De Pretto und Kollegen, die Studie von Schweiger Gallo und Kollegen oder die Studie von Paul und Kollegen, um nur einige zu nennen.[31] Sie müssen sich nicht bewusst merken, dass Sie wegrennen sollten, wenn es brennt oder Sie ein Bär angreift. Das tun Sie, wenn die Situation Sie daran erinnert, dass das Wegrennen jetzt eine schlaue Aktion sein könnte. Implementierungsintentionen sorgen dafür, dass die Situation Sie daran erinnern wird, was Sie tun wollten. Das ist viel einfacher für Ihr Gehirn. John Bargh schreibt dazu, dass die Hirn-Studien zeigen, dass Implementierungsintentionen die Verhaltenskontrolle von innen nach außen verlagern und man somit nicht mehr selbst an etwas denken muss; man wird erinnert, ohne sich selbst erinnern zu müssen.[32] Auch Gilbert und Kollegen kommen zu dem Ergebnis, dass aufgrund der Verlagerung innerhalb des Gehirns umweltinitiierte, spezifische Pläne à la »wenn ich mich an den Tisch setze, bestelle ich immer als Erstes etwas Gesundes« bessere Umsetzungschancen haben als selbst initiierte, allgemeine Pläne à la »ich werde mich gesünder ernähren«.[33]

Ich trinke gerne Rotwein, vertrage aber nicht viel davon. Wenn ich zwei Gläser hintereinander trinke, kriege ich schon ein Problem. Seit Jahren weiß ich, dass ich einfach zwischendurch ein großes Glas Wasser trinken muss, habe das aber lange Zeit ständig vergessen. Bis ich mir bei einer Freundin einen Trick abgucken konnte. Sie hat immer dann, wenn sie ihr leeres Weinglas nach dem letzten Schluck abgestellt hat, das Glas sofort wieder randvoll eingeschenkt. Allerdings mit Wasser. Seither habe ich im Kopf den gleichen Plan. Wein kann ich erst wieder einschenken, wenn ich das Wasser ausgetrunken habe. Das Einzige, an das ich mich erinnern muss, ist, dass ein letzter Schluck Wein bedeutet, sofort Wasser nachzuschenken. Das Schöne daran ist: Der letzte Schluck Wasser erinnert mich daran, dass ich jetzt wieder Wein einschenken kann. Das funktioniert viel besser als meine früheren, unspezifischen Vorsätze, zwischendurch Wasser zu trinken. Das ist das Prinzip des Knotens im Taschentuch. Wenn Sie wissen, dass Sie das Taschentuch wieder zu Gesicht bekommen werden, dann haben Sie viel bessere Chancen, dass Ihnen wieder einfällt, was Sie sich vorgenommen haben, als Sie den Knoten gemacht haben.

An welche Bedingung Sie Ihr Verhalten knüpfen, ist dabei gar nicht so entscheidend. Wichtig ist nur, dass Sie sicher sein können, dass die Bedingung eintritt. Zähneputzen könnte ein Anknüpfungspunkt für die Einnahme von Medikamenten sein. Zusammen mit einem Merksatz wie »Gesunde Zähne, gesunder Körper«. Wenn Sie nach einem solchen Plan Ihre Zahnbürste in die Hand nehmen, ist die Chance, dass Sie an Ihre Medikamente denken, deutlich größer. Legen Sie sich für die Dinge, die Ihnen kurzfristig wichtig sind, solche Wenn-dann-Bedingungen zurecht. Am besten noch zusammen mit einem Motto.

Das Ganze funktioniert auch andersrum, also um sich vor Dingen zu schützen, die man nicht tun möchte. Das gilt für viele Störungen in unserem Leben. Wenn Sie wissen, dass Sie regelmäßig mit Anfragen gestört werden, denen Sie in der Vergangenheit kaum entgehen konnten, dann legen Sie sich dafür eine Abwehrintention nach obigem Muster zu. Nehmen wir zum Beispiel an, dass Sie sich vorgenommen haben, montagnachmittags nach der Arbeit eine Stunde im Wald spazieren zu gehen. Das klappt jedoch fast nie, weil immer noch irgendwer anruft. Legen Sie sich dafür eine fertige Ausrede zurecht und üben Sie die ein. Wenn dann wieder die Störung eintritt, spulen Sie einfach die geplante Ausrede ab. In der Situation der Störung brauchen Sie etwas, das Sie daran erinnert, was Sie eigentlich tun wollen. Derartige Intentionen können Ihnen auch bei vielen Versuchungen helfen. Wenn Sie immer wieder auf den Anblick von

Pommes anspringen, die aber eigentlich nicht in großen Mengen essen wollen, dann legen Sie sich dafür eine Intention zurecht. Zum Beispiel, dass Sie beim Anblick der Pommes erst mal in Ihr Pommesgutscheinheft schauen, um zu sehen, ob Sie für diese Woche noch einen Gutschein für rot/weiß haben.

## Demut

Demut ist ein Wort, das im Zeitalter der Narzissten nicht sehr beliebt ist. Wenn man sich Ernährungsumstellungen ansieht, dann gilt hier ein geflügeltes Wort, das auch anderswo gilt: Hochmut kommt vor dem Fall. Aber andersherum wird auch ein Schuh daraus. Demut kommt vor dem Sieg. Gehen Sie Ihre Änderung in dem Bewusstsein an, dass Sie eine Südpolexpedition vor sich haben, auf der Tausende von Gefahren auf Sie lauern. Mit dieser Vorstellung werden Sie sich gut vorbereiten und Ihre Schritte umsichtig gehen. Es ist eben kein Zufall, dass jedes Jahr Millionen und Abermillionen von Diäten komplett scheitern. Kein Plan, keine Idee, was funktioniert, und auch keine Idee, was nicht funktioniert. Pfuscherei. Es ist Ihnen nicht geholfen, wenn Sie losrennen und in die nächste Gletscherspalte stürzen. Daher setzen Sie einen Fuß vor den anderen und tasten sich vor. Man kann einzelne Dinge von heute auf morgen ändern. Mit dem Verzehr von gerösteten Heuschrecken können die meisten Menschen in der westlichen Welt von heute auf morgen aufhören. Ein komplettes Ernährungsmuster von heute auf morgen umstellen zu wollen, dürfte hingegen ein ziemlich unmögliches Unterfangen sein. Zu dem Muster gehören Essenszeiten, Essenshäufigkeiten, Mengen, Zutaten, Zubereitungsmethoden, Orte, Einkaufsgewohnheiten, soziale Kontexte am Arbeitsplatz und in Beziehung und Freundschaft. Wer das alles auf einmal umschmeißen will, kann auch ohne eine einzige Übungsstunde ankündigen, morgen Mozarts Klavierkonzert in d-Moll, Köchelverzeichnis 466, vor internationalem Fachpublikum geben zu wollen.

Später in diesem Buch werden Sie lesen, wie wichtig das Timing des Essens ist. Es zeigt sich, dass Kalorien zum Frühstück viel besser sind als Kalorien zum Abendessen. Alle Kalorien eines Tages innerhalb eines Zeitfensters von acht Stunden zu sich zu nehmen, ist besser als die Verteilung der Kalorien über 15 oder 16 Stunden. Zu regelmäßigen Zeiten zu essen, ist besser als Essenszeiten ständig zu wechseln. Das Essen auf Tellern anzurichten und sich damit an den Tisch zu setzen, ist besser, als den ganzen Tisch mit Lebensmitteln vollzustellen. Vor dem Einkaufen etwas zu essen, ist besser, als hungrig einkaufen zu gehen. Süßigkeiten nicht offen herumstehen zu lassen, reduziert deren Konsum. Es gibt viele Stellschrauben, die einem enorm helfen können.

Seine Ernährung komplett umzustellen, bedeutet, ein neues Musikinstrument zu erlernen. In mancher Hinsicht ist eine echte Ernährungsumstellung sogar schwieriger als das Erlernen eines Instruments. Denn wenn jemand am Klavier beginnt, muss er nicht erst mal eine Menge ungünstiger Fingerbewegungen verlernen. Das ist ein Riesenvorteil, weil wir im Verlernen viel schlechter sind als im Lernen. Ernährungsumstellung bedeutet aber verlernen müssen. Die gute Nachricht: Verlernen ist schwierig, nicht unmöglich. Die Schwierigkeit dabei kann weiter drastisch gesenkt werden, wenn man das Verlernen blockweise macht und nicht alles auf einmal versucht. Also versuchen Sie es bitte gar nicht erst. Jonglieren mit zu vielen Bällen auf einmal klappt nicht. Nehmen Sie zunächst einen Ball. Das klappt. Hier nur ein paar Vorschläge, was Sie machen könnten– doch natürlich können Sie auch selbst kreativ werden. Sie könnten zum Beispiel damit anfangen, die Hälfte aller Weißmehlprodukte gegen Vollkornprodukte auszutauschen. Oder, und das ist nochmals besonders zu betonen: ODER, Sie reduzieren an zwei Tagen der Woche die Kalorienzeiten auf sechs bis acht Stunden täglich. Außerhalb dieser sechs bis acht Stunden nehmen Sie keine Kalorien zu sich. Die Vorteile des zeitbeschränkten Essens werden wir uns später noch sehr genau ansehen. ODER Sie verabreden sich einmal pro Woche zum Abendessen mit einem Freund, der auch umstellen möchte, kochen gemeinsam und besprechen dabei die Vorzüge der Zutaten. ODER ...

Als Sie diese Zeilen gelesen haben, hat Ihr Hirn Ihnen mit ziemlicher Sicherheit wieder vorgegaukelt, dass SIE natürlich doch fünf Sachen auf einmal ändern können. Das haben Sie aber nicht gedacht, das haben Sie gefühlt. Demut und Bescheidenheit sind für unsere Gefühlswelt nämlich so etwas wie Zuckerentzug, einfach scheußlich. Die Beharrlichkeit, mit der Menschen ihre eigenen Grenzen ignorieren, ist mit Sicherheit einer der Hauptgründe, warum sie scheitern. Menschen, und zwar alle Menschen, erleben die Schwankungen ihrer Leistungsfähigkeit jeden Tag, ihr ganzes Leben lang. Kaum fangen sie aber an, etwas zu planen, planen sie auf Basis maximaler Leistungsfähigkeit, die rund um die Uhr auf Abruf bereitsteht. Alles geht immer maximal schnell, kostet minimal wenig, fühlt sich maximal gut an und bereitet nur minimale Schwierigkeiten. Das ist allerdings nur der Plan, nicht die Realität. In der Realität gibt es Rückschläge und Hindernisse. Es gibt Verzögerungen, es gibt Verlockungen. Es gibt Schwäche. Immer wieder. Es sind die Lösungen dieser Probleme, die man planen muss. Einen sonnigen Urlaubstag am Strand mit vollem Portemonnaie kann jeder Depp planen. Die wirkliche Kunst des Lebens besteht jedoch darin, so zu planen, dass einen die vorhersehbaren Schwierigkeiten nicht aus der Bahn werfen und man für die unvorhersehbaren auch noch etwas Puffer hat.

Zu einem guten Plan gehört, so zu planen, dass möglichst nicht alle Probleme gleichzeitig aufschlagen. Was tun Sie, wenn Ihr Auto im Regen 30 Kilometer vor dem Strand den Geist aufgibt, die Lebenspartnerin aussteigt und mit einem attraktiven Italiener durchbrennt, während Sie feststellen, dass Ihnen die Papiere geklaut wurden, und Sie zudem Kopfschmerzen, Durchfall und Schüttelfrost haben? Nicht lustig! Na ja, doch, wenn man es liest, schon. Genau solche Kombipackungen an Problemen handeln Sie sich aber ein, wenn Sie alles gleichzeitig anpacken. Beschränken Sie sich doch einfach erst mal nur auf Tiefkühlschüttelfrost. Wenn Sie den wieder los sind, können Sie sich mit Nudelverlustängsten herumschlagen und anschließend mit dem Ausgleich der Rentenansprüche im Rahmen Ihrer Weißmehlscheidung. Mal ganz zu schweigen vom fiebrigen Delirium des kalten Weingummientzugs. Machen Sie langsam, bitte!!!

# Des Werkzeugköfferchens Fazit

Dieses Kapitel sollte inzwischen optisch anders aussehen als an dem Tag, an dem Sie dieses Buch gekauft haben. Es sollten Textstellen markiert, Eselsohren in Ecken geknickt, Randnotizen vermerkt und Postits eingeklebt sein. Neben Ihnen sollte Ihr Notizheft liegen, in dem vielleicht schon mehr drinsteht als in diesem Buch hier. Wenn das so wäre, dann: Gratulation. Ich wünsche mir, dass Sie dieses Buch aktiv als Bauteil Ihres Prozesses einsetzen, der auf bessere Gesundheit und mehr Lebensglück ausgerichtet ist.

Ich hatte Ihnen ja die Nutzung einer der vermutlich erfolgreichsten Einzeltechniken der gesamten Selbstmanagementliteratur empfohlen. Nämlich der Protokollführung. Es gibt kaum etwas, was den Erfolg von persönlich angestrebten Änderungsprozessen nachhaltiger unterstützt als die Protokollführung. Wenn Sie Protokolle führen, machen Sie sich damit gleich zwei wundervolle Geschenke, die Ihre Motivation vorwärtstreiben.

Das erste Geschenk besteht darin, dass Sie ein Dokument erzeugen, anhand dessen Sie Ihren Erfolg wirklich nachvollziehen können. Dieses Erfolgserlebnis schenkt Ihnen im Lauf der Zeit Ihr Protokoll.

Das zweite Geschenk der Protokollführung verlangt etwas mehr Rückgrat. Denn es ist ja nicht ausgeschlossen, dass es auch einmal nicht so vorwärtsgeht, wie Sie sich das wünschen. Aber auch dann hilft das Protokoll. Ohne würde man sich schnell unsicher, ob man sich xy überhaupt wirklich vorgenommen hatte. Und wenn ja, wie. Mit Protokoll gibt es diese Unsicherheit nicht. Das Protokoll macht das Scheitern eines Versuchs offensichtlich. Man kann sich hier nicht mit billigen Psychotricks des Selbstbetrugs aus der Affäre ziehen. Das fühlt sich im ersten Schritt natürlich nicht toll an. Aber es bietet die Chance auf Fehleranalyse und Kurskorrektur.

Starten Sie mit realistischen Erwartungen. Das typische Werbeversprechen, kauf A, und du wirst morgen glücklich und am Ziel sein, ist Bullshit. Ein solches Versprechen sollten Sie sich auf keinen Fall selbst geben. Versprechen Sie sich lieber, jeden Tag eine winzige Kleinigkeit zu ändern, die Sie dann aber auch beibehalten. So verändern Sie Ihr Leben Stück für Stück hin zum Besseren. Das ist nicht so sexy wie die Werbeversprechen, hat aber einen ungeheuren Vorteil: Es funktioniert. Fassen Sie das, was Sie hier vorhaben, vor allem als Prozess auf, der Sie vorwärtsbringt. Drei Tage Diät zu halten, ist kein Prozess, es ist kurzfristiger Unfug. Ab sofort zu jedem Frühstück eine Scheibe Vollkornbrot mit Gemüseaufstrich oder ein paar Tomaten zu essen, um einen guten Tagesstart hinzulegen, das ist ein Prozess. Kippen Sie noch ordentlich Leinöl über das Brot, dann starten Sie auch gleich mit ganz viel tollem Omega! Wenn Sie danach beim Bäcker nicht an den Schweineohren vorbeikommen, ist das eben ein bisschen Pech. Aber eines, das einer guten und nachhaltigen Grundlage folgt. Das macht einen Riesenunterschied. Konzentrieren Sie sich darauf, das Positive zu erschaffen, und nicht darauf, sich das Negative zu verbieten. Wenn Sie eines Tages jeden Morgen mit einem gesunden Frühstück starten und danach einfach alles essen, was sich Ihnen so aufdrängt, dann lachen Sie einfach drüber. Ihr Körper und auch Ihre Seele werden Ihnen das gesunde Frühstück danken. Dann gibt es später eben noch ein Schweineohr. Na und? Organisieren Sie einen Prozess, der Sie zu einem tollen Tagesstart führt! Wenn Sie dann noch Bock haben, organisieren Sie den nächsten Prozess. Oder eben nicht. Oder später. Aber merken Sie sich dieses Wort und schreiben Sie es mit Filz- oder Lippenstift auf Ihren Spiegel im Bad: P R O Z E S S!

Denken Sie in Ruhe über die Ziele nach, die Sie erreichen wollen. Nur Kilos ins Visier zu nehmen, ist natürlich nicht verboten. Aber Sie machen sich das Leben sehr viel schöner, wenn Sie persönliche Entwicklungsziele hinzunehmen. Ein Entwicklungsziel könnte Geschmackskompetenz sein. Zum Beispiel: Selbst wenn es nur zehn Kräuter gäbe, gäbe es dennoch bereits 720 Möglichkeiten, je drei davon zu kombinieren. Wenn Sie also die nächsten Wochen erst mal damit verbringen, Geschmacksexpertise zu entwickeln, dann nehmen Sie etwas Großartiges für Ihr Leben mit, auch wenn Sie keine Kilos verlieren.

# WO KOMMEN SIE DENN HER?

Ich weiß, dass Sie dem nicht ausdrücklich zugestimmt haben, aber lassen Sie uns jetzt trotzdem mal ein wenig in Ihr Hirn schauen. Lassen Sie uns herausfinden, warum sich das Verdrücken von Zucker und Co. wie eine sehr, sehr feine Sache anfühlt. Und warum Sie nichts dafürkönnen, dass Ihnen so viele Sachen so elend gut schmecken. Und warum es so schwer ist, an duftenden Keksen, Pizza und Pommes einfach vorbeizugehen. Und natürlich auch, mit welchen Tricks die Lebensmittel- und Süßwarenindustrie Sie immer wieder drankriegt. So viel vorab: Das ist alles nicht Ihr Fehler. Ausbügeln müssen Sie ihn leider trotzdem selbst.

## Oh je, Evolution!

Lassen Sie uns zunächst über ein schwieriges Thema sprechen: die Evolution. Das ist aus mehreren Gründen ein schwieriges Thema. Für viele ist es sogar ein unmögliches Thema, da die Evolution gar nicht stattgefunden hat und die Erde am 23. Oktober 4004 vor Christi Geburt erschaffen wurde. Für die anderen, deren Universum vor über 13 Milliarden Jahren auf den Markt kam, ist das Thema aber auch meist schwierig. Denn in der Evolution geht es vor allem um Spaß, das heißt um Essen und Sex. Warum aber machen Essen und Sex Spaß? Nun, hätte Ihren Vorfahren Essen und Sex keinen Spaß gemacht, dann würden Sie diese Zeilen jetzt nicht lesen. Dabei dürfen Sie davon ausgehen, dass sich Ihre Vorfahren extrem viel Mühe gegeben haben, beide Formen von Spaß in ausreichenden Mengen zu bekommen. Da dies hier ein Buch über Ernährung ist, konzentrieren wir uns im Folgenden mehr auf das Essen.

Kommen wir damit zur nächsten Frage: Warum bereitet essen Freude? Nun, eine Spezies, die keinen Spaß am Essen hat, stirbt aus. Ob Hühner, Haie oder Hasen, alle hassen das Hungern. Im Hirn sitzt ein Belohnungszentrum, das Party macht, wenn es was Leckeres zu beißen gibt. Wir essen nicht, weil der Körper Energie braucht, wir essen, weil es Spaß macht. Der Spaß hat einen Namen, er heißt *Dopamin*. Darauf sind wir heiß. Das ist die Lustdroge, die sich unser Hirn selbst gönnt, wenn wir essen.

Es mag in der Vergangenheit immer wieder Menschen gegeben haben, die Nahrung eklig fanden. Oder einfach bloß unfassbar öde. Die haben aber nicht überlebt, und sie haben ihre Abneigung gegen Essen auch nicht weitervererbt. Überlebt haben die, denen nach einem langen Tag in der Feuersteinfabrik das Mammutsteak die größte Freude des Tages war. Und genau die hatten nach dem Steak dann auch noch die Energie für Sex und eine Zigarette danach. Und genau die haben dann ihre Schwäche für Mammutsteaks und Zigaretten weitervererbt.

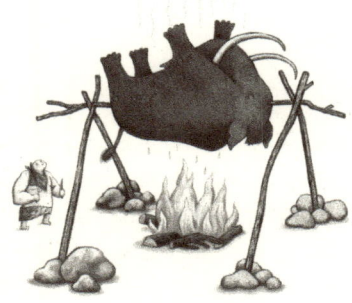

Ihre Vorfahren vor zigtausend Jahren haben sich leider wenig Gedanken um Ihr heutiges Wohlergehen gemacht. Diese komischen Vögel von Verwandtschaft haben sich einfach ziemlich üble Verhaltensweisen angewöhnt und über lange Zeit beibehalten – zum Beispiel die Schwäche für Zucker, Fett und Völlerei. Diese Leidenschaften haben sie so lange kultiviert, bis sie ihnen im wahrsten Sinne des Wortes in Fleisch und Blut übergegangen sind. Sprich: Sie haben diese Leidenschaften einfach weitervererbt, ohne sich irgendwelche Gedanken darüber zu machen, welche Probleme diese Erbschaft im 21. Jahrhundert nach Christi Geburt anrichten würde.

Bevor wir diese sorglose Bande aber völlig verteufeln, sollten wir zumindest kurz nach mildernden Umständen suchen. Hier meine Vorschläge: In der Steinzeit gab es noch richtig fiese Winter, in denen die Zentralheizungen vor allem deswegen ausfielen, weil es die noch nicht gab. Die Menschen brauchten daher Körperfett. Fett schützt vor Kälte, Fett isoliert. Und noch wichtiger: Der Körper kann Fett verbrennen und daraus auch aktiv Wärme und Bewegung machen. Wärme und Bewegung sind ziemlich feine Sachen. Damit kann man irgendwie immer was anfangen. Diese vorzüglichen Vorzüge des Fettes waren Ihren und meinen Vorfahren natürlich auch schon bekannt. Na ja, vielleicht nicht allen Vorfahren gleich auf Anhieb, aber man darf wohl annehmen, dass das rumerzählt wurde. Die saßen da Ende August 112.423 vor Christus so ums Lagerfeuer in Wolfenbüttel. Dabei hat dann einer aus der Horde gesagt, dass es eine gute Idee sein könnte, das ganze reife Obst an den Bäumen zu verdrücken. Das sei zwar eklig süß, würde aber fett machen, und das wäre vermutlich gut für den Winter. Und so entstand nach und nach eine Schwäche für alles Süße. Und diese Schwäche wurde über Zehntausende von Jahren an uns alle weitervererbt.

Das Problem, das wir heute damit haben, ist ja relativ simpel: Weihnachtsbraten statt Frostbeule. Ohne Zeit, das ganze Fett zu verbrennen. Die Supermärkte haben uns den Hunger direkt unter unseren Mäulern weggeklaut.

Auch wenn wir hier im Buch nicht Kalorien zählen wollen, müssen wir sie dennoch etwas genauer betrachten. Zu viele Kalorien machen Probleme, da gibt es leider nix zu deuteln. Das ändert aber nichts daran, dass Kalorien die wichtigste Währung der Evolution waren. Das Grundprinzip des Lebens im Umgang mit Kalorien ist es, möglichst viele Kalorien zu bekommen und möglichst wenige davon zu verbrauchen. Die Knochen von Vögeln sind nicht mit Luft gefüllt, weil das hip ist, sondern weil das die Knochen leichter macht und die Vögel somit fürs Fliegen weniger Kerosin verbrauchen. Kalorien bedeuten Leben. Kalorien sind wertvoll. Und in der evolutorischen Vergangenheit waren Kalorien meist sehr knapp. Unsere Vorfahren hatten weder Kühlschränke noch

Supermärkte. Sie wussten nie, wann es wieder etwas zu beißen geben würde und wie viel das dann sein würde. Daraus folgerten sie, dass es eine gute Idee sein dürfte, immer alles in sich reinzustopfen, was gerade greifbar ist. *FAIST* als Überlebensstrategie. *Friss Alles In SichT*. FAIST ist die Strategie der Urzeit. Diese Strategie haben wir zu einer Zeit gelernt, zu der das eine gute Strategie war.

Aus *Friss Alles In SichT* können Sie natürlich bereits hier schon mal eine simple Regel ableiten: Wenn Sie weniger essen wollen, vermeiden Sie, das Essen zu sehen. Was Sie nicht sehen, schmeißt auch Ihren FAIST-Motor nicht an, weil es an der SichT mangelt. Das gilt natürlich nicht nur fürs Sehen, sondern auch fürs Riechen. Wenn erst die Düfte der frisch gebackenen Kekse durchs Haus wabern, dann ist es zu spät, dann haben Sie verloren. Gegen eine Millionen Jahre alte Überlebensstrategie, die in Ihre Gene eingraviert ist, helfen die paar guten Vorsätze rein gar nichts. Versuchen Sie es erst gar nicht, sonst lacht Ihr Viech Sie bloß aus! Wer Ihr Viech ist, fragen Sie? Nun, lesen Sie noch ein Stückchen weiter, Ihr Viech stellt sich gleich bei Ihnen vor.

## Das Viech und der Denker

Sie haben sicher schon von Dr. Jekyll und Mr. Hyde gehört, dem armen Teufel mit der Bewusstseinsspaltung. Einer nett, der andere böse, und das in einer Person. Doch keiner weiß vom anderen. In diversen Formen zieht sich das durch die Literatur, in der Goethefassung heißt das zum Beispiel: Zwei Seelen wohnen, ach! in meiner Brust. Inzwischen sind die Neurowissenschaften ein wenig weiter. Die zwei Seelen, die sich streiten, wohnen nicht in der Brust, sie wohnen im Hirn. Thomas Schelling, Wirtschaftsnobelpreisträger von 2005, interpretiert den inneren Konflikt als Konflikt zwischen einem Ich, das unmittelbare Befriedigung sucht, und einem Ich, das eher langfristige Interessen schützen möchte.[34] In einer anderen Arbeit bezeichnet Schelling den inneren Konflikt gar als Wettkampf um die Herrschaft über das Ich.[35]

Mir gefällt die folgende Interpretation: In meinem Hirn wohnt ein Denker. Dabei fällt einem möglicherweise diese wunderbare Statue von Rodin ein. Bei genauerer Betrachtung passt Rodins Statue aber leider nicht so gut ins Bild. Der Mann, der sich bei Rodin als Denker präsentiert, ist muskulös und schon auch ein wenig sexy. Ein Typ, der sich niemals das Heft aus der Hand nehmen lässt. Das aber passt nicht zu dem anderen Wesen in unserem Hirn, das sich keineswegs so einfach von irgendeinem Denker dressieren lässt. Daher ist die für mich passendere Vorstellung vom Denker in meinem Hirn schon ein etwas hagerer, vergeistigter Typ. Dem glaubt man seine Intelligenz, seine Durchsetzungskraft aber eher weniger.

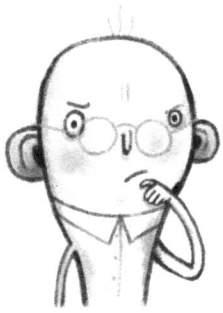

Und dann? Na ja, und dann wohnt da noch ein Viech. Das ist ziemlich wüst veranlagt. Es will fressen, Sex, Partys, Spaß. Das Viech kennt nur hier und jetzt. *Nach mir die Sintflut* ist sein Lebensmotto. Die beiden kommen nicht immer so toll miteinander aus. Insbesondere hält das Viech den Denker für eine Spaßbremse übelster Sorte. Umgekehrt hält der Denker das Viech für einen elend kindischen, verantwortungslosen Bastard, der nicht eins und eins zusammenzählen kann und auf Dauer nur Unheil anrichtet. Sie sehen also, dass da Streit und Beziehungsprobleme an der Tagesordnung sind.

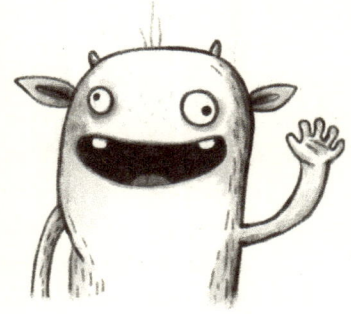

Aber lassen Sie uns die beiden zunächst mal aus einer etwas distanzier-
teren Perspektive beleuchten. In Bereichen der Sozialpsychologie, der
Kognitionspsychologie und einer ganzen Reihe anderer Wissenschaften
hat sich ein Interpretationsmuster des menschlichen Gehirns etabliert,
das unter der Überschrift *duale Prozesstheorien* läuft. Im Kern habe ich
Ihnen meine persönliche duale Prozesstheorie oben bereits vorgestellt.
Das Viech und der Denker. In den dualen Prozesstheorien werden die
beiden anders genannt, aber das Grundprinzip ist bei allen Theorien
dieses Typs identisch.

Diese Theorien sagen in etwa das Folgende: Das Viech ist alt, evolutorisch viel älter als der Denker. Das Viech sind eher die inneren Teile
des Gehirns. Es sind die Teile des Gehirns, die schon mehr oder minder
genauso da waren, als wir vor drei bis vier Millionen Jahren mit Gehirnen in der Größe von Schimpansenhirnen um die Häuser zogen. Es sind
die Teile des Gehirns, die bei Ihrem Pudel annähernd genauso aussehen wie bei Ihnen. Da diese Hirnteile so unglaublich alt sind, kann man
schon mal eine wichtige Schlussfolgerung ziehen: Wenn das Viech so
lange überlebt hat und sich dazu noch diverser Spezies vom Pudel bis zu
Ihnen und mir bemächtigt hat, dann kann es wohl so dämlich nicht sein.
Der Denker sollte daher etwas mit seinen scharfen Urteilen aufpassen –
ist doch die Hauptaufgabe des Viechs seit Jahrmillionen dieselbe, nämlich Sie und mich unter allen Umständen am Leben zu erhalten. Dem
Viech geht es nicht darum, dass Sie glücklich sind, es will, dass Sie leben

und sich vermehren, sonst nichts. Leider ist das Viech jedoch unersättlich und luxusgeil. Es gewöhnt sich rasend schnell an jede Form der Verwöhnung. Geben Sie dem Viech irgendwas zu fressen, das es klasse findet, oder Drogen oder Pornos oder Computerspiele, auf die es abfährt. Nach kürzester Zeit hält es das für normal und will mehr davon.

Der Denker ist viel jünger. Er hat sich erst später auf dem Rücken des Viechs entwickelt und sich dort breitgemacht. Da der Denker viel Platz braucht, hat sich unsere Kopfform verändert. Unsere Stirn liegt anders als bei Affen direkt oberhalb der Futterluke. Der zusätzliche Platz ist der Platz des Denkers. Dass tatsächlich die Entwicklung des Gehirns die Entwicklung der Schädelform beeinflusst hat, sagen zum Beispiel Hofer oder Bastir und Kollegen.[36]

In den dualen Prozesstheorien geht es nun darum, wie das Hirn zu Entscheidungen kommt. Die dualen Prozesstheorien sagen, dass es eben zwei Methoden gibt, mit denen das Hirn zu Entscheidungen kommen kann. Mit der Viechmethode oder mit der Denkermethode. Jonathan Evans und Keith Stanovich sowie Wim DeNeys geben in ihren Aufsätzen Überblicke darüber, was gemäß den dualen Prozesstheorien die Viechmethode und was die Denkermethode ist, auch wenn diese Methoden dort anders benannt werden.[37]

Die Viechmethode ist vor allem intuitiv. Das Viech vertraut auf sein Bauchgefühl. Sein Motto lautet: Was sich gut anfühlt, ist auch gut, und was sich gefährlich anfühlt, ist auch gefährlich. Das Viech kommt ohne sonderlich viel Intelligenz aus. Man muss nicht sehr schlau sein, um im nächsten Zoo nicht in einen Löwenkäfig zu klettern. Das Viech agiert zudem unbewusst und mühelos, es braucht nicht viel von Ihrem Hirn, und es beansprucht wenig Aufmerksamkeit. Dabei produziert es meist halbwegs nachvollziehbare Entscheidungen, die die Navigation im Alltag erleichtern.[38] Wenn Sie in der Fußgängerzone jedes Mal erst nachdenken müssten, auf welcher Seite Sie an entgegenkommenden Mitbürgern vorbeigehen sollten, dann würden Sie nie wieder in eine Fußgängerzone gehen wollen. Das Viech ist zudem sehr schnell. Es entscheidet in Bruchteilen von Sekunden und benutzt dabei Erfahrungen und Daumenregeln. Im

Zweifelsfall hat es seine Entscheidungen bereits getroffen, noch ehe der Denker weiß, um welches Thema es überhaupt geht. Mit seiner Schnelligkeit hat das Viech dem Denker schon so manches Mal den Hintern gerettet.

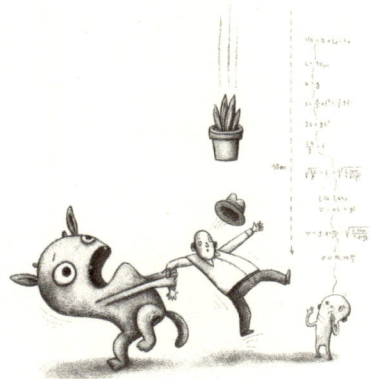

Stellen Sie sich das so vor: Ihr Ur-Ur-Ur-Ur-Urgroßvater stolziert gemächlich durch den Wald. Da knackt es, und etwas Großes, Dunkles bricht aus dem Gebüsch hervor. So schnell er kann, rennt er weg. Das tut er, weil er der Intuition des Viechs vertraut. In Untersuchungen hat man inzwischen gezeigt, dass die Fluchtreaktion bei Gefahr einsetzt, ehe der Denker kapiert hat, was da eigentlich angerannt kommt. Swann Pichon und Kollegen zeigen, dass Bedrohungssignale bereits dann zu defensiven Reaktionen im Hirn führen, wenn die Aufmerksamkeit noch gar nicht gemerkt hat, dass sie aufmerksam werden sollte.[39] Das ist gut für den Denker. Würde der nämlich erst wegrennen, wenn er mit seinem ganzen Denken fertig ist, dann könnte seine nächste Erkenntnis: *Ups, das is ja 'n Bär!* seine letzte gewesen sein. Das lässt das Viech nicht zu.

Das Viech verlässt sich zudem auf automatische, teils angeborene Reaktionen. Erschreckt wegrennen, wenn Sie wieder mal ein Krokodil beim Spaziergang im Stadtpark angreift, müssen Sie nicht erst in der Volkshochschule lernen, das geht von allein. Selbst dann, wenn Sie vorher noch nie in Ihrem Leben ein Krokodil gesehen haben. Das Viech in

Ihrem Hirn ist außerdem ein echtes Gewohnheitstier. Es macht lieber das, was es immer macht. Zudem ist es sparsam und verbraucht wenig Kalorien. Das sollte aber dennoch nicht darüber hinwegtäuschen, dass es auch unglaublich starrköpfig sein kann. Wenn es Pizza will und keine kriegt, dann wird es fies. Ich gehe mal davon aus, dass Sie wissen, wovon ich rede.

Und ja, dann gibt es da noch den Denker. Der ist evolutorisch betrachtet viel jünger.[40] Zudem hat er aufgerüstet. Seit unseren Vorfahren, den Australopithecinen, haben unsere Hirne fast einen Liter Hubraum zugelegt. Dieses Wachstum war die Geburt des Denkers. Manche Autoren, wie Jonathan Evans, datieren die Entstehung des echten Denkers allerdings gerade einmal 100.000–50.000 Jahre zurück, in eine Zeit also, als relativ plötzlich die Zahl komplexerer Werkzeuge zugenommen hat und die ersten Höhlenmalereien aufgetaucht sind.[41] Die bewusst planenden und analysierenden Aktivitäten des Hirns sitzen eher in dessen äußeren Regionen. Die berühmten grauen Zellen halt. Räumlich sollte man Denker und Viech dennoch nicht mit bestimmten Hirnregionen gleichsetzen, da in der Regel das ganze Hirn in irgendeiner Form an sämtlichen Entscheidungen beteiligt ist.

Der Denker ist langsam, er braucht richtig viel Zeit zum Nachdenken. Dafür kann er einiges, was das Viech nicht kann: Er kann komplett neue Situationen durchschauen. Er kann unglaublich viel lernen. Er kann richtige Lösungen für komplexe Probleme finden. Gordon Pennycook merkt hierzu an, dass es wohl diese Fähigkeiten des Denkers sind, die den Menschen am deutlichsten vom Tierreich abgrenzen.[42]

Der Denker kann zudem beschließen, das Leben in Zukunft ganz, ganz anders anzugehen. Wie Eliot Smith und Jamie DeCoster anmerken, schaltet sich der Denker allerdings nur ein, wenn wir hinreichend motiviert sind und zudem die Zeit für eine wohlüberlegte Entscheidung haben.[43] Weil der Denker viele Kalorien braucht und das auch weiß, schaltet er sich nur zu, wenn er wirklich gebraucht wird. Jonathan Evans und Keith Stanovich bezeichnen den Denker dementsprechend auch als kognitiven Geizhals.[44] Wenn Sie sich mal wieder ärgern, weil Sie eine denkfaule Entscheidung getroffen haben, sind Sie fein raus: Nicht Sie sind schuld, sondern die Evolution. Ist doch prima, oder?

Gehen Sie also besser davon aus, dass auch Sie Ihren Denker nicht ständig mit Aufgaben konfrontieren können, für die er nicht gebaut ist. Sich selbst ununterbrochen mit den tollsten Überlegungen und tiefgreifendsten Einsichten vom Essen frisch gebackener, duftender Schokokekse abhalten zu wollen, funktioniert nicht. Der Denker ist kein Marathonläufer, der Sie über lange Distanzen in der Spur halten kann. Lange Distanzen schaffen Sie nur, wenn Sie die so planen, dass Sie den Denker dafür nicht brauchen. Wie das geht, schauen wir uns später an vielen Beispielen an.

Mit der Entstehung des Denkers ist das Viech allerdings keineswegs verschwunden.[45] Die beiden existieren gleichzeitig in unseren Köpfen. Dabei kommt es, wen wundert es, häufiger zu Problemen. Denn dass das Viech so auf das Hier und Jetzt fixiert ist, hat sich in der Evolution bewährt. Es hat sich aber unter völlig anderen Bedingungen bewährt, nämlich unter Bedingungen des Nahrungsmittelmangels. Der ist aber in unserem Teil der Welt verschwunden.

In diesem Buch geht es daher vor allem um die Frage, wie Sie mit den beiden in Ihrem Kopf so umgehen können, dass sie sich unterstützen und nicht ständig gegenseitig torpedieren. Es geht darum, die unterschiedlichen Fähigkeiten der beiden zu nutzen, dabei aber auch deren Grenzen und Bedürfnisse anzuerkennen.

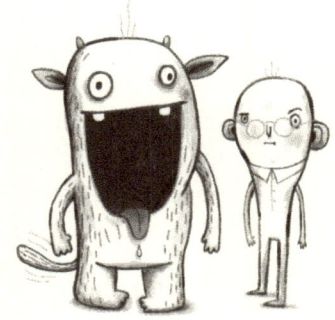

Zu den Grenzen des Denkers gehört, dass er ziemlich schnell erschöpft ist. Wenn Sie also glauben, dass Ihr Denker durch seine Einsicht, zu viele Kohlehydrate aus Weißmehl seien schädlich, Ihr Viech auf Dauer davon abhalten könne, lautstark nach Pizza zu schreien: Weit gefehlt! Das zu erzwingen, schafft kein Denker der Welt. Wenn sich das Viech derart leicht austricksen ließe, hätte es nicht Jahrmillionen überlebt. Tatsächlich kann es auch nicht darum gehen, das Viech abzuwürgen oder gar zu killen. Es geht vielmehr darum, beiden, dem Viech und dem Denker, die ihnen zustehenden Plätze zu lassen. Es geht darum, dafür zu sorgen, dass der eine nicht immer gegen den anderen agiert, sondern dass sie zusammen agieren. Das bedeutet eben auch Kompromisse und nicht den Sieg des einen über den anderen.

Und damit das gleich eindeutig klar ist: Ihr Viech ist gut! Stellen Sie sich einfach vor, dass Ihr Viech ein Hund ist. Der muss von Ihnen lernen, dass er nicht auf den Teppich pinkelt. Das kann er. Was nicht geht, ist, dem Hund sein Bedürfnis nach Auslauf abzugewöhnen. Dieses Bedürfnis liegt in der Natur des Hundes. Ebenso liegt Party in der Natur des Viechs. Falls Sie denken, dass Sie weniger und/oder anders essen sollten, dann gibt es eben dennoch keinen Grund, Ihrem pizzageilen Viech den Tod zu wünschen. Akzeptieren Sie es nicht nur, schließen Sie es in Ihr Herz. Und gönnen Sie ihm hin und wieder seinen Auslauf: Schreiben Sie in Ihr Notizheft alles, was Sie unfassbar lecker finden. Egal, wie toxisch (will vor allem heißen: Fett UND Zucker) das ist. Und hinter jedes Objekt Ihrer Begierde schreiben Sie ein Datum, an dem Sie sich genau das reinpfeifen werden. Und das machen Sie dann auch. Vorausgesetzt natürlich, dass Sie zu dem Zeitpunkt dann immer noch Lust darauf haben. Sorgen Sie dafür, dass Ihr Viech immer wieder mal seinen Spaß kriegt und weiter Lust hat, Sie am Leben zu halten. Das Thema dieses Buches ist nicht Verzicht. Verzicht ist nämlich elend anstrengend und macht richtig unglücklich. Bei einer Ernährungsumstellung geht es um etwas anderes. Es geht nicht um das, was man weglässt, es geht um das, was neu dazukommt. Ernährungsumstellung ist Bereicherung. Bei welchen Gerichten sind die Vollkornvarianten von gekochtem Weizen,

Hafer oder Roggen einfach viel geiler als weißer Reis? Wozu schmecken Vollkornnudeln besser als die einfachen? Wie verpasst man Karotten eine Konsistenz, die schon beim ersten Bissen Party ist? Das sind die Leitfragen einer erfolgreichen Ernährungsumstellung. Und nicht: »Wie soll ich es bloß ohne mein geliebtes XYZ aushalten?« Vergessen Sie solche Verzichtsfragen, die machen das Vieh tollwütig. Und dann beißt es Sie!

## Wahrnehmung

Wie nehmen Sie Ihren Plan, Ihre Ernährung zu verändern, gerade wahr? *Mist, ich muss wahrscheinlich auf viele leckere Sachen verzichten, mir wird ganz schlecht, wenn ich nur daran denke.* Ist es so was? Nun, bevor wir das vertiefen, lassen Sie uns ein wenig über die menschliche Wahrnehmung philosophieren. »Wahrnehmung« ist ein hübsches Wort, das allerdings komplett in die Irre führt. »Wahrnehmung« suggeriert, unsere Sinne würden sich irgendeine objektive Wahrheit aus der Welt nehmen. Eben »wahr« und »nehmen«. Das aber ist mit an Sicherheit grenzender Wahrscheinlichkeit eine Fehlinterpretation unserer Wahrnehmung. Fangen wir doch erst mal bei den ganzen offensichtlichen Wahrnehmungslücken an. Sie und ich, wir können keinen Ultraschall hören, Fledermäuse aber schon, und das mit teils sehr ungewöhnlichen »Ohren«.[46] Wir hören keinen Infraschall, Elefanten schon. Und Radiowellen hören wir auch nicht. Wir können infrarotes Licht nicht sehen, Schlangen aber schon. Damit können sie nachts sogar auf Beutezug gehen.[47] Ultraviolettes Licht sehen wir auch nicht, viele Vögel schon.[48] Könnten wir das, würden wir auch sehen, dass Blaumeisen gar nicht blau, sondern ultraviolett sind. Wir können Röntgen- und Gammastrahlen nicht fühlen. Wir haben auch kein Organ, um elektrische Felder anderer Lebewesen wahrzunehmen, wie manche Fische das können oder sogar manche Säuger wie der Guyana-Delfin.[49] Der Korallenwels jagt seine Beute, indem er der Spur des ausgeatmeten Kohlendioxids seiner Opfer folgt.[50]

Da geistert also eine ganze Menge Wahrheit um uns rum, die wir schon mal nicht wahr-nehmen.

Nun nehmen wir einmal an, dass Sie einen Kuhfladen wahrnehmen. Wenn Sie den Kuhfladen sehen, werden Sie so einiges wahrnehmen, aber mit ziemlicher Sicherheit keine Mahlzeit. Da sieht die Sache für einen Mistkäfer schon ganz anders aus. Der nimmt den Kuhfladen auch wahr, sieht dabei allerdings ein All-you-can-eat-Büfett. Wer von Ihnen beiden hat nun recht? Was ist die wahre Wahrheit des Kuhfladens? Die Antwort dürfte in etwa lauten: Was irgendein Objekt bedeutet, hängt nicht davon ab, was dieses Objekt ist, sondern davon, was der Betrachter des Objekts damit anfangen kann. Für den Mistkäfer ist der Kuhfladen eine Mahlzeit, für Sie nicht. Keiner von Ihnen beiden ist im Recht, keiner im Unrecht. Denn für Sie ist der Kuhfladen wirklich keine Mahlzeit, für den Mistkäfer hingegen schon. Der Kuhfladen hat mithin keine objektiven Eigenschaften, die außerhalb des Wesens, das den Kuhfladen wahrnimmt, existieren.

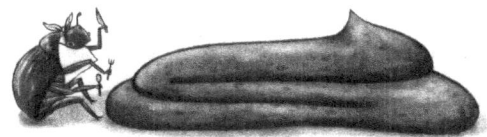

Das eben Gesagte umreißt Grundbausteine der Interface-Theorie der Wahrnehmung, wie sie zum Beispiel von Donald Hoffman vertreten wird. Sein Buch »Relativ Real« trägt den schönen Untertitel »Warum wir die Wirklichkeit nicht erfassen können und wie die Evolution unsere Wahrnehmung geformt hat«.[51] Wir haben am Kopf keine Fühler zur Wahrnehmung von Gammastrahlen, weil es in unserer evolutorischen Vergangenheit zu wenig Gammastrahlung gab, als dass sich Fühler je gelohnt hätten. Genauso wenig haben wir Radioteleskope auf dem Rücken, um Radiowellen aus dem All empfangen zu können. Solche Signale empfangen zu können, hätte ebenfalls nichts genützt. Und da wir uns in der Vergangenheit räumlich nur sehr begrenzt bewegt haben, hätte uns auch ein Organ zur Wahrnehmung des Magnetfeldes der Erde nichts genützt. Das sieht für Tiere wie Küstenseeschwalben oder Karettschildkröten ganz anders aus, die sehr weite Strecken über den Globus zurücklegen.[52] Die können das Magnetfeld wahrnehmen, weil es für sie sehr nützlich ist, ein solches Wahrnehmungsorgan zu haben. Dabei werden diese Organe mehr oder weniger durch zufällige Mutationen entstanden sein. Da sich diese Mutationen bewährt haben, wurden sie weitervererbt.

Aber was hat das nun mit einem Interface, also einer Benutzeroberfläche, auf sich? Wenn Sie auf Ihrem Handydisplay einen grünen Kreis antippen, in dem sich ein stilisiertes Telefon befindet und unter dem Sie das Wort »WhatsApp« lesen, was denken Sie dann? Denken Sie dann, dass WhatsApp grün ist und sich an der Stelle befindet, auf die Sie mit Ihrem Finger tippen? Wenn Sie auf das Symbol drücken, dann passieren sehr komplexe Dinge im Hintergrund, die Sie und ich vermutlich nicht einmal ansatzweise verstehen. Das aber heißt, dass wir die Wirklichkeit von WhatsApp oder jeder anderen App nicht erfassen. Stört Sie das? Mich nicht. Nicht nur das: Ich will die Wirklichkeit gar nicht wissen. Denn selbst wenn ich sie erfassen könnte, bräuchte ich vermutlich ein Jahrzehnt dafür. Und was wäre der Vorteil? Wären die Nachrichten, die ich verschicke, dann verständlicher? Wären meine Nachrichten so viel besser, dass es die Tatsache ausgleicht, dass ich meine Nachrichten erst in zehn Jahren abschicken kann? Was auch immer die Realität ist, wir müssen sie nicht durchschauen, wir müssen sie lediglich bedienen können. Genau das sagt also die Interface-Theorie der Wahrnehmung. Unsere Wahrnehmung ist nicht dazu da, uns irgendeine objektive Wirklichkeit unserer Umwelt zu zeigen. Sie ist nur dazu da, uns handlungsfähig zu machen.

Lassen Sie uns dazu einmal der Frage nachgehen, wonach Äpfel schmecken. Wenn Sie an einen Apfel denken, stellen Sie sich vielleicht ein schönes Exemplar Ihrer Lieblingssorte vor. Jetzt erlauben Sie mir bitte, etwas darüber zu spekulieren, was Sie über den Geschmack des Apfels denken. Ich spekuliere, dass Sie glauben, der Geschmack des Apfels sei eine Eigenschaft des Apfels. Wenn aber dieser leckere Braeburn wirklich diesen tollen, süß-säuerlichen Geschmack hätte, warum fressen Löwen dann keine Äpfel? Nun, der einfachste denkbare Grund dürfte der richtige sein: Löwen fressen keine Äpfel, weil Äpfel für Löwen nicht toll und süßsauer schmecken. Der Geschmack ist keine Eigenschaft des Apfels, der Geschmack wird vielmehr erst vom Gehirn des Apfelessers konstruiert. Anderes Gehirn, anderer Geschmack. Nun bin ich kein intimer Löwenkenner, aber ich gehe davon aus, dass Löwen viel schneller zugrunde gehen, wenn man sie nur mit Äpfeln füttert. Und damit haben wir dann auch gleich die Erklärung, warum Äpfel für Löwen vermutlich nicht toll und süß-säuerlich schmecken dürften. Täten sie das, würden Löwen immer wieder versucht sein, von Zebras auf Äpfel umzusatteln. Löwenvegetarier würden aber ruckzuck das Zeitliche segnen, weil der Stoffwechsel von Löwen einzig auf Fleisch ausgelegt ist. Also muss das Löwenhirn verhindern, dass Löwen meinen Geschmackssinn kopieren. Für den Löwen dürfen die Dinge nicht so schmecken wie für mich, sonst würde das die Löwen umbringen.

Mit dieser Überlegung wird klar, dass der Geschmack des Apfels auch nicht dadurch zu einer Eigenschaft des Apfels wird, dass Ihrer Schwiegermutter der Apfel genauso schmeckt wie Ihnen. Der gleiche Geschmack beweist nicht, dass der Geschmack doch eine Eigenschaft des Apfels ist. Der gleiche Geschmack beweist lediglich, dass Sie und Ihre Schwiegermutter in etwa dieselben Gehirne haben. Ein Apfel hat überhaupt keinen Geschmack, solange er von niemandem gegessen wird. Der Geschmack wird immer erst vom Gehirn des Apfelessers im Augenblick des Verzehrs konstruiert.

Dass wir uns also innerhalb unserer Spezies über Eigenschaften von Objekten unterhalten können, liegt nicht an den Eigenschaften der Objekte, sondern daran, dass wir alle die gleichen Hirne haben, die den Objekten die gleichen Eigenschaften andichten. Unsere Gehirne nehmen die Objekte und deren Eigenschaften nicht wirklich wahr, unsere Gehirne konstruieren diese Eigenschaften so, dass wir die Objekte sinnvoll bedienen können. Äpfel: Essen! Kuhfladen: Von Mistkäfern essen lassen!

Welche Eigenschaften unsere Gehirne per Wahrnehmung konstruieren, ist dabei selbst innerhalb unserer Spezies keineswegs fest und völlig standardisiert vorgegeben. Ewen Callaway berichtet, dass 21 Prozent aller Ostasiaten und 17 Prozent aller Europäer Koriander nicht mögen, weil er für die Betroffenen nach Seife schmeckt. Als Grund wird angegeben, dass die Betreffenden eine Genvariante haben, die dazu führt, dass deren Hirne einen Seifengeschmack konstruieren. Welche Eigenschaften Objekten angedichtet werden, ist allerdings nicht einmal innerhalb einer Person fest vorgegeben. Wenn Sie frisch verliebt sind, sind die Blumen bunter, die Menschen fröhlicher, und der Regen ist eine herrliche Erfrischung. Wenn Sie frisch verlassen sind, ist die Welt grauer, das Essen fader, und die nutzlosen, blöden Blumen wollen einen doch ohnehin bloß verarschen. Welche Eigenschaften unsere Hirne den Dingen und der Welt andichten, hängt neben anderen Einflüssen also auch massiv von unseren Emotionen ab.

Wozu diese ganzen Kuhfladenbetrachtungen? Nun, Wahrnehmung bezieht sich nicht nur auf reale Objekte wie Äpfel oder eben Kuhfladen. Wahrnehmung bezieht sich auch auf Ideen, Fantasien und Pläne. Wie Sie also Ihren Plan einer Ernährungsumstellung wahrnehmen, hat nichts mit den objektiven Eigenschaften Ihres Plans zu tun, diese Eigenschaften konstruiert vielmehr Ihr Hirn. Was Ihr Hirn dabei jedoch konstruiert, können Sie zu Ihren Gunsten beeinflussen. Wenn Sie Ihrem Hirn erlauben, Ihre Ernährungsumstellung als bevorstehendes Desaster der Selbstkasteiung zu konstruieren, dann sparen Sie sich besser den ganzen Aufwand und buchen Sie lieber Kurse über Sahnesoßen und Buttercremetorten. Wenn Sie Ihr Hirn aber dazu bringen, Ihnen die Umstellung als Weg der Erleuchtung zu konstruieren, auf dem neue Geschmäcker und Zutaten auf Sie warten, auf dem sich Stück für Stück Ihr Körpergefühl verbessert, Entzündungen in den Gelenken zurückgehen, Diabetes ein Problem anderer Leute wird und Sie demnächst wieder die Kleidergrößen tragen werden, nach denen Sie sich eigentlich auch fühlen, dann ist Ihr Hirn ein großartiger Konstrukteur. Das weltweit millionenfache Scheitern von Ernährungsumstellungen hängt eben auch direkt an Fehlkonstruktionen der Wahrnehmung. Ist der Verzicht auf Sahnetorte, Pommes und Kartoffelchips der wahre Verzicht, oder ist es der Verzicht auf Gesundheit, körperliches Wohlbefinden und gutes Aussehen? Was Sie als Verzicht wahrnehmen, ist keine Eigenschaft der Objekte und Sachverhalte. Es ist eine Eigenschaft Ihres Gehirns.

## Voll normal? Übernormal!

Haben Sie schon mal bei Sonnenuntergang im Outback mit einem Australischen Prachtkäfer ein Bierchen genuckelt? Ist schön, kann ich nur empfehlen. Na gut, zumindest stelle ich mir das schön vor, gemacht habe ich das auch noch nicht. Sie müssen allerdings ein bisschen aufpassen, was für eine Bierflasche Sie nehmen. Wenn Sie die falsche nehmen, haut Ihnen die der Käfer aus der Hand, um damit Liebe zu machen. Dafür dürfen Sie ihm keine Vorwürfe machen, er hat halt so ein paar Fetische, auf die er derart abfährt, dass er einfach nicht anders kann.

Aber der Reihe nach. Der Australische Prachtkäfer, den Römern unter Ihnen sicher besser bekannt unter seinem lateinischen Kosenamen Julodimorpha bakewelli, war vor etwa 40 Jahren so nett, zwei Wissenschaftlern zu Weltruhm in ihrer Zunft zu verhelfen. Da die kleinen Krabbler aus erotischen Gründen auf Bierflaschen klettern, haben Daryl Gwynne und David Rentz 1983 ihren Aufsatz einfach »Käfer auf der Flasche« genannt.[53] Mit diesem Aufsatz haben sie den von der Universität Harvard vergebenen sogenannten ig-Nobelpreis gewonnen. Das »ig« steht für »unwürdig« (ignoble), was aber eher humoristisch gemeint ist. Ausgezeichnet werden damit unter anderem Wissenschaftler, die möglichst skurrile Erkenntnisse zutage fördern. Gwynne und Rentz wurden 2011 geehrt für die Erkenntnis, dass männliche Julodimorpha bakewelli Bierflaschen begatten, bis sie tot sind.[54] Daryl Gwynne selbst erzählte, wie sie auf einem Feldweg unterwegs waren, neben dem Verpackungsmüll, Dosen und Bierflaschen herumlagen. Dann sahen sie sechs Flaschen, auf denen Käfer herumkrabbelten und ganz offensichtlich versuchten, Sex mit den Flaschen zu haben.[55]

Das Problem war das folgende: Die Weibchen des Australischen Prachtkäfers sind braun, glänzend und geriffelt. Und sie wirken auf Männchen umso attraktiver, je größer sie sind. Merken Sie sich schon mal diese vier: Braun, glänzend, geriffelt und groß. Ein Sechszentimeterweibchen wäre etwa das Äquivalent von Anita Eckberg im Trevi-Brunnen für menschliche Männchen. Für die Jüngeren unter Ihnen: Googeln Sie einfach mal nach Bildern, dann werden Sie verstehen, was ich meine. Doch dann brach das Unheil über die Käfer herein. Die Australier haben sich nämlich zwei sehr üble Dinge angewöhnt. Erstens: Sie haben ihr Bier in *Stubbies* gefüllt. So nennen sie eine ihrer Bierflaschenformen. Zweitens: Sie haben die Pullen in riesigen Mengen einfach in die Botanik geschmissen. Beides zusammengenommen wurde zum Käferproblem, weil diese Flaschen genau vier Eigenschaften haben: braun, glänzend, geriffelt und groß. Millionen von Käfer-Anitas, die da überall im Outback rumliegen. Und nicht nur das: Keine von denen rennt weg, wie geil ist das denn? Aber natürlich hat sich dann kein Käfer mehr für die echten Weibchen interessiert. Was das für die Geburtenrate bedeutet, dürfte wohl klar sein: Lasst uns doch einfach mal aussterben! Das ist dann jedoch nicht passiert, denn die Australier haben vorher die Farbe ihrer Bierflaschen verändert. Die Pullen sind jetzt grün, so haben nun die Frösche das Problem. Hey, nein, das ist ein Scherz, nur die Käfergeschichte ist echt. Die australischen Frösche trinken nämlich kein Bier. Also, wenn Sie mal mit einem Australischen Prachtkäfer ein Bierchen nuckeln, sehen Sie zu, dass Sie keine von den alten Stubbies erwischen.

Falls Sie jetzt denken, auf so was Dämliches würden nur Käfer kommen, so irren Sie! Vielleicht haben Sie schon mal einen Pudel auf einem Unterschenkel gesehen? So ein Unterschenkel in dunkler Flanellhose kann so einen Pudel schon ganz schön heißmachen. Und wenn Sie wirklich glauben, lebensgroße, aufblasbare Gummipuppen seien als Luftballonersatz für Erwachsene konzipiert worden, dann haben Sie sich eine beneidenswerte Naivität in die Neuzeit gerettet, Gratulation! Ach, kommen Sie, jetzt werden Sie nicht sauer, das ist doch süß!

Größe hat in der Natur eine ziemliche Bedeutung. Die Behauptung, sie würde keine Rolle spielen, ist psychologisch verständlich, aber Stuss. Wenn Sie bestimmten Vogelarten einen Fußball neben das Nest legen, versuchen die, dieses Superei wieder ins Nest zurückzurollen, um es auszubrüten. Dass der Ball zehnmal größer ist als der Vogel selbst, stört den Vogel überhaupt nicht. Die Käfer hat es ja auch nicht gestört, dass die Flaschen hundertmal größer waren als sie selbst.

Worum es hier geht, sind Stimuli, die größer sind als das wahre Leben. Solche Stimuli werden als übernormale Stimuli bezeichnet. Natürliche Stimuli rufen bereits Reaktionen hervor. Übernormale Stimuli rufen übernormal stärkere Reaktionen hervor. Übernormale Stimuli kommen in der Normalität nicht vor, signalisieren jedoch extrem hohe Attraktivität. Will ich haben! Muss ich haben! Bitte, bitte!!! Übernormale Stimuli wecken derart starkes Begehren, dass der Denker abgeschaltet wird. Menschen und Tiere reagieren am stärksten auf die Reize, die die höchsten Belohnungsgefühle versprechen. Eine klassische Studie zu den übernormalen Stimuli stammt von Tinbergen und Perdeck.[56] Da geht es um die Küken von Silbermöwen. Silbermöwen haben an der Unterseite ihres gelben Schnabels einen roten Punkt. Da die Küken ihr Futter aus dem Schnabel der Eltern erhalten, ist der rote Punkt für die Küken sehr wichtig: In die Richtung muss man picken, wenn man Futter will. Hält man den Küken nun einen künstlichen, größeren roten Punkt vor die Nase, picken sie in Richtung des größeren Punktes stärker als in Richtung eines echten Elternschnabels. Nikolaas Tinbergen hat für seine Arbeiten zu Instinktverhalten von Tieren 1973 den Nobelpreis für Physiologie oder Medizin erhalten.

Die Wirkung übernormaler Stimuli ist inzwischen auch bei Menschen intensiv untersucht worden. Doyle und Pazhoohi stellten zum Beispiel fest, dass viele Männer weibliche Brüste in Größen und Formen präferieren, die in der Natur überhaupt nicht vorkommen. In einer Studie zu Körperformen der aufklappbaren Poster von Männern im Playgirl, dem weiblichen Pendant des Playboy, zeigte sich, dass die dargestellten Männer im Zeitablauf immer muskulöser geworden sind.[57] Die in Strip-Shows für Frauen auftretenden Männer entsprechen im Körperbau auch nicht dem Standard des im natürlichen Habitat der Großstadt vorkommenden menschlichen Männchens. Darstellungen menschlicher Charaktere in Comics zelebrieren geradezu Orgien des Übernormalen. Rebecca Burch dürfte wohl die weltweit führende Analytikerin von Comicfigur-Körpern sein. Zu ihren Befunden gehört, dass männliche Superhelden meist einen BMI im adipösen Bereich haben, der aber nur durch muskelbepackte Oberkörper in V-Form zustande kommt.[58] Superheldinnen hingegen haben eher BMIs an der oberen Grenze des Untergewichts. Aber natürlich haben sie trotzdem die Kurven einer Formel-1-Rennstrecke. Comic-Superheldinnen sind nur unwesentlich größer als reale Frauen, sind aber dramatisch schlanker und haben Wespentaillen, die noch ausgeprägter sind als die der meistangeklickten Pornostars im Internet.[59] Nur falls es Sie wundert, woher Rebecca Burch weiß, wie groß Comicfiguren sind und was die wiegen: Die großen Produzenten von Comics geben Steckbriefe ihrer Superhelden heraus. Den Rest muss man dann mit dem Lineal nachmessen und in Wespentaillenquotienten umrechnen. Dies nur, damit Sie das auch mal machen können, wenn Sie sich mal langweilen. Natürlich sind die Beine von Superheldinnen auch länger als die Beine realer Frauen, was einer weltweiten Präferenz für längere Beine geschuldet ist. Rebecca Burch und David Widman fanden denn auch heraus, dass Superheldinnen in über 85 Prozent aller Darstellungen hochhackige Schuhe tragen oder auf den Zehenspitzen gehen, was die Beinlänge dann noch mal optisch erhöht.[60] High Heels sind ja auch generell das adäquate Schuhwerk, um mit Monstern und Schurken zu kämpfen.

In einer Studie mit realen Frauen haben Paul Morris, Jenny White und Kollegen untersucht, wie Männer auf Frauen in High Heels versus Frauen in flachen Schuhen reagieren.[61] Um alle anderen optischen Reize auszuschließen, wurden dieselben Frauen einmal mit und einmal ohne High Heels beim Gehen gefilmt. Anschließend wurden die Filme so nachbearbeitet, dass nur noch Lichtpunkte zu sehen waren, die die Silhouetten der Frauen abbildeten. Männer, die sich die Filme der gehenden Frauen ansahen, sahen also nichts als bewegte Leuchtpunkte auf dunklem Untergrund. Ergebnis: Die bewegten Leuchtpunkte, die aus den Filmen gehender Frauen in High Heels erzeugt wurden, wurden als attraktiver eingeschätzt. Die Autoren folgern, dass High Heels die Umrisse von Frauenkörpern in übernormale Stimuli verwandeln. Dieser Effekt hat hier offensichtlich nichts mit der kulturell bedingten sexuellen Aufladung von High Heels an sich zu tun, da die Schuhe selbst auf den Bildpunktfilmen gar nicht zu erkennen sind.

Das Supernormale beschränkt sich nun nicht auf körperliche Eigenschaften. Moderne Horror- und Actionfilme erzeugen durch übernormale optische Effekte in Verbindung mit einer in der Natur überhaupt nicht vorkommenden Geräuschkulisse übernormale Spannungsreize, denen das Hirn nur schwer entkommen kann. Moderne Medien und das Internet setzen Algorithmen ein, um uns festzunageln und gefangen zu halten.[62]

Die ganzen Käfer und Comichelden haben nun leider erstaunlich viel mit Ihrem Kühlschrankinhalt zu tun. So ziemlich alles, was in Ihrem Kühlschrank liegt, ist nämlich eine übernormale Verzerrung dessen, was Sie in der Natur an Nahrung finden würden. Es ist ein fundamentales menschliches Bedürfnis, es sich schöner zu machen. Oder leckerer. Unsere Wohnungen, selbst die kitschige Ihrer Freundin Kathrin und die schrecklich sterile von Bernd, sind heute deutlich wohnlicher als die Höhlen, in denen Menschen einst hausten. Unsere Klamotten sind heute bequemer und manchmal auch schicker als die Ziegenfelloutfits unserer Vorfahren. Geradezu unfassbare Fortschritte hat aber auch der Geschmack des Essens gemacht. Wie wichtig Geschmack ist, sieht man schon allein daran, dass Salz und Pfeffer einst mit Gold aufgewogen wurden. Mit den Gewürzen hat die Jagd nach dem absoluten Leckerschmeck natürlich noch lange nicht aufgehört. Irgendwann kam dann die Jagd nach der optimalen Cremigkeit dazu. Genauso wie die Jagden nach dem hyperoptimierten Knuspereffekt und der optimalen Bissfestigkeit.

Jie Sun und Kollegen diskutieren in ihrem Aufsatz Methoden des 3D-Drucks von Lebensmitteln.[63] Mit Lebensmitteldruckern kann man Lebensmittel herstellen, die in Form, Farbe, Geschmack, Textur und sogar Nährwerten nach individuellem Geschmack designt sind. Solche Drucker können Sie sich in ein paar Jahren selbst in die Küche stellen, um damit eine Schokotorte in Form des Eiffelturms auszudrucken. Wenn Sie wollen, schmeckt die dann nach Schweinshaxe und hat den Nährwert von Brokkoli und die Bissfestigkeit eines Medium-Steaks. Statt Tintenpatronen werden dann Schokostaub, Aromen und Kekspartikel in die Patronen gefüllt, und dann können Sie loslegen. Bevor die Dinger aber in Ihrer Küche ankommen, werden sie zunächst in Läden auftauchen. Dort wird man Ihnen dann Süßigkeiten und Ähnliches ausdrucken, die so unfassbar attraktiv aussehen und schmecken, dass Sie die essen müssen, ob Sie nun wollen oder nicht. Machen Sie sich also bereit für noch viel mehr Übernormalität, mit der man versuchen wird, Sie überall zu verführen.

Bereits die heute erhältliche Tiefkühlpizza hat keinerlei Ähnlichkeit mehr mit natürlichen Nahrungsmitteln. Absolut alles an dieser Pizza ist durchoptimiert, um Ihr Hirn abzuschalten und Sie in die Käferfalle zu locken. Das Bild auf der Packung ist so konzipiert, dass es die maximale visuelle Appetitanregung lostritt. So etwas finden Sie in der Natur nicht. Sie werden niemals ein Wildschwein erlegen, auf dessen Fell Sie ein Bild finden, wie es zubereitet mit Preiselbeeren aussieht. Dazu im Hintergrund fröhliche Menschen mit strahlend weißen Zähnen, die grade lustvoll in die Keule beißen.

Was Sie dann in der Pizzapackung finden, ist auch bis ins Letzte durchdesignt. Der Fettglanz auf den hauchdünnen Wurstscheiben ist nicht zufällig, so ist die Wurst designt. An der Knusprigkeit wurde in Hunderten und Tausenden von Versuchen herumgebastelt, bis es passte. Die Tiefkühlpizza ist pure, Teig gewordene Übernormalität. Ihre Lieblingsschokokekse sind auch nicht zufällig so lecker. Man kann es auch so interpretieren: Die weltweit steigenden Übergewichtsquoten sind ein klarer Beweis dafür, dass die Lebensmitteltechnik erhebliche Fortschritte gemacht hat.

Wollen Sie noch ein wenig mehr Übernormalität? Dann lassen Sie uns noch kurz über den Heart Attack Grill (Herzinfarktgrill) in Las Vegas sprechen.[64] Die servieren unter anderem den Bypass Burger in der Vierfachausführung. 9.982 Kilokalorien in einer Mahlzeit, das Fünffache dessen, was ein Erwachsener pro Tag essen sollte. Guinness Buch der Rekorde. Gäste kriegen keine Servietten, sondern bekommen von den in sexy Krankenschwesternlook gekleideten Kellnerinnen Krankenhauskittel umgebunden. Die Gäste sind auch gar keine Gäste, sondern »Patienten«, und Bestellungen werden im Laden als »Verschreibungen« betitelt. Der Boss des Ladens, John Basso, ist für seine mehr als skurrilen Sprüche und Auftritte bekannt. So äußerte er, dass er vermutlich der einzige Restaurantbetreiber der Welt sei, der seinen Kunden ohne Umschweife sage, dass sein Essen schlecht für sie sei, dass es sie töten werde und dass sie sich davon fernhalten sollten. Zu einem seiner Fernsehauftritte brachte er einen Plastikbeutel mit der Asche eines in seinem Restaurant verstorbenen Gastes mit. Zusammen mit der Ansage: »Ich wünsche, dass Burger King und die anderen dasselbe tun.« Gäste, die mehr als 170 Kilo auf die Waage bringen, dürfen auch mal umsonst essen, und wer seinen Burger nicht aufisst, kriegt von einer der Schwestern eine übergezogen. Australische Käfer für blöd zu halten, ist vielleicht doch etwas zu optimistisch im Vergleich mit unserer eigenen Spezies, oder?

Bruce Robertson und Daniel Blumstein bringen es besonders schön auf den Punkt: »Evolutionsfallen tauchen auf, wenn Veränderungen der Umwelt Tiere dazu bringen, Ressourcen (zum Beispiel Futter, Partner, Lebensräume) zu bevorzugen, die ihre Überlebensfähigkeit reduzieren.«[65] Solche Fallen können zur Dezimierung oder gar zum Aussterben einer Spezies führen. Im Umfeld der Australischen Prachtkäfer tauchten plötzlich sexy Bierflaschen auf, und die Käfer saßen in der Evolutionsfalle. In unserer Umwelt tauchten plötzlich Pommes, Schokoriegel und Windbeutel auf. Jetzt sitzen wir in der Evolutionsfalle. Die haben wir uns allerdings, im Gegensatz zum Australischen Prachtkäfer, selbst gestellt. Und wir basteln fleißig an neuen. Die Sexroboterforschung kommt gerade richtig in Gang. So viel schon mal vorab:

Die Gleichberechtigung schreitet auch hier voran, es gibt inzwischen auch welche für heterosexuelle Frauen. Die haben eine ganz fantastische Bauchmuskulatur (Waschbrett!!!) und können zudem Gedichte aufsagen. Zu den weiteren Vorteilen gehören: Nur Strom, aber keine blauen Pillen notwendig. Die Zigarette danach können Sie allein rauchen, die müssen Sie nicht teilen. Zudem ist sie beziehungsweise er mit Ihrem Aussehen völlig zufrieden, Sie müssen sich weder die Nägel lackieren noch die Haare waschen. Er bezeichnet Sie auch nur dann als »[Beliebigen Ferkelnamen nach eigenem Geschmack einsetzen]«, wenn Sie das vorher selbst programmiert haben, ansonsten sind Sie per Werkseinstellung »Prinzessin meines Herzens, Gebieterin meiner Schaltkreise«. Das Gummi der Hintern wird auch nach Jahrzehnten nicht schlaff, nur gegebenenfalls etwas bröselig. Aber das kennt man ja von alten Autoreifen.

Markus Appel, Caroline Marker und Martina Mara fanden in ihrer Studie heraus, dass besonders junge, schüchterne Männer, die auf Comics stehen, Kaufabsichten zum Erwerb von Sexrobotern äußern.[66] Kenneth Hanson und Chloé Locatelli stellten fest, dass zwar derzeit hauptsächlich heterosexuelle Männer im mittleren Alter Sexroboter tatsächlich nutzen, dass aber die Entwicklung personalisierter Sextechnik die Branche bald in neue Richtungen manövrieren könnte.[67] Junzhao Ma und Kollegen titelten ihren Aufsatz mit »Sexroboter: Sind wir für sie bereit?«.[68] Das ist eine lustige Frage, weil die irgendwie impliziert, dass das eine Rolle spielen würde. Das weltweite Übergewicht zeigt ja wohl, dass wir auch über 120 Jahre nach Erfindung der Hamburger für die Dinger noch nicht bereit sind. Und, hat das McDonald's aufgehalten? Wie Sie sehen, sind wir grade dabei, uns selbst die nächsten Stubbies in unser eigenes Habitat zu schmeißen. Und jetzt dürfen Sie mal raten, welche physischen Eigenschaften diese Roboter wohl alle haben werden. Falls Sie auf »übernormal« tippen, liegen Sie richtig. Wenn es Sie nicht zu sehr schockiert, können Sie ja mal ein bisschen googeln, um sich selbst ein Bild zu machen. Falls dann in einem Ihrer nächsten Kreuzworträtsel nach einer menschlichen Evolutionsfalle mit zehn

Buchstaben, dritter ein »x«, letzte vier »oter«, gefragt wird, kennen Sie jetzt die Antwort.

Kommen wir zurück zum Essen. Das Übernomale stellt uns also vor echte Probleme. Die Quadrierung des Übernormalen gelingt der Lebensmittelindustrie über mehrere, parallel eingesetzte Tricks. Einer ist die Verriesung bis zur Ekelschwelle. Falls Sie von »Verriesung« noch nie was gehört haben: Das ist, soweit ich weiß, eine Wortschöpfung meines ehemaligen Marketingprofessors, mit der er den Trend zu immer riesigeren Verpackungsgrößen bezeichnet hat. Die Zwei-Kilo-Schokoladentafel, der 500-Gramm-Schokoriegel oder das XXL-Popcorn im Kino.

Ist Ihnen zudem schon mal aufgefallen, dass die meisten Süßigkeitenverpackungen ziemlich bunt sind? Das signalisiert unserem Gehirn Blüten und Früchte, also Frühling und Sommer, und schafft schon mal eine seit Jahrtausenden verankerte positive Grundstimmung. Niedlich ist auch der Einfall mancher Hersteller, lachende Kindergesichter auf die Packungen zu drucken. Die abgebildeten Kinder sind immer schlank und haben strahlend weiße Zähne, so als wären Süßigkeiten ein Fitnessprogramm mit Zahnpflegeeffekt. Bei den Inhalten dominiert der geschickte Einsatz von schnellen Kohlehydraten, vor allem Zucker und Weißmehl. Und dazu noch billiges Fett. Dann knallt man noch ordentlich Aromen und Crunch rein, und schon schaltet jedes Hirn in die Fressbeschleunigung. Unsere Gehirne haben noch nicht verstanden, dass wir in einer Welt des Kalorienüberflusses leben. In fünf Millionen Jahren mag das anders sein. Menschen in dieser fernen Zukunft übergeben sich vielleicht, wenn Sie nur das Bild einer Tiefkühlpizza sehen. Aber noch ist es nicht so weit.

Sie und ich, wir müssen heute selbst dafür sorgen, dass wir nicht ständig als Käfer auf der Flasche der Lebensmitteltechnik landen und uns in Zeug verbeißen, das nichts taugt. Es ist designt, um uns heißzumachen. Es gaukelt uns vor, wir könnten damit die nächste Eiszeit oder wenigstens den nächsten Winter überleben. Doch das heißt heute Weihnachtsbraten mit Marzipankartoffeln. Moderne Gesellschaften überschütten Menschen mit übernormalen Reizen. Drogen, Fast Food, Pornos, Computerspiele,

Sportwagen, Lippenstifte und, und, und. In Computeractionspielen trifft man in einer Achtstundenschicht mehr Entscheidungen, als Menschen in der Steinzeit in ihrem ganzen Leben zu treffen hatten. Dabei dreht das Gehirn natürlich ziemlich am Rad. Bei bestimmten Drogen ist das unmittelbare Belohnungsgefühl so überwältigend, dass man auch unmittelbar süchtig wird. Wie man in diesem Kontext Barbiepuppen einzuschätzen hat, dürfte wohl auch auf der Hand liegen. Das Übernormale ist der Druckknopf für die warme, schaurig-schöne Dopamindusche.

Es bleibt zunächst die Erkenntnis, dass wir in einer Welt des Übernormalen leben. Wir sind zu Dopaminjunkies geworden, weil wir, die Lebensmitteltechniker, Pornoproduzenten und Marketingprofis, das Übernormale zelebrieren. Unsere Wahrnehmung und unsere Instinkte sind aber für das Normale ausgelegt. Werden wir ständig von Übernormalität umgeben, versagen unsere natürlichen Verhaltensregeln. Zu viel Übernormalität kann völlig wehrlos und krank machen.

Machen Sie sich also klar, dass annähernd nichts von dem, was man Ihnen da draußen unter die Nase hält, ein Lebensmittel ist. Es sind Genussmittel. Für den Genuss auch durchaus geeignet, aber nicht als Rückgrat Ihres Ernährungslebens. Außer dem Wissen, dass man Sie an jeder Ecke mit Übernormalität versucht reinzulegen, können Sie die Übernormalität allerdings auch selbst als mächtige Verbündete einsetzen. Lernen Sie zu würzen. U N B E D I N G T!!! Wir fahren auf süß und fettig ab, weil das schon seit ewigen Zeiten Überleben verspricht. Das Hirn mag aber auch andere Arten von lecker, stellen Sie also den bunten Kekspackungen Ihre eigene Artillerie des Geschmacks entgegen. Testen Sie Ihre eigenen Crunchtechniken, das muss nicht Hightech mit Billigzutaten sein. Nüsse sind klasse. Kürbiskerne kann man anrösten und würzen. Und das richtige Fett macht nicht fett, Ihre Finger dürfen auch in Zukunft immer wieder mal triefen und Ihre Lippen glänzen. Da draußen aber seien Sie auf der Hut, da versucht man überall, Sie mit Stubbies vom rechten Weg abzubringen. Gönnen Sie sich ruhig ein Kontingent derartiger Verirrungen, aber machen Sie die ständige Verirrung in die inszenierte Übernormalität der Auslagen beim Bäcker nicht zu Ihrem hauptsächlichen Lebensweg.

# Beziehungsprobleme

Viech und Denker haben sich ja bereits vorgestellt. Lassen Sie uns deren Beziehungsprobleme etwas genauer ansehen. Kathleen O'Connor und Kollegen bringen den Konflikt so auf den Punkt: Das Viech ist das »Ich will«-Selbst, der Denker ist das »Ich sollte«-Selbst. Was man gerade will und was man sollte, fällt ja ziemlich oft auseinander.

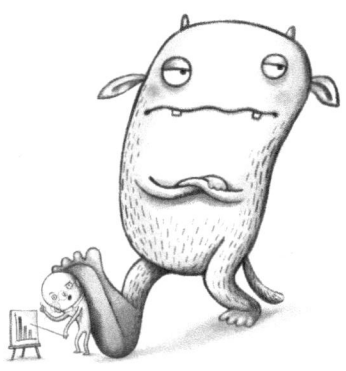

Falls Sie sich öfter schlecht fühlen, weil Sie dem Wollen mehr folgen als dem Sollen: O'Connor und Kollegen stellten dazu fest, dass das Verhalten von Menschen grundsätzlich stärker vom Wollen als vom Sollen gesteuert wird.[69] Sie sind also mit dem Problem nicht allein, sondern Sie sind Mitglied der Mehrheitsfraktion der Menschheit. Menschen neigen außerdem dazu, die Stärke des Viechs in der Zukunft massiv zu unterschätzen.[70] Sie bilden sich ein, dass sie das Viech bei der nächsten Versuchung bezwingen werden. Wenn diese Versuchung dann aber wirklich da ist, sieht die Welt ganz anders aus, und das Viech lässt die Muskeln spielen. Sich vorzunehmen, nächste Woche weniger Pommes zu essen und mehr Sport zu treiben, ist aber was ganz anderes, als das nächste Woche tatsächlich zu tun. Masicampo und Baumeister kommen gar zu dem Schluss, dass das Pläneschmieden dazu führt, dass wir uns emotional wohler damit fühlen, nicht wirklich an unseren Zielen zu arbeiten.[71]

Wer genug plant, muss also nix mehr tun, um sich wohlzufühlen. Falls Ihnen also mal wieder tolle Pläne einfallen, was Sie ab nächste Woche alles ändern werden: Sehr geschickte Wohlfühltechnik! Und keine Angst, Sie müssen nichts ändern. Um sich weiter wohlzufühlen, machen Sie nächste Woche einfach einen neuen Plan für übernächste Woche!

Lässt man Viech und Denker einfach allein, schmeißen die im Streit schon mal das ganze Geschirr kaputt. Wenn Sie sich also manchmal fragen, wieso Sie nicht mehr alle Tassen im Schrank haben: Die beiden haben sich wieder gezofft. Das kommt schlicht daher, dass die beiden so komplett unterschiedliche Weltsichten haben. Der Denker denkt über Zusammenhänge nach, vor allem über Ziel-Mittel-Zusammenhänge. Der Denker versucht herauszukriegen, welches Verhalten zur größtmöglichen Belohnung führt. Dazu bastelt er sich gern ein kausales Modell der Realität. Wenn ich X mache, führt das zu Y. Geht die Gleichung nicht auf, passt der Denker sein Modell an. Denn wenn X nicht zu Y führt, dann muss man es eben mit Z versuchen. Lassen Sie uns einmal nachsehen, wie so ein Denker vorgeht ...

Es gibt Affen, da schenken die Männchen den Weibchen eine Ananas, wenn sie Sex wollen. Nehmen wir an, Sie seien ein Männchen und Sie hätten das im Fernsehen so gesehen. Nun rennen Sie in den nächsten Supermarkt, kaufen ein halbes Dutzend Ananas und versuchen, die abends in der Cocktailbar an die Frau zu bringen. Am nächsten Morgen wachen Sie auf, haben noch alle Ananasse, und ihre Wangen brennen. Bei genauerer Inspektion vor dem Spiegel stellen Sie fest, dass man noch ganz zart die Abdrücke einzelner Finger empörter Frauenhände erkennen kann. Nur Sex hatten Sie keinen. Ihre Schlussfolgerung: Die Sache mit der Ananas war Fake, oder Menschen stammen doch nicht von Affen ab. Also passen Sie Ihr Kausalmodell an. So finden Sie dann im Verlauf einer Woche heraus, dass Wassermelonen, Süßkartoffeln und Rettiche auch nicht funktionieren. Noch eine Woche später wissen Sie, dass es auch nicht an der Bar gelegen haben kann, weil Rettiche auch im Stadtpark nichts bringen. So wird Ihr Kausalmodell immer besser. Doch eines Tages wachen Sie morgens auf und hatten tatsächlich Sex.

Bevor sie für immer verschwindet, erklärt Ihnen die bezaubernde Frau an Ihrer Seite dann noch kurz die Sache mit der menschlichen Fähigkeit zu Mitleid. Dieses Wissen bauen Sie natürlich sofort in Ihr neues Kausalmodell ein. Nach weiteren vier Wochen wissen Sie, dass die Mitleidsnummer auch nicht der Megabringer ist, aber immerhin merklich besser funktioniert als Rettiche im Stadtpark.

Das Viech agiert da ganz anders. Es hat kein Kausalmodell. Es denkt sich: Ich bin klasse, so wie ich bin, wo bleibt der Sex? Ich will alles, und ich will es jetzt. Dabei schreckt es auch nicht davor zurück, Ihnen eine Welt vorzuspielen, die Sie für die Realität halten sollen. Es macht Ihnen weis, dass Sie in spätestens sieben Minuten mit Schaum vor dem Mund hinter den Altpapiercontainern der Bäckerei verrecken werden, wenn Sie nicht sofort diese vier Zimtschnecken in der Auslage verdrücken. Solche Tricks hat es Millionen Jahre lang geübt, die kann es richtig gut. Das ändert aber nichts daran, dass Ihr Viech in Ihrem Kopf feststeckt und nur die Infos über die echte Welt da draußen kriegt, die Sie ihm geben. Entfernen Sie zum Beispiel alles Essen aus dem Blickfeld, hat das Viech keine Ahnung, ob es Hunger hat oder nicht. Das Viech will selten wirklich Futter, es will das, was es gerade sieht. Wenn es nix sieht, will es auch nix.

Um es auf den Punkt zu bringen: Sie können den Konflikt zwischen Denker und Viech unter anderem dadurch deutlich entschärfen, dass Sie das Viech aus Versuchungen heraushalten. Sie entschärfen den Konflikt aber auch dadurch, dass Sie das Viech nicht verteufeln, nur weil es Ihnen ab und zu doch mal einen Streich spielt. Wenn Sie zwischendurch mal etwas essen, was Sie eigentlich nicht mehr essen wollten: Machen Sie um Himmels willen nicht den Fehler, sich selbst dafür fertigzumachen. Die eine unabsichtliche Schweinshaxe in einem halben Jahr ist nicht mal ein Rückschlag, es ist der Puls des Lebens. Lachen Sie drüber und feiern Sie, am Leben zu sein. Sich wegen Bagatellen fertigzumachen, ist eine zuverlässige Methode, sich selbst zu sabotieren. Seien Sie mal ehrlich: So schlecht ist die Grundhaltung *Ich bin klasse, so wie ich bin, wo bleibt der Sex?* ja nun auch wieder nicht.

# Steinzeitpsychologie

Vor ein paar Jahrzehnten haben Leda Cosmides und John Tooby ein neues Teilgebiet der Psychologie aus der Taufe gehoben, das bis heute heftig umstritten ist: die Evolutionspsychologie.[72] Einer der Hauptgründe für das Umstrittene ist die Frage der Testbarkeit der Hypothesen, die die Evolutionspsychologie aufstellt. Lassen Sie uns das mit einem typischen Forschungsansatz der Psychologie vergleichen. Man lässt zwei Gruppen von Menschen dieselbe Aufgabe bearbeiten. Die eine Gruppe wird während der Aufgabenbearbeitung unterbrochen, die andere Gruppe nicht. Bei beiden Gruppen werden die ganze Zeit über die Gehirnaktivitäten überwacht. Jetzt sieht man sich an, ob in den Gehirnen derjenigen, die unterbrochen werden, etwas anderes passiert als in den Gehirnen derjenigen, die nicht unterbrochen werden. Wenn ja, hat man ein Bild davon, wie sich Unterbrechungen auf Gehirnaktivitäten auswirken. Ein vergleichbares Experiment der Evolutionspsychologie würde dann zum Beispiel so aussehen, dass man eine Gruppe 100.000 Jahre lang in einer Welt ohne Gefahren leben lassen würde und eine andere Gruppe genauso lang in einer Welt mit Gefahren. Am Ende der 100.000 Jahre würde man sich dann ansehen, ob sich die Gehirnprozesse der Nachkommen in den beiden Gruppen unterscheiden. Sie sehen, welches Problem die Evolutionspsychologie hat. Da solche Experimente nicht möglich sind, fehlt der Evolutionspsychologie die experimentelle Basis, auf die andere Zweige der Psychologie aufbauen können.

Das soll uns hier aber nicht aufhalten. Denn die Evolutionspsychologie hat zumindest eine ganze Reihe von faszinierenden Ideen hervorgebracht, die dabei helfen, die eigene Psyche handhaben zu können. Märchen sind auch nicht wahr, das heißt aber nicht, dass man daraus nichts lernen kann. Also lassen Sie uns die Evolutionspsychologie zumindest vor diesem Hintergrund ernst nehmen. Wobei ich persönlich glaube, dass dieser Zweig der Psychologie trotz der experimentellen Überprüfungsprobleme sehr viel mehr ist als ein Märchen. Es gibt dabei natürlich auch noch viel vehementere Befürworter der Evolutionspsychologie, die in dieser Disziplin gar einen Ansatz erkennen, der die anderen Zweige der Psychologie mit einem logischen Bindeglied versieht. So lautet jedenfalls die Theorie von Todd Shackelford und James Liddle.[73]

Innerhalb der Evolutionspsychologie gibt es inzwischen eine enorme Vielzahl von untersuchten Fragestellungen. So wird untersucht, wie und aus welchen Gründen Menschen versuchen, ihr Aussehen zu verändern[74], wie und warum Menschen bestimmte Gesichter schöner finden als andere[75], ob und warum Menschen gute oder schlechte Alltagsstatistiker sind[76] oder ob sie hinreichend vernünftig sind[77]. Die Vernunftfrage zum Beispiel kann man sehr unterschiedlich angehen. Wenn etwa Eichhörnchen einen größeren Teil der von ihnen für den Winter vergrabenen Nüsse nicht wiederfinden, sind sie dann dumm? Die Konsequenz ist nämlich, dass so mehr Nussbäume wachsen und damit mehr Platz für mehr Eichhörnchen geschaffen wird. Was vernünftig für das Individuum und was vernünftig für die Art ist, können halt zwei ganz unterschiedliche Fragen sein.

Natürlich gibt es auch Untersuchungen zu der Frage, warum Männer das sexuelle Interesse von Frauen an ihnen systematisch überschätzen, während Frauen das sexuelle Interesse von Männern tendenziell korrekt einschätzen.[78] Nathan Oesch und Igor Miklousic gehen gar der Frage nach, ob die Tipps, die in einigen bekannten One-Night-Stand-Ratgebern zum Abschleppen des anderen Geschlechts gegeben werden, evolutionspsychologisch korrekt sind. Sie sehen also: Ein breites Anwendungsfeld. Sehen wir uns das mal etwas genauer an!

Die Evolutionspsychologie geht davon aus, dass wir nicht völlig unbeschrieben auf die Welt kommen, sondern unser Hirn schon eine Reihe von Grundeinstellungen aus der Vergangenheit der Menschheit mitbringt. Die Grundidee ist dieselbe wie in den meisten Evolutionstheorien: Mutation und Selektion. Lassen Sie uns hier mal ein wenig mit diesen beiden Grundprinzipien der Evolution spielen. Eine Simplicissimus-Variante davon sollte aber völlig ausreichen. Also, Evolution ist: Aus den Sauriern sind Vögel geworden, aus Krokodilen Handtaschen und aus Wölfen Dackel. Dabei verwendet die Evolution vor allem zwei

Spielregeln. Diese Spielregeln heißen eben Mutation und Selektion. Die funktionieren in etwa wie folgt ...

Nehmen wir an, Ihr Papa und Ihre Mama seien Saurier, aber kleine. Die hüpfen so am Boden rum, fressen Blätter, Tausendfüßler und Froscheier. Oder sie werden gefressen. Letzteres, wenn sie nicht aufpassen. Jetzt kommen Sie auf die Welt. Sie sind natürlich auch ein kleiner Saurier, aber während Zeugung oder Schwangerschaft ist was schiefgelaufen. Nur ein bisschen. Daher kommen Sie mit sechs Federn in Schulterhöhe auf die Welt. Ihre Eltern sind natürlich entsetzt und wollen die Klinik auf Schadenersatz verklagen. Aber der Anwalt der Klinik macht Ihren Eltern unmissverständlich klar, dass es hier nicht um einen Fehler im Kreißsaal geht. Die Ursache sei vermutlich darin zu sehen, dass Ihre Mutter auch während der Schwangerschaft das Fressen von Cocablättern einfach nicht lassen konnte. In Cocablätter gerollte Tausendfüßler waren DER Partyknaller jener Zeit. Nun gut, Sie werden in der Schule gehänselt, und die Mädels kucken Sie nicht mit dem Schwanz an. Und Tante T-Rex redet überhaupt nicht mit Ihnen, weil sie sich schämt, mit Ihnen verwandt zu sein, weil Sie zusätzlich zu den Federn auch noch derart mickrig sind.

Doch dann nehmen die Dinge ihren Lauf. Es bricht eine Katzenepidemie über Ihren kleinen Urwald herein. Alle Ihre Schulkameraden, Ihre Eltern, Geschwister und die Eltern aller Schulkameraden werden gefressen, denn, wie bereits erwähnt, sie alle sind wirklich, wirklich kleine Saurier. Hamstergröße. So was hat es gegeben! Die Katzen fressen also fast alle. Außer Ihnen, denn die Samtpfoten kriegen Sie einfach nicht zu fassen. Sie können zwar mit den paar lumpigen Federn nicht wirklich fliegen, aber doch ein wenig segeln, was Ihre Sprungweite so weit erhöht, dass Sie entkommen. Immer wieder. Die Katzen geben irgendwann genervt auf und fressen stattdessen die Neugeborenen von Tante T-Rex. Das hat die Alte nun davon, denken Sie. Natürlich sind Sie ziemlich deprimiert, der letzte Mohikaner Ihrer Art zu sein. Wenn nur die Schulkameraden draufgegangen wären, wäre das ja vielleicht sogar ganz cool gewesen, aber die Schulkameradinnen sind eben auch alle gefressen worden. Glauben Sie jedenfalls, bis Sie über die einzige Überlebende stolpern. Sie schlurfen da also deprimiert und appetitlos durch die Gegend, als Sie plötzlich auf die Fresse fallen und jemand »Autsch, pass doch auf, du Idiot« mault. Sie gucken genauer hin, sehen aber immer noch nix. Dann, langsam, schälen sich die Umrisse einer jungen Saurierdame aus den Schattierungen des Waldbodens. Sie wundern sich relativ wenig, dass Sie die früher noch nie gesehen haben. Als Letzte Ihrer Art haben Sie beide natürlich eine Menge zu bequatschen. Erstens, wie es jetzt mit Ihnen beiden weitergehen soll, und zweitens, wie es mit Ihrer Art weitergehen soll. Wobei Sie beide schnell feststellen, dass die beiden Themen ja durchaus größere Überschneidungsbereiche haben. Klar quatscht man auch über die Vergangenheit. Sie erzählt Ihnen, dass man bei ihr beim Ultraschall in der achten Woche einen Pigmentierungsfehler der Haut festgestellt hat. Pigmentierungsfehler, was du nicht sagst, denken Sie, sagen das aber nicht. Die Eltern waren natürlich entsetzt, eine Tochter, die exakt so aussieht wie der Waldboden, welche Schmach. Nun ja, lange Geschichte, kurzer Sinn: Die Katzen haben sie halt auch nicht gesehen. Sind zwar ständig über sie gestolpert, aber einfach auf Verdacht in den Waldboden zu beißen, ist Katzen denn doch zu blöd. Nun gut, Sie beide kriegen also Kinder. Zweiunddreißig von denen hatten jeweils Federn in Schulterhöhe, und alle sahen aus wie der Waldboden, was dazu führte, dass Sie und Ihre Frau schon lange vor der Rente das Gefühl hatten, dass Sie Ihre Kinder viel zu selten zu Gesicht zu bekommen. Immer wenn Sie stolperten, wussten Sie aber, dass der Eindruck auch täuschen konnte. Sie haben Ihren Kindern natürlich Horrorgeschichten von Katzen erzählt. Haben ihnen erzählt, sie sollten Katzen aus dem Weg gehen, soweit die Katzendichte es eben zuließ. Bis Sie eines Tages mitbekamen, dass Ihre Kids eigentlich nichts lieber taten, als den ganzen Tag lang Katzen zu verarschen. Einer spielte immer Lockvogel, und die anderen spielten Stolperfalle. Zu genau dieser Zeit nahmen die Schienbein- und Oberschenkelhalsbrüche bei Katzen dramatisch zu, was Sie schon rein aus Rachegründen irgendwie freute. Sie haben ein paarmal mit den Kids geschimpft, diesen gefährlichen Unfug zu lassen. Bis zu Ihrem Tod haben Sie aber nicht erkennen können, wie viele von Ihren Kleinen diesem Hobby tatsächlich zum Opfer gefallen sind.

So viel also nun zu unseren beiden Evolutionsprinzipien. Mutation und Selektion. Ihre Federn und die Pigmentstörung Ihrer Frau waren Mutation. Reine Zufälle, weder gut noch schlecht. Zunächst. Doch in einer Welt mit einer Katzenepidemie ein entscheidender Vorteil. Die drei Ihrer Schulkameraden, die knallgelb auf die Welt kamen, wurden halt als Erste gefressen, was den Katzen ziemlich offensichtlich erschien. Hätte es vor dem Eintreffen der Katzen einen massiven Schwefelniederschlag gegeben, und der ganze Wald wäre mit einer gelben Schwefelschicht überzogen gewesen, wer weiß. Nun gut, Mutation: zufällig. Selektion: Das, was am besten passt, wird vererbt und hört auf, Mutation zu sein. Tarnfarben passen gut, und wegfliegen zu können, passt auch fast immer. Oder Sie werden giftig, dann können Sie auch als Frosch grelle Modefarben tragen. Das klappt zumindest so lange, bis die Evolution Menschen ausbrütet, die auf die Idee kommen, ihre Pfeile mit Ihrem Gift einzuschmieren. Und Sie halt nicht trotz Ihres Giftes umbringen, sondern genau deswegen.

Zur Ehrenrettung zumindest der großen Saurier muss man allerdings ergänzen, dass es eigentlich noch ein drittes Evolutionsprinzip gibt: Scheißpech. Die Saurier waren größer und größer geworden. Das war Mutation. Größe bewährte sich, Größe wurde vererbt. Das war Selektion. Und dann kam ein Meteorit. Das war Scheißpech. Das der Saurier – für uns war das eher ein Glücksfall, weil wir uns nicht mehr mit Sauriern balgen mussten.

Die Geschichte mit den Federn und den Tarnfarben bezieht sich offensichtlich auf physische Merkmale. In der Evolutionspsychologie geht man nun davon aus, dass sich diese Geschichte auch auf die Entwicklung der menschlichen Gehirnstruktur und -prozesse übertragen lässt. Nehmen wir als Beispiel die sogenannte Fehlermanagementtheorie, wie sie etwa von Martie Haselton und David Buss vertreten wird.[79] Die besagt ungefähr Folgendes: Es ist unmöglich, ein Gehirn und einen Wahrnehmungsapparat zu konstruieren, die völlig fehlerfrei funktionieren. Das lässt sich relativ einfach einsehen: Wenn Sie ein Gehirn und einen

Wahrnehmungsapparat hätten, der es Ihnen ermöglichen würde, den nächsten möglichen Meteoriteneinschlag rechtzeitig zu erkennen, dann bräuchten Sie dafür 400 Kilometer lange Stielaugen und ein Hirn von der Größe der Cheopspyramide. Gemessen an der Wahrscheinlichkeit eines Meteoriteneinschlags würde sich das schlicht nicht lohnen. Weil es zu »teuer« wäre, vollständig fehlerfreie Hirne und Wahrnehmungsapparate zu haben, begnügen wir uns, wie auch alle anderen Spezies, mit fehlerbehafteten Systemen. Wenn Fehler nun unvermeidbar sind, dann sollte man aber erwarten, dass es besser wäre, eher viele kleine Fehler zuzulassen als einen großen. Beispiel: Wenn unsere Vorfahren immer sofort um ihr Leben gerannt sind, wenn irgendwo ein Stöckchen im Wald knackte, dann sind die im Leben sehr oft vor Gefahren weggerannt, die gar nicht da waren. Jedes Wegrennen war ein kleiner Fehler. Die aber, die immer sitzen geblieben sind, haben diese Fehler vermieden. Aber einmal im Leben, nämlich das letzte Mal, hat sie ein großer Fehler erwischt. Dieser große Fehler war schwarzbraun und hatte einen Namen: Fehlerbär. Schlussfolgerung: Es ist besser, zu viel Angst zu haben als zu wenig. Wenn wir uns heute ständig vor Gefahren fürchten, tun wir das, weil unser Gehirn darauf getrimmt wurde, Schaltkreise zu entwickeln, die auf Gefahr eher überreagieren.

Wie Bradley Duchaine und Kollegen schreiben, ist das Gehirn eine Ansammlung von Subsystemen, die für verschiedene Aufgaben zuständig sind, wie zum Beispiel für die Analyse sozialer Interaktion, für die Entscheidungsfindung unter Unsicherheit, für die sexuelle Motivation oder einfach für das Sehen oder Riechen.[80] So sind beispielsweise die beiden Mandelkerne (Amygdalae) links und rechts am Hirnstamm unter anderem für Angstreaktionen zuständig. In den USA ist der Fall einer Frau bekannt geworden, deren Amygdalae geschädigt waren, was zur Zerstörung ihrer natürlichen Angstreaktionen führte.[81] Irgendwann in ihren 40ern wurde die als S. M. bekannte Patientin Opfer einer Fast-Vergewaltigung. Zu dieser kam es nicht, weil ein Hund auftauchte und der Vergewaltiger befürchtete, dass Menschen folgen würden. Der Vergewaltiger brach ab und ging zu seinem Wagen. S. M. folgte ihm und fragte ihn, ob er sie nach Hause fahren könne. Mäuse mit geschädigter Amygdala haben auch kein Problem damit, Katzen anzufauchen. Es ist aber offensichtlich, dass es evolutorisch von Vorteil ist, möglichst im richtigen Augenblick Angst haben zu können. Und wenn nicht nur im richtigen Augenblick, dann lieber zu oft als zu selten.

Was aber hat die Evolutionspsychologie mit einem Ernährungsratgeber zu tun? Nun, das ist relativ simpel, folgt man Janet Polivy und Peter Herman.[82] Die Evolution hat uns so gebaut, dass wir vor allem zwei Interessen haben: Am Leben zu bleiben und uns zu vermehren. Befragt man Menschen, warum sie abnehmen wollen, bekommt man zwei Antworten: Attraktiver werden und gesünder werden. Das sind aber nur die Gründe, die sich der Denker als Gründe nachträglich ausdenkt. Nach Polivy und Herman zielen nämlich sowohl Gesundheit als auch Attraktivität letztlich darauf ab, die Chancen auf Fortpflanzung zu erhöhen. Liebe Leserinnen und Leser, der eigentliche Grund, warum Sie dieses Buch hier lesen, ist der, dass Ihr Viech sich unter allen Umständen fortpflanzen will. Alles andere sind nur vordergründige Spinnereien des Denkers, der diese vom Viech bloß untergejubelt bekommt. Sagen jedenfalls Janet und Peter. Da unsere Hirne aber nicht perfekt sind, kommt es dabei schon wieder zu Fehlern. Zum Beispiel zu Abstimmungsfehlern. So wünschen sich Frauen schlankere Körper als die Körper, die sich Männer von Frauen wünschen.[83] Vergleichen Sie einmal Models in Modemagazinen mit Frauen in Herrenmagazinen, dann können Sie sich selbst überzeugen.

Diese evolutionspsychologische Hypothese, nach der es bei Diäten vor allem um die Erhöhung der Reproduktionsfähigkeit geht, hat natürlich unmittelbare Konsequenzen für all diejenigen, die keine Kinder mehr bekommen wollen. Vorausgesetzt, dass Sie diesen Thesen der Evolutionspsychologie folgen mögen. Wenn Sie keine Kinder mehr bekommen wollen, könnten Sie den Versuch des Schlankwerdens nämlich deutlich entspannter angehen. Für Sie sollte es vor allem um eine gesündere Ernährung gehen. Dazu aber ist »schlank« weniger wichtig als gemeinhin angenommen. Denn die Gleichung »Schlanker = Gesünder« ist keineswegs so eindeutig richtig, wie man allgemein glaubt. Man kann auch in den höheren

Gewichtsklassen deutlich gesünder werden, ohne dazu abnehmen zu müssen. Im Gegenteil: Vor allem schnelle, unkontrollierte Gewichtsreduktionen können massive Gesundheitsschäden nach sich ziehen, wie wir später noch sehen werden. Letzteres gilt natürlich auch für diejenigen, die tatsächlich abnehmen wollen, um ihre Chancen beim Thema Fortpflanzung zu verbessern. Doch auch sie sollten dafür unter gar keinen Umständen gesundheitsgefährdende Diätstrategien einsetzen.

Die Evolutionspsychologie ist zusätzlich auch noch deswegen interessant, weil sie Ansätze hervorgebracht hat, mit denen man erklären kann, warum Menschen so anfällig für Versuchungen sind. Nehmen wir den Fall von Drogen oder Alkohol. Diese Substanzen haben erhebliche Suchtpotenziale, machen in größeren Mengen krank und töten. Crack kann bereits bei einmaligem Gebrauch süchtig machen. Womit sich die Frage stellt, warum uns die Evolution nicht mit genügend Selbstkontrolle ausgestattet hat, um Alkohol und Drogen problemlos zu widerstehen. Nach Benjamin Hayden liegt das einfach daran, dass es in der evolutorischen Vergangenheit nun mal keine Drogen und keinen hochprozentigen Alkohol gab.[84] Wozu hätte uns die Evolution also mit einem System zum Widerstehen gegen die Versuchungen von Whiskey, Wodka und Co. ausstatten sollen, wenn es das Zeug nie gab? Vermutlich haben wir Probleme mit unserer Selbstkontrolle, weil wir die in der fernen Vergangenheit über Tausende und Abertausende von Jahren schlicht nicht brauchten. Ebenso wie Drogen und hochprozentiger Alkohol sind eben auch die übernormalen Lebensmittel erst sehr frisch in unsere Welt gefallen und machen uns das Leben schwer. Da uns aber so schnell kein Selbstkontrollzentrum im Hirn hinterhergewachsen ist, brauchen wir andere Ansätze, um mit den Problemen fertigzuwerden.

# Das Herkunftsfazit

Wir haben in diesem Kapitel viel darüber gesprochen, wo Sie und ich herkommen. Um es kurz zu machen: Wir kommen aus der Steinzeit. Und in der leben unsere Körper und Hirne noch immer.

Daher sollten wir zunächst etwas klarstellen: Wenn Sie ein Ernährungsproblem haben, das aus zu vielen Kalorien besteht, dann ist das nicht Ihre Schuld. Es ist einfach das Pech der späten Geburt. Wären Sie vor 52.000 Jahren geboren worden, hätten Sie in Ihrem ganzen Leben kein einziges Schokoriegelproblem erlebt. Sie wüssten nicht mal, dass man Schokoriegel in Teig rollen und frittieren kann, um sie noch übernormaler zu machen. Sie müssten auch deswegen nicht auf Ihre Figur achten, weil Sie ohnehin ständig in Bewegung wären. Schon als Kind hätten Sie den täglichen Weg von Ihrer Höhle in Wolfenbüttel zur Delmenhorster Feuersteinschule zu Fuß gehen müssen. Der Verlockungsgrad von Snacks am Wegesrand (vergammelte Igelreste, zertretene Weinbergschnecken usw.) hätte sich zudem auch sehr im Rahmen gehalten.

Unsere heutigen Gewichtsprobleme sind globale Phänomene, die lediglich als individuelle Schicksale erlebt und erlitten werden. Sie basieren jedoch nicht auf individuellem Versagen irgendeiner Art. Sie resultieren vielmehr auf einer evolutorisch betrachtet viel zu schnellen Veränderung der Lebensbedingungen. Hätten wir für die technischen, sozialen und kulinarischen Innovationen der letzten 50.000 Jahre fünf Millionen Jahre Zeit gehabt, hätten wir die heutigen Probleme vermutlich nicht. In so langer Zeit hätten wir eine große Beule auf der Stirn entwickelt, in der unser Selbstkontrollzentrum untergebracht wäre. Das wäre dann das primäre Attraktivitätsmerkmal. Tja, ist aber nicht so gekommen. In der Geschwindigkeit, in der die Veränderungen über die Menschheit hereingebrochen sind, konnten sich unsere Hirne und Körper nicht ausreichend anpassen. Wobei das Wort »hereingebrochen« ja nicht ganz richtig ist, schließlich haben wir das als Menschheit ja selbst so angezettelt.

Diese Erkenntnisse lösen Ihr Problem natürlich nicht. Aber ich wünsche mir, dass diese Überlegungen Ihnen zumindest schon einmal dabei helfen, mögliche Schuldgefühle in die Schranken zu weisen. Wir sind eine soziale Spezies, die ihre evolutorische Prägung in kleinen Klans eng verbundener und aufeinander angewiesener Individuen erhalten hat. In dieser Prägung ist keine an finanziellen Eigennutzüberlegungen orientierte Lebensmittelindustrie vorgesehen gewesen, die mit überlegener Hirnmanipulationstechnik Kalorien in Sie hineinstopft und dafür Geld aus Ihnen herauszieht. Spätestens wenn Sie Ihre Wohnung verlassen, sind Sie heute sofort und überall im kalorischen Feindesland. Ein paar Quadratkilometer im Bayerischen Wald vielleicht einmal ausgenommen. Wenn man Ihnen einen zuckerglasierten Krapfen vor die Nase hält, dann registriert Ihr Hirn das als unfassbar liebenswerten Akt eines großartigen Mitmenschen, der damit Ihre Überlebenswahrscheinlichkeit erhöht. Vor 50.000 Jahren wäre es genau das auch gewesen. Heute ist es ein an rein kommerziellen Interessen orientierter, feindlicher Anschlag. Zucker in diesen Mengen ist extrem schädlich, und der Versuch, den in Massen in Sie reinzustopfen, ist der Versuch, Sie aus Profitgründen umzubringen. Leider funktioniert das so gut, weil die Evolution uns mitgegeben hat, dass Zucker gut schmeckt.

Legen Sie also zunächst jedes Gefühl von Schuld und schlechtem Gewissen ab, Ihr Problem entsteht nicht aus einem Versagen, sondern aus einer sehr schnell sehr feindlich gewordenen Welt um Sie herum. Wenn Sie das getan haben, hat Ihr Gehirn hoffentlich etwas Platz geschaffen. Den nutzen Sie dann dafür, dass Sie mehr Verantwortung und Planung einsetzen, um in derart feindlichem Territorium gesund und munter zu überleben. Die Australischen Prachtkäfer wurden gerettet, weil die Australier die Stubbies haben verschwinden lassen. Das wird mit den ganzen Stubbies in Form von zuckerglasierten Krapfen, 3-Liter-Eiscremepackungen, Hamburgern und Schokoriegeln aber nicht passieren. Niemand wird unser Habitat wieder in den Steinzeitzustand zurückversetzen. Also müssen wir selbst lernen, was wir essen wollen und was nicht. Daher hier nochmals: Sie dürfen in Ihrem Leben alles, was Ihnen so lieb und teuer ist, immer wieder mal essen. Radikale Verzichtsversprechen sind weder durchzuhalten noch nützlich. Lassen Sie das bleiben, genießen Sie Ihren Burger, wenn Sie ihn sich mal wieder verdient haben.

Akzeptieren Sie, dass in Ihnen, genauso wie in den Köpfen vom Rest der Menschheit, ein innerer Konflikt zwischen Denker und Viech abläuft. Nehmen Sie diesen Konflikt bewusst an. In Konflikten bringen einen Hitzkopfreaktionen nicht weiter, denen folgen bloß Momente des Bedauerns.[85] Es geht nicht darum, dass Sie Ihr Viech umbringen. Es reicht, wenn Sie ihm häufiger als bisher Kompromissvorschläge machen: »Du bekommst morgen wieder Pommes, ich kann uns damit aber nicht jeden Tag füttern, da wir nicht mehr in der Steinzeit leben. Wir sind heute mehr vom Kalorien- als vom Hungertod bedroht, sieh das bitte ein!«

Ihr Denker ist nicht in der Lage, Sie auf Dauer im Alleingang in der Spur zu halten. Willenskraft und gute Argumente kommen nicht gegen den Duft frisch gebackener Zimtschnecken an. Vor 50.000 Jahren waren wir darauf angewiesen, bloß nichts zu übersehen, was irgendwie Ähnlichkeit mit Zimtschnecken hatte. Selbst Schnecken ohne Zimt haben wir nicht einfach liegen lassen. Wenn Sie gegen Zimtschnecken und Co. gewinnen wollen, müssen Sie dafür sorgen, dass Sie die möglichst gar nicht zu Gesicht bekommen. Und wenn doch, dann müssen Sie sich bereits im Vorfeld mit gesunden Lebensmitteln satt gegessen haben. Nur so können Sie sicherstellen, dass zumindest nicht gleich drei Zimtschnecken unerlaubt in Sie eindringen. Wir werden uns im weiteren Verlauf dieses Buches immer wieder mit solchen Organisationsregeln des Essens beschäftigen. Denn über Erfolg und Misserfolg von Ernährungsumstellungen entscheiden nicht die Kalorien selbst, sondern Ihre Organisation dieser Kalorien. Es geht eben nicht primär darum, welche Kalorien man isst, es geht vielmehr darum, welche man sieht und riecht. Wir essen die meisten Dinge nicht wegen dem, was sie sind, sondern wegen dem, wo sie sind. Alles, was vor Ihrer Nase ist, ist gefährlich. Was man isst, hängt aber auch davon ab, in welchem Zustand man selbst ist, wenn man Kalorien sieht oder riecht. Dieser Zustand lässt sich deutlich einfacher steuern als der aufgezwungene Verzicht. Machen Sie sich das Leben leicht!

# GESCHICHTEN AUS DEM LAND DES SCHEITERNS

Vermutlich haben Sie schon die eine oder andere Diät in Ihrem Leben gemacht. Und vermutlich sind Sie immer noch auf der Suche nach der richtigen. Ich habe noch mehr Vermutungen. Zum Beispiel die, dass Sie zu Beginn Ihrer Diäten immer guter Hoffnung waren, dass es klappt. Und vermutlich hat es am Anfang auch immer erst mal geklappt. Doch dann kam ein »aber dann«. Wenn das »aber dann« dann aber kam, haben Sie sich schlecht gefühlt. Vermutlich haben Sie sich dann auch selbst Vorwürfe gemacht, sich vielleicht sogar schuldig gefühlt, wenn Sie an dem leckeren Kuchen doch nicht vorbeigehen konnten. Oder sich geschämt. Und es war Ihnen peinlich, dass die anderen gesehen haben, dass Sie dann doch wieder zugelegt haben.

Nun, in diesem Kapitel werden Sie hoffentlich erkennen, warum es keinen Grund gibt, sich zu schämen, schuldig zu fühlen oder gar peinlich berührt zu sein. Dass es mit den Diäten nicht geklappt hat, liegt nicht an Ihnen. Es liegt daran, dass Diäten fundamental gegen die Prinzipien verstoßen, nach denen wir konstruiert sind. Und zwar psychisch genauso wie physisch. Wenn es bisher also mit Diäten nicht geklappt hat, dann sind Sie nicht dämlich: Diäten sind dämlich. Lassen Sie uns jetzt gemeinsam nachsehen, warum das so ist. Und auch so bleiben wird.

## Ein Kurztrip in die Vergeblichkeit

Usw.: Und so weiter. BASF: Badische Anilin und Soda Fabrik. BMW: Bayerische Motoren Werke. Diät ist kein Wort, DIÄT ist auch ein Akronym. Steht für: Dümmliche, Irrsinnige, Ärgerliche Trottelmethode. Warum?

Diäten funktionieren nicht. Die meisten Diäten werden ohnehin mittendrin aufgegeben. Aber lassen Sie uns ruhig mal nur die Menschen betrachten, die mit ihren Diäten durchgehalten haben und zunächst erfolgreich waren. Die haben abgenommen, eine Weile angegeben und sich ihre Angeberei sogar selbst geglaubt. Nach fünf Jahren zeigt sich dann ein anderes Bild. Es ist vielleicht einer von zwanzig, der sein neues Gewicht gehalten hat. Wie würden Sie eine Methode bezeichnen, die in 5 Prozent der Fälle funktioniert, in 40 Prozent sinnlos ist und in 55 Prozent der Fälle sogar komplett nach hinten losgeht?

Besonders desaströs sind Diäten für Kinder und Jugendliche. Wenn eine 13-Jährige in Ihrer Nachbarschaft von ihrer Diät erzählt, dann können Sie annähernd sicher sein, dass da bald Essstörungen, Übergewicht oder Magersucht und Bulimie auf der Agenda stehen. Nur eines nicht: eine normalgewichtige, glückliche 15-Jährige. Diäten sind für Kinder und Jugendliche die Pest. Dabei beginnt der Diätwahn teilweise schon im Alter von acht Jahren.[86] Eric Stice und Kollegen zeigen, dass es vor allem die Unzufriedenheit mit dem eigenen Körper ist, die insbesondere junge Mädchen zunächst in Diätversuche und dann in Essstörungen treibt.[87] Bei Mädchen, die mit vier Jahren Barbiepuppen geschenkt bekommen haben, die sich mit zehn Jahren Poster von Popstars an die Wand heften und sich mit 13 dann im Internet heimlich erstmals Pornostars ansehen, ist das wohl auch wenig verwunderlich. Das Bild bei Erwachsenen sieht nicht viel anders aus. Auch hier trägt die ständige Selbstkritik am eigenen Körper zur Eskalation des Scheiterns bei. Was für Kinder und Jugendliche die Pest ist, ist für Erwachsene die Cholera.

Finger weg! Das ist übrigens keine neue Erkenntnis, die desaströsen Statistiken der Erfolgsquote von Diäten sind seit Jahrzehnten dieselben. Genauso wie die äußerst üblen physischen und psychischen Nebenwirkungen des Diätwahns. Das sehen wir uns ein Stück weiter unten gleich noch viel genauer an.

Dass das Ganze nicht funktioniert, lässt sich recht einfach verstehen. Diät ist die Idee, eine Weile weniger zu essen, dafür aber natürlich viel Salat. Man lässt die Pommes und das Bierchen eine Weile weg. Ein

Gehirn, das heißt also: ein Viech, das sich an Pommes und Bierchen gewöhnt hat, hält den plötzlichen Entzug jedoch für eine Viechrechtsverletzung übelster Sorte. Es ist Folter. Mit Schlafentzug kann man jeden Menschen brechen. Mit Pommesentzug leider auch. Der Entzug von Kalorien aktiviert die Aufmerksamkeitszentren unseres Hirns und lenkt all unsere Wahrnehmung auf das Essen.[88] Futter wird damit zur fixen Idee. Gleichzeitig steigt der Belohnungswert des Essens, das heißt, dass das Gehirn anfängt, Nahrungsaufnahme immer positiver zu bewerten. Das erhöht dann Stück für Stück die Wahrscheinlichkeit einer Fressattacke. Fressattacke ist ein anderes Wort für: Viech kriegt die Tollwut. Da hilft gut zureden nicht, vergessen Sie's!

Diät funktioniert übrigens nicht nur individuell nicht. Kommerzielle Diätprogramme funktionieren auch nicht. Dabei spielt es keine Rolle, ob es bei den Programmen um irgendwelche Nährstoffe oder ums Zählen von Kalorien geht. Studien, etwa von Finley und Kollegen, Gudzune und Kollegen oder McEvedy und Kollegen, zeigen alle, dass die Gewichtsverluste in der Regel sehr gering sind und die Teilnehmer meist auch schnell wieder aufgeben.[89] Die Überschrift der Studie von McEvedy bringt das zentrale Ergebnis kurz und knapp auf den ·Punkt. Diese Überschrift lautet in Kurzform: »Ineffektivität kommerzieller Abnehmprogramme«. Die Autoren folgern, dass das überwiegende Fehlen relevanter Gewichtsabnahmen in Verbindung mit hohen Abbrecherquoten den Schluss nahelegt, dass die verlangten Lebensänderungen nicht durchgehalten werden können.

Wenn das mit der Diät nicht funktioniert, was also dann? Nun, wir werden uns später sehr intensiv um den eher gefühlsgesteuerten Teil unserer Entscheidungen kümmern. Gefühl kann gut und richtig sein, es kann einem aber auch übel mitspielen. Um es vorsichtig zu formulieren: Ihrem Bauchgefühl können Sie beim Essen eigentlich nur trauen, wenn Sie keinen haben. Obwohl Sie genau das natürlich auch nutzen können. Denn wenn Sie doch einen Bauch haben, dessen Umfang ein wenig zu umfänglich ist, dann wissen Sie ja, dass Sie dem Essensgefühl vermutlich nicht trauen können. Wenn von da unten also wieder der Essbefehl kommt, fragen Sie doch erst mal nach, wie ernst der Befehl gemeint ist!

Ob Prima oder Übel beim Gefühlsvertrauen gewinnt, hängt davon ab, in welchem Kontext Sie Ihrem Gefühl vertrauen. Auf jeden Fall gibt es dafür aber eine simple oberste Grundregel: Gefühle muss man fühlen, ehe man ihnen vertrauen kann. Sie tun sich also mit aufmerksamem Essen einen großen Gefallen. Das Essen nebenbei, zum Beispiel vor dem Computerbildschirm oder Fernseher, zerstört unsere Intuition. Wenn wir abgelenkt sind, dann fühlen wir nicht oder zumindest nicht rechtzeitig, wenn wir satt sind. Auf Dauer geht das Gefühl für Sättigung dann eventuell komplett verloren. Das macht das Leben unsagbar schwer, weil wir dann versuchen müssen, unser Essverhalten willentlich zu steuern. Wir müssten also zum Beispiel versuchen mitzuzählen, wie viele Kalorien wir bereits verdrückt haben. Um es gleich vorwegzunehmen: Willentliche Steuerung des Essverhaltens ist eine der bewährtesten Methoden des Scheiterns. Es gibt nichts, was derart hundertprozentig nicht funktioniert wie willentliche Esskontrolle, am besten noch in Kombination mit ständigem Kalorienzählen. Bei der Esskontrolle per Großhirnrinde regiert eine Weile der Wille, den wir hier ja »Denker« nennen. Dann kommt eine emotionale Belastung. Der Ärger mit dem Chef, die Mutter, die immer noch nicht aufhören kann, Erziehungstipps zu geben, die Gemeinheit des Lebenspartners auf der Party ... Die emotionale Belastung schaltet den Willen ab, und dann schlägt das Viech zurück: Friss alles in Sicht!

Auch hier gleich eine Warnung vor falschen Beweisen. Wenn mal jemand eine Weile Kalorien zählt und abnimmt, beweist das nicht, dass das Zählen eine tolle Strategie ist. Es gibt nämlich auch Leute, die von Brücken springen, überleben und sich danach so lebendig fühlen wie noch nie. Das macht das Springen von einer Brücke aber noch lange nicht zu einer probaten Methode der Stimmungsaufhellung. Apropos: Kalorienzählen funktioniert nicht einfach nur nicht. Es ist schlimmer. Denn wenn sich das Gehirn erst mal ans Zählen gewöhnt hat und ein Apfel dann eines Tages nur noch eine 50 ist, eine Kugel Eis eine 100 und Currywurst mit Pommes eine 1.000, dann werden mit der Zeit sämtliche Lebensmittel zu Feinden, die man kleinhalten muss. Das Zählen verseucht das Schöne, zerstört den Genuss eines tollen Geschmacks und macht aus zwanzig Äpfeln eine

Currywurst mit Pommes. Kalorienzählen verblödet und verödet das Gehirn. Dazu hat die Evolution es Ihnen nun wirklich nicht geschenkt!

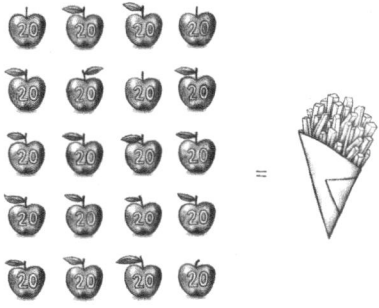

Menschen machen ja immer wieder einmal Versuche mit Ratten, um etwas über sich selbst herauszufinden. Eine Sache, die man dabei herausfinden kann, ist, dass wir eine Spezies sind, die Versuche mit Ratten macht, dass das umgekehrt aber nicht der Fall ist. Aber man hat noch etwas anderes herausgefunden. Wenn man Ratten auf eine kalorienreduzierte Diät setzt, bleiben die länger gesund und leben länger. In ihrer Übersichtsarbeit weisen John Speakman und Catherine Hambly darauf hin, dass das wohl auch für Menschen so sein dürfte.[90] Und, was soll man nun daraus folgern? Nun, die beiden genannten sind tatsächlich nicht nur einfach Forscher, sie sind sogar richtig intelligent. Sie folgern nämlich nicht, Menschen sollten sich dauerhaft kalorienreduziert ernähren. Denn die Befunde weisen darauf hin, dass die Ratten ständig Hunger haben und sich nur deswegen an die Diät halten, weil sie keine andere Wahl haben. Da wir aber die Wahl haben, dürfte die ständige willentliche Kalorienreduktion als Lebensstrategie für den Normalsterblichen nicht infrage kommen.

Nun gibt es eine Gruppe von Menschen, die sich der Kalorienreduktion als Lebensprinzip verschrieben haben, obwohl sie die Wahl haben.[91] Das sind die CRONs, wobei das Akronym für Kalorienreduktion mit optimalen Nährstoffen steht (Calorie Restriction with Optimum

Nutrition). Die haben auch exzellente Cholesterin-, Blutdruck- und Blutzuckerwerte. Was sich aber zusätzlich zeigt, ist, dass die auch ständig frieren und keine Lust mehr auf Sex haben. Meine Schlussfolgerung daraus: Hungrig, frierend und ohne Sex zehn Jahre länger leben zu müssen, klingt für mich nach Maximalstrafe.

Essen geht nicht mit Zählen oder aufgezwungener Kalorienreduktion. Essen geht nur mit Gefühlen. Wenn Sie klug handeln wollen, dann lassen Sie Ihren konstruktiven Gefühlen eine Chance! Eines der wirklich schönsten Gefühle, mit dem Sie sich anfreunden könnten, ist das Gefühl, satt zu sein. Einen besseren Freund als dieses Gefühl können Sie nicht an Ihrer Seite haben. Geben Sie ihm eine Chance!

## Beispielstuss

Also, ich habe da neulich ... Wenn Ihnen jemand mit dieser Einleitung seine neueste Diätphilosophie unterjubeln will, können Sie gleich auf Durchzug schalten, da kommt mit an Sicherheit grenzender Wahrscheinlichkeit nur Stuss. Die Werbemasche der Diätbranche fußt in weiten Teilen auf genau dieser Art von Stuss. Es werden einem ein paar erfolgreiche Diätisten vorgeführt, die angeblich mit der angepriesenen Diät erfolgreich abgenommen haben. Selbst wenn die Vorgeführten echt sind und auch tatsächlich mit der betreffenden Diät abgenommen haben, beweist das gar nichts. Denn vielleicht sind ja für jeden Erfolgreichen zehntausend andere gescheitert?!

Damit sind wir beim ersten Fundamentalproblem der Diätbranche gelandet. Dieses Problem ist, dass Diätkonzepte nicht wie Medikamente getestet werden müssen. Jeder kann sich irgendein Diätkonzept ausdenken und versuchen, das anderen Menschen unterzujubeln. Die meisten der Konzepte, die man versucht, Ihnen und mir anzudrehen, haben keinen einzigen Wettkampf gegen ein Placebo unter kontrollierten Bedingungen gewonnen. Es gibt für diese Konzepte nicht den geringsten Wirkungsnachweis. Tatsächlich ist es noch schlimmer. Die Konzepte müssen nicht einmal in einem einzigen Fall bei irgendwem funktioniert haben. Und sie müssen nicht auf Nebenwirkungen hin untersucht werden. Die Anbieter solcher Konzepte müssen auch langfristig absolut nichts tun, um die Wirksamkeit nachzuweisen oder Nebenwirkungen auszuschließen. Die grinsenden Models auf den Fotos, die den kompetenten Arzt vorgaukeln sollen, erhöhen die Beweiskraft leider auch nicht wirklich.

Es gibt aber einige simple Möglichkeiten, sich besser vor derartigem, teils gefährlichem Humbug zu schützen. Lassen Sie uns dazu wieder mal die gute alte Evolution bemühen. Stellen Sie sich eine Gegend mit einem kleinen Flüsschen, Wald und Wiesenland vor. Die Saurier waren längst vergessen. Ein paar Säbelzahntiger und Bären sind noch durch die Gegend gerannt. Die hatten aber inzwischen weitestgehend kapiert, dass es keine schlaue Idee ist, sich mit den Zweifüßlern anzulegen, die inzwischen zur weltweit dominierenden Spezies geworden waren. Dies unter anderem aufgrund ihrer Allesfresserstrategie. Obst, Wurzeln, Rehe, Fische, Pflanzensamen, Eidechsen, Heuschrecken und, ganz fies, Spinat. Es gab kaum was, was die nicht verdrücken konnten. Gibt es mal eine Weile nur Robben, geht das genauso, wie wenn mal zwei Wochen bloß Erdbeeren verfügbar sind. Versuchen Sie mal, den Säbelzahntiger ein paar Wochen ausschließlich mit Erdbeeren zu ernähren, dann werden Sie schon sehen, wie vorteilhaft es ist, wenn man alles fressen kann. Diese Fähigkeit, so ziemlich alles fressen zu können, haben Sie und ich von unseren Vorfahren geerbt. Aber es ist nicht nur eine Fähigkeit. Wenn man sich über Tausende von Jahren sehr vielseitig ernährt, dann gewöhnt sich der Körper an Vielfalt, dann geht es ihm mit Vielfalt besser. Ihnen und mir geht es am besten, wenn wir uns vielfältig und abwechslungsreich ernähren.

Daraus dürfen Sie schon mal die annähernd immer korrekte Schlussfolgerung mitnehmen, dass jedes Diätkonzept, das Ihnen sagt, Sie müssten dringend bestimmte Klassen von Nahrungsmitteln für immer streichen, krimineller Humbug ist. Da will Sie jemand über den Tisch ziehen. Ja, es gibt Ausnahmen. Wenn Sie eine Laktoseintoleranz haben, dann sollten Sie normale Milch meiden. Wenn Sie eine Nussallergie haben,

sollten Sie einen Bogen um Nüsse machen. Und wenn Sie Zöliakie...
Aber: Wenn Sie den Verdacht haben, irgendein Lebensmittel könnte problematisch für Sie sein, dann lassen Sie das doch bitte von einem Ernährungsmediziner mit echten Tests untersuchen. Lassen Sie sich aber nicht über obskure Internetseiten noch obskurere Konzepte unterjubeln. Gehen Sie davon aus, dass Sie alles essen können und Vielfalt gut für Sie ist. Das haben Sie aus den Zeiten der Säbelzahntiger übernommen. Okay, Zucker und Co. sind eher nicht so gut, aber selbst der ist in kleineren Mengen kein Problem. Erst wenn Ihnen ein Ernährungsmediziner sagt, dass Sie bestimmte Dinge meiden sollten, dann haben Sie einen Grund, das auch zu tun.

Einen großen Gefallen tun Sie sich auch, wenn Sie bei diesen Themen auf Eigendiagnostik verzichten. Das läuft ja üblicherweise so, dass man irgendwo eine Checkliste liest. Schon das Lesen der Checkliste macht Sie übersensibel. Vor allem dann, wenn Sie schon länger Probleme mit irgendwas haben, was aber vielleicht gar nichts mit Ernährung zu tun haben muss, auch wenn es sich über Magen-/Darmprobleme äußert. Lassen Sie uns einfach mal davon ausgehen, dass der rasante Anstieg der vermeintlichen Laktoseintoleranz vor allem ein Medien- und Werbephänomen ist und nichts mit einem echten Anstieg echter Laktoseintoleranz zu tun hat. In diversen Studien zeigte sich, dass selbstdiagnostizierte Laktoseintoleranz wenig bis keinerlei Prognose darüber zuließ, wie die Probanden auf die Gabe von Laktose dann tatsächlich reagiert haben. Der Titel einer Studie von Francesc Casellas und Kollegen bringt es noch vorsichtig auf den Punkt: »*Die subjektive Wahrnehmung von Laktoseintoleranz zeigt nicht immer die fehlerhafte Absorption von Laktose an.*«[92] Die Autoren berichten, dass die Symptome, die beschrieben werden, meistens nichts mit Laktose zu tun haben und die beim Arzt geschilderten Symptome schwerwiegender dargestellt werden als die, die bei Gabe von Laktose dann wirklich auftraten. Also, wenn Sie zu den Selbstdiagnostikern gehören, hören Sie damit auf und lassen Sie das richtig untersuchen. Wenn Sie nämlich keine Intoleranz haben, dann tun Sie sich mit diesem Stuss keinen Gefallen. Studien zeigen zudem, dass Menschen unter der Einschränkung ihrer Ernährungsmöglichkeiten leiden. In einer Studie von Zheng und Kollegen zeigte sich, dass selbstdiagnostizierte Laktoseintoleranz in überhaupt keinem Zusammenhang mit echter Laktoseintoleranz stand, dass aber die Lebensqualität der Selbstdiagnostiker unter ihrer Lebensmitteleinschränkung merklich litt.[93] Auch Casellas und Kollegen bestätigen die Häufigkeit von Selbst-Fehldiagnosen und die daraus folgenden negativen Lebensqualitätseffekte.[94]

Wenn es Sie wirklich trifft, ist das blöd genug. Wenn es Sie bloß eingebildet trifft, ist das aber unnötig und deswegen richtig schädlich für Ihr Wohlbefinden. Gerade für die angebliche Laktoseintoleranz gibt es dann noch einen echten Bumerang, den Sie sich per Eigendiagnostik selbst an den Kopf schmeißen: Wenn Sie längere Zeit keine Milchprodukte verzehren, dann kann eine echte Intoleranz entstehen. Einen Vorteil hat eingebildete Laktoseintoleranz als Akt gelebter Individualität und Statussymbol allerdings. Im Gegensatz zu einem misslungenen Tattoo kann man die selbst gebaute Intoleranz einfach wieder ablegen, wenn sie lästig wird. Falls Sie jetzt nicht wissen, wie Sie da je wieder rauskommen: Erzählen Sie einfach, dass man eine verschleppte Darminfektion festgestellt hat, die aber jetzt erfolgreich ausgeheilt ist. Gott sei Dank könnten Sie daher jetzt wieder Latte macchiato in Originalfassung in sich reinkippen. Falls Ihnen das zu blöd ist, könnten Sie auch einfach sagen, dass Sie da wohl rumgesponnen hätten, es Ihnen leidtue und Sie jetzt gern einen Cappuccino hätten. Damit würden Sie die Menschen um sich herum dazu inspirieren, deren eigene Laktoseintoleranzen bei eBay zu versteigern und dann auch endlich mal wieder einen Cappuccino zu bestellen. Machen Sie den Anfang, seien Sie die Avantgarde der Antiintoleranzliga!

Wo wir grade beim Thema Vielfalt sind. Wenn Sie sich vielfältig ernähren, dann brauchen Sie keine Vitaminpillen. Hier gilt dasselbe wie oben. Nehmen Sie irgendwelche Zusatzmittel nur, wenn Ihnen Ihr Arzt die verordnet hat. Und selbst wenn, machen Sie sich zusätzlich auch mit ein paar Büchern zur Ernährungsmedizin schlau. Denn Ärzte verordnen auch nicht nur sinnvolles Zeug. Also, nicht einfach irgendwas einwerfen. Ansonsten schmeißen Sie Geld zum Fenster raus. Oder Sie schmeißen Geld zum Fenster raus und verletzen sich dabei noch zusätzlich.

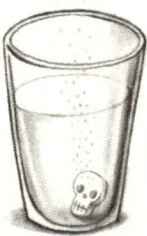

Bei Vitamin C können Sie nicht viel falsch machen. Da daran so ziemlich niemand einen Mangel hat, brauchen Sie die Pillen zwar nicht. Vitamin C heißt in übertrieben gebildeten Bevölkerungsschichten übrigens Ascorbinsäure, und die wird in Myriaden von Lebensmitteln als Konservierungsstoff reingepanscht, was nicht einmal deklariert werden muss. Vitamin C ziehen Sie sich also sogar rein, wenn Sie Toastbrot essen. Vitamin C ist aber wasserlöslich, und es verlässt Sie beim nächsten Toilettengang ohnehin wieder. Kleiner Tipp: Schmeißen Sie die Tabletten gleich ins Klo, das spart den unsinnigen Umweg durch Ihren Körper. Problematisch ist es aber mit den Stoffen, die sich im Körper anreichern. Ernähren Sie sich also vielfältig, aber schmeißen Sie nicht irgendwelche hoch konzentrierten Einzelsubstanzen ein.

## Das Dummehoffnungssyndrom

Bei Diäten, dem Versuch, mit dem Rauchen oder Trinken aufzuhören, oder dem Vorsatz, mehr Sport zu treiben, gibt es ein gemeinsames Krankheitsbild: das Dummehoffnungssyndrom. Menschen machen sich wieder und wieder die dumme Hoffnung, dass es beim nächsten Mal klappt. Tut es nicht, ändert aber nichts. Man muss sich bei guten Vorsätzen fragen, ob die unbegründete Hoffnung, dass es beim nächsten Mal klappt, oder die Weigerung der Berücksichtigung von Fakten beeindruckender ist. Statt vom »Dummehoffnungssyndrom« sprechen Janet Polivy und Peter Herman vom »Falsche-Hoffnungssyndrom«, meinen aber dasselbe. Spielsüchtige hören zwei Tage auf und fangen wieder an, Alkoholiker entziehen und fangen wieder an, und Menschen scheitern mit Diäten und machen bald die nächste. Norcross und Kollegen kommen zu dem Befund, dass Menschen im Schnitt zehn Jahre nacheinander mit exakt demselben Neujahrsvorsatz starten, das ständige Scheitern aber keinerlei Einfluss auf die Absicht hat, es demnächst wieder zu versuchen.[95] Amüsanterweise ist dieser Aufsatz in einer Fachzeitschrift mit dem Titel »Suchtverhaltensweisen« erschienen. Das sagt eigentlich alles über unsere Neujahrsvorsätze.

Leider hat das Dummehoffnungssyndrom auch dunkle, sehr dunkle Seiten. Wenn Menschen mit ihren Vorhaben scheitern, hat das meist negative Konsequenzen für ihr Selbstwertgefühl. Immer und immer wieder zu scheitern, tut weh. Angefangen vom Gefühl, träge und undiszipliniert zu sein, über Schuldgefühle und Selbsthass bis hin zur Depression. Das ständige Wiederholen von Diäten ist eine Art Anpassungsstörung, die ein dysfunktionales Verhalten fortsetzt, das die tatsächliche Faktenlage ignoriert. Das Fiese an Diäten und der Diätindustrie ist, dass Menschen vorgegaukelt wird, es liege erstens an ihnen, wenn sie scheitern, es würde zweitens klappen, wenn sie sich beim nächsten Mal mehr Mühe geben würden und sie drittens endlich mal die neueste, ultimative Diät ausprobieren würden. Das Opfer ist immer allein schuld. Dabei wird geflissentlich übersehen, dass es vor allem zwei Faktoren sein dürften, die das grassierende Übergewicht weltweit derart schnell nach oben getrieben haben. Das ist die massive Ausweitung und ständige Verfügbarkeit hochkalorischer Lebensmittel. Und das ist der Wegfall der Bewegung beim Arbeiten. Dann kommt noch ein ganzer Rattenschwanz von weiteren Idiotien moderner Gesellschaften dazu. Dem Individuum dann einfach die Schuld in die Schuhe zu schieben, ist perfide. Was für Sie allerdings nichts daran ändert, dass Sie mit den ganzen Problemen eben doch individuell fertigwerden müssen.

Ein grandioser Trick der Diätbranche besteht sodann darin, eine riesige Auswahl an Diätkonzepten anzubieten. Hat es mit einer Diät nicht geklappt, klappt es vielleicht mit der nächsten. Das ist der Psychostrohhalm, an den sich die Diätkonzeptopfer klammern können. Wer mit einer Diät scheitert, kann sich das Leben leichter machen, indem er das Scheitern auf die falsche Diät schiebt. Da die Ziele, die Menschen mit Diäten erreichen wollen, sehr attraktiv erscheinen, versucht man es halt immer und immer wieder. Da kommt es sehr gelegen, dass es so viele Diätkonzepte gibt. Beim nächsten Mal wird man schon das richtige finden. Und man muss sich auch keine Gedanken darüber machen, dass man irgendwann alle durchhaben könnte: Es gibt ständig neue. Die sind zwar nie neu, aber sie werden so präsentiert, als ob.

Das Dummehoffnungssyndrom ist, ganz nebenbei, auch beziehungstechnisch unschön. Während der Phase der reduzierten Lebensmittelzufuhr kommt es zu verstärkten emotionalen Belastungen, Einschränkungen der Konzentrationsfähigkeit und Gereiztheit. Nach dem Scheitern dann noch wochenlanger Frust. Versetzen Sie sich in die Lage eines Lebenspartners, der die Unausstehlichkeit eines Diätextremisten wieder und wieder über sich ergehen lassen muss, ohne dass sich tatsächlich irgendetwas ändert.

Das Dummehoffnungssyndrom speist sich aber auch aus einem Suchtfaktor. Der Seriendiätist durchwandert zu Beginn jeder neuen Diät nämlich immer ein emotionales Hochdruckgebiet. Da ist zunächst die Euphorie, es jetzt endlich anzupacken. Diese Euphorie ist schon da, bevor es losgeht. Dann kommen in den ersten Tagen ein paar schnelle Erfolge. Die Euphorie steigt. Hinzu kommen Komplimente von außen. Da springt natürlich gleich die Korrelationsmaschine im Hirn an: Diät = Komplimente! Wenn es dann bergab geht, geht das meist eher unbemerkt, und es kommt ja auch keiner und sagt: *Mann, jetzt wirst du aber doch wieder fett, was?* Im Kopf bleibt also nur die Erinnerung an die ganzen tollen Gefühle, die mit dem Beginn einer Diät zusammenhängen. Die werden zwar hinterher teuer bezahlt, aber das ist halt hinterher. Dabei ist Hoffnung an sich eine gute Sache. Wenn Sie sich auf tatsächlich erreichbare Ziele richtet. In Untersuchungen zeigt sich immer wieder, dass Optimismus und Hoffnung helfen, erreichbare Ziele auch tatsächlich zu erreichen.[96] Die Betonung liegt aber auf *erreichbare Ziele*. Wie wäre es also damit, das Dummehoffnungssyndrom durch die Schlauehoffnungitis zu ersetzen? Sie dürfen natürlich die Hoffnung haben, sich schon in sehr kurzer Zeit besser ernähren zu können. Wenn Sie in Zukunft Ihre Nudeln immer halbe/halbe mischen, das heißt zur Hälfte Vollkornnudeln untermischen, dann tun Sie etwas hochgradig Relevantes für Ihr Leben. Jede kleine Umstellung, die Sie auf Dauer in Ihr Leben einbauen, ist ein Sieg, der Ihre Hoffnung auf weitere Siege nähren darf und sollte. Wie weit gehen Ihre Hoffnungen? Und wenn Sie in Ruhe darüber nachdenken: Ist es wirklich so schlimm, bloß realistische Hoffnungen zu haben?

## Die Todesstatistik

Lassen Sie uns nun einen Blick in die Erfolgsstatistiken von Diäten werfen. Und zwar einen sehr langfristigen Blick. Schon vor über 30 Jahren kamen David Garner und Susan Wooley zu dem Ergebnis, dass die meisten Diäten dem Untergang geweiht sind.[97] Vor über 25 Jahren folgerten Todd Heatherton und Kollegen, dass Diäten notorisch ineffektiv sind.[98] Aber das ist ja alles lange her. Es muss doch besser geworden sein! Muss es? Alison Fildes und Kollegen haben die Daten von 76.704 adipösen Männern und 99.791 Frauen über einen Zeitraum von maximal neun Jahren verfolgt.[99] Von den Männern schafften es 1.283, auf Normalgewicht zu kommen, was 1,6 Prozent entspricht. Bei den Frauen schafften es 2,2 Prozent. Nach Durchsicht der Literatur kommen die Autoren zu dem Ergebnis, dass ein reines Gewichtsmanagement kaum erfolgreich ist und Anfangserfolge nicht gehalten werden. Diese Studie ist 2015 veröffentlicht worden. Wir können uns die Jahreszahlen also langsam schenken – Diäten haben nie funktioniert, und sie tun es auch heute nicht.

Morten Nordmo, Yngvild Danielsen und Madnus Nordmo haben die Studien zur Gewichtsreduktionswirkung zusammenfassend betrachtet.[100] Dabei haben sie aus einer riesigen Anzahl von Studien gerade einmal acht Studien identifiziert, die den angelegten, sehr strengen Kriterien wissenschaftlicher Schlussfolgerungen genügten. Ergebnis: Gewichtsreduktion ist nur in geringem Maße gelungen, und Anfangserfolge können nicht gehalten werden. Den letzten Satz haben Sie in etwa so schon einmal gelesen, oder?

Kerstin Bauer und Kollegen kommen auf den ersten Blick zu etwas besseren Zahlen, sie finden in ihrer Studienübersicht Gewichtsverluste von 4–5 Prozent.[101] Die meisten der Studien vergleichen den Gewichtseffekt aber nur über einen Zeitraum von sechs Monaten, was die langfristigen Effekte eben gerade nicht erkennen lässt. James Anderson und Kollegen klären die Langfristperspektive recht eindeutig.[102] Demnach bleiben von anfänglichen Gewichtsverlusten von zehn Kilo nach fünf Jahren noch 300 Gramm über. Haben Sie Lust, sich mit dem Standarddiätansatz ein halbes Jahr zu quälen, um in fünf Jahren 300 Gramm weniger zu wiegen?

Rena Wing und Suzanne Phelan gehören zu den wenigen, die eine etwas positivere Bilanz von Diäten ziehen. Sie kommen zu dem Ergebnis, dass es immerhin 20 Prozent der Übergewichtigen schaffen, eine Gewichtsreduktion von 10 Prozent über wenigstens ein Jahr zu halten.[103] Die Studie der beiden Autorinnen ist aber vor allem deswegen interessant, weil sie Einblicke in die Erfolgsstrategien derjenigen gewährt, die ihr reduziertes Gewicht halten. Dazu gehört, dass diese Menschen berichten, sich im Schnitt eine Stunde pro Tag körperlich zu betätigen (ach, Bewegung hilft, wer hätte das denn gedacht!?), dass sie regelmäßig frühstücken (zum Timing des Essens kommen wir später noch, das ist enorm wichtig!) und dass sie regelmäßige Essenszeiten haben, die sie auch am Wochenende einhalten (auch zu Gewohnheiten kommen wir noch, auch die sind enorm wichtig!). Was die Studie von Rena Wing und Suzanne Phelan Ihnen und mir wirklich sagt, liegt auf der Hand: Es ist nicht das Essen, das den Unterschied macht, und es ist schon gar nicht die Diät, es ist der Lebensstil, es sind Bewegung und Gewohnheiten. Und wie wir gleich noch sehen werden, ist es ganz voran das Denken. Und dabei die Frage, worum es eigentlich gehen sollte.

Nun könnten wir hier einfach aufhören mit der Erkenntnis, dass Diäten nicht funktionieren. Die Bilanz von Diäten ist aber noch sehr viel schlechter, als einfach nur nicht zu funktionieren. Bitte vergeben Sie mir, wenn ich da noch weiter draufhaue. Aber wenn dieses Buch hier keinen anderen Effekt hat als den, Sie von künftigen Diätversuchen abzuhalten, dann habe ich einen großartigen Job gemacht.

Sehen wir uns also noch ein paar Studien an, die etwas tiefer gebohrt haben. Da Diäten in der Regel kurzfristig funktionieren, das Gewicht dann aber wieder aufgeholt wird, kommt es zu Gewichtsachterbahnfahrten. Bei Menschen, die solche Zyklen mehrfach durchlaufen, wird die Achterbahnfahrt zur Lebensbeschreibung. Das Achterbahnfahren ist aber gesundheitlich mehr als problematisch, da es diverse Erkrankungen fördert und das Sterblichkeitsrisiko erhöht.[104] Mit der Häufigkeit von Diäten steigt zudem die Unzufriedenheit mit dem eigenen Körper, und die Depressionen nehmen zu.[105] Die Selbstachtung geht dabei dann auch noch in den Keller, weil das ständige Scheitern als persönliches Versagen erlebt wird.

Janet Polivy und Peter Herman fassen eine Reihe von Befunden zusammen, die etwas dazu sagen, welche Verhaltensweisen Menschen tatsächlich an den Tag legen, die sich selbst strenge Essensregeln auferlegen.[106] Wenn die dann einmal nur eine Kleinigkeit über dem Kalorienlimit gelegen haben oder etwas gegessen haben, was sie nicht essen wollten, kommt es unter Umständen gleich zu Fressattacken. Sogar der Gedanke, man würde vielleicht später einmal zu viel essen, kann bereits die unmittelbare Fressattacke auslösen. Die Selbstkontrolle bricht ebenfalls regelmäßig zusammen, wenn man gestresst ist, etwas getrunken hat oder sich stark auf eine Herausforderung konzentrieren muss.

Vor allem die, die immer wieder über strenge Formen der Selbstkontrolle versuchen, sich selbst im Griff zu behalten, scheinen immer anfälliger für Kontrollverluste zu werden.

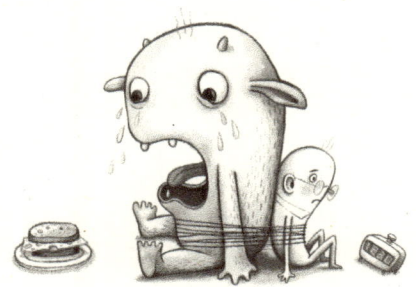

In den Diätstudien zeigt sich noch ein anderes Problem. Nicht nur bei Teenagern, sondern auch bei Erwachsenen erhöhen rein kalorienbeschränkte Diäten das Risiko der Entwicklung von Essstörungen. Vor allem sehr rigide, absolute Essverbote fördern Essstörungen. Auch dürften sehr rigide Essensregeln das Gespür für richtiges Essverhalten sabotieren, wie Tracy Tylka, Rachel Calogero und Sigrun Danielsdottir argumentieren.[107] Das ist wenig verwunderlich, wenn man seine Gedanken immer auf den äußeren Feind, also das Lebensmittel, richtet, statt sich auf Gefühle von Wohlgeschmack, aber auch Sättigung zu konzentrieren. Das wird noch verschärft für Menschen, die ohnehin sehr unflexibel denken und sich selbst, andere sowie Sachverhalte grundsätzlich in Schubladen stecken. Vor allem sehr strikte Vorstellungen davon, wie ein Körper auszusehen hat, sind ein ernst zu nehmender Risikofaktor bei der Entstehung von Essstörungen, wie Emily Sandoz und Kollegen zeigen.[108]

Über die Studie von De Witt Huberts und Kollegen muss ich Ihnen überhaupt nichts erzählen, da der Titel der Studie bereits alles sagt: »Doppelter Ärger: Kalorienbeschränkte Esser essen nicht weniger, fühlen sich aber schlechter«.[109] Das Auferlegen von Selbstkasteiungen führt nicht dazu, dass man weniger isst, es führt nur zu zusätzlichen Schuldgefühlen, wenn man mal wieder gegen die eigenen Gesetze verstoßen hat.

Und nur für den Fall, dass Sie sich daran erinnern, dass Sie jemanden kennen, der das mit der strengen Diät doch durchgehalten hat: Das ist eine Fehlwahrnehmung, die Ihnen die Verhaltensökonomie als Verfügbarkeitsheuristik erklären kann. Die strengen Beschränkungen und das Kalorienzählen funktionieren ein paar Tage, bei manchen auch ein paar Wochen. Nur in dieser Zeit reden die betreffenden Menschen aber darüber. Niemand erzählt Ihnen dann mit dem gleichen Enthusiasmus, wie er jetzt gerade mit dem Kalorienzählen voll gegen die Wand gefahren ist und sich stattdessen den Fressattacken hingegeben hat. Ihr Gehirn glaubt also gegebenenfalls nur deswegen an die Sinnhaftigkeit des Kalorienzählens, weil es sich nur an Geschichten aus der kurzen Erfolgszeit erinnern kann. Geschichten aus der langen Zeit des Scheiterns sind für Ihre Erinnerung nicht verfügbar, weil die nicht erzählt werden. Würden die erzählt, könnten sämtliche Anbieter von Kalorienzählprogrammen ihre Buden in drei Tagen dichtmachen.

Paula Helena Dayan und Kollegen diskutieren mögliche Umstellungen des Körpers als Reaktion auf Diäten.[110] Insbesondere das schnelle Abnehmen kann demnach dazu führen, dass sich der Stoffwechsel des Körpers umstellt. Er geht dann in eine Art Sparprogramm und verbraucht darin auch im Ruhemodus weniger Energie. Das Problem: Nach einer solchen Umstellung stellt der Körper eventuell nie wieder zurück. Mit der Folge, dass die Betroffenen dann den Rest ihres Lebens weniger essen müssen als vorher, nur um das Gewicht zu halten. Klingt für mich auch nicht nach einer tollen Idee. In einer Untersuchung von 14 Teilnehmern eines Fernsehwettkampfs zum Abnehmen hatten 13 Teilnehmer den größten Teil ihrer während der Show verlorenen Pfunde nach sechs Jahren wieder zugelegt. Viel schlimmer aber noch: Wie Erin Fothergill und Kollegen herausfanden, hatte sich ihr Kalorienverbrauch im Ruhezustand um 500 kcal pro Tag reduziert.[111] Und das eben auch noch sechs Jahre nach dem Wettkampf. Einmal drastisch abnehmen heißt dann, dauerhaft weniger essen müssen, nur um das Gewicht zu halten. Wer vorher vielleicht mit täglich 2.300 kcal das Gewicht gehalten hat, darf dann plötzlich nur noch 1.800 kcal pro Tag essen, um das gleiche Ziel zu erreichen. Und das vielleicht lebenslänglich. Macht Ihnen das Lust auf Blitzdiäten?

Dieses Prinzip, dass sich der Körper wehrt, wenn man ihm einfach in Nacht-und-Nebel-Aktionen Fettreserven klaut (ja: Ihr Viech betrachtet das nicht als lästige Polster, sondern als Reserven für die kommende Eiszeit!), gilt wohl auch über Blitzdiäten hinaus. So kommen Samuel Klein und Kollegen zunächst zu dem Befund, dass Fettabsaugungen keinerlei Stoffwechselverbesserungen bewirken.[112] Es kommt aber noch schlimmer: Auf Fettabsaugungen reagiert der Körper durch die zusätzliche Bildung von viszeralem Fett. So das Ergebnis einer Studie von Fabiana Benatti und Kollegen aus 2012. Viszerales Fett? Das ist das gesundheitlich besonders problematische Fett, das sich im Inneren des Körpers ansammelt und sich um unsere Organe legt. Der Tausch ist also: Das gesundheitlich eher unproblematische Fett unter der Haut wird abgesaugt, und dafür legt sich der Körper eine zusätzliche Schicht Krankheitsfett zu. Herz-Kreislauf-Erkrankungen und erhöhtes Diabetesrisiko sind nur einige der Krankheiten, die das viszerale Fett im Schlepptau hat.

Was bedeutet es zusammengenommen, dass der Körper auf Blitzdiäten und Fettabsaugungen durch derartige Gegenmaßnahmen reagiert, warum tut er das? Nun, er will überleben! Ihr Körper weiß nicht, dass Sie ihm absichtlich Kalorien stehlen. Er geht stattdessen davon aus, dass der Kalorienmangel wohl jetzt das ist, womit er langfristig klarkommen muss. Janet Polivy und Peter Herman gehen noch einen Schritt weiter: Durch wiederholte Diäten trainiert man die Überlebenstechniken des Körpers.[113] Nach jeder Diät hat der Körper gelernt, mit noch weniger Kalorien auszukommen. Nach jeder Diät wird es also noch schwieriger, das Gewicht zu halten, weil der Körper noch genügsamer geworden ist. Im Endeffekt sind es dann die Diäten, die das Übergewicht direkt selbst produzieren.

Nun kann man Gegenmaßnahmen ergreifen. Fabiana Benatti und Kollegen zeigen nämlich auch auf, was man tun kann, um nach einer Fettabsaugung die Neubildung von viszeralem Fett zu verhindern: Bewegen!

Das ist wirklich eine Krux mit der Bewegung, nicht wahr? Da hat uns die Evolution über Millionen von Jahren Muskeln gegeben, und dann zeigt sich plötzlich, dass es doch tatsächlich auch gut ist, die zu benutzen. Das macht einen sprachlos und demütig ob der Tiefe dieser Erkenntnis. Wo wären wir heute ohne Studien wie der von Frau Benatti und den vielen anderen, die zu demselben verblüffenden Ergebnis gekommen sind? Und hätten Sie vorher gewusst, dass Bewegung sogar Energie verbraucht und nicht nur Kalorien? Seit mir das klar geworden ist, weiß ich endlich, wieso ich nach langen Autofahrten immer tanken muss!

Ich möchte Ihnen an dieser Stelle gleich noch das Ergebnis einer Studie vorstellen, die ich nicht gemacht habe, deren Ergebnis ich Ihnen aber trotzdem mitteilen kann und auch mitteilen muss. Also: Bei einer Fettabsaugung wird subkutanes Fett abgesaugt, also gesundheitlich unproblematisches Fett unter der Haut. Um dann zu verhindern, dass sich gesundheitlich gefährliches viszerales Fett bildet, muss man sich viel bewegen. So weit also Frau Benatti und Kollegen. Gemäß den Ergebnissen der von mir soeben *nicht* durchgeführten Studie ist es aber auch so, dass die Bewegung vor der Fettabsaugung die Entstehung von subkutanem Fett verhindert, man dann also gar kein Fett hat, was man absaugen könnte. Und dieses Ergebnis habe ich, wie gesagt, ohne Studie und, man höre und staune, sogar ohne Kollegen erzielt. Beeindruckend, nicht wahr? Machen Sie doch jetzt selbst gleich mal *keine* Studie, in der Sie nachweisen, dass viel Bewegung und frische Luft gut für Herz und Kreislauf sind. Falls Ihnen das zu simpel ist, unterlassen Sie morgen früh mit Ihren Kollegen im Büro einfach eine Studie zu dem Thema, dass Kekse zu den Besprechungen schlecht für den Insulinhaushalt sind.

# Scharlatane!

Die Diätbranche ist ziemlich rentabel. Da jeder schlank sein will, das in einer Welt des Überflusses aber nicht einfach ist, gibt es einen riesigen Bedarf für schnelle, wirksame Lösungen. Die wiederum gibt es zwar nicht, aber der Bedarf ist trotzdem da. Und wo eine Nachfrage ist, da entsteht auch ein Angebot. Nein, nicht ein Angebot, sondern Tausende. Dabei reichen die Diätangebote von augenzwinkerndem Unfug bis hin zu vorsätzlicher Körperverletzung.

Wie aber erkennt man Scharlatane? Nun, zumindest die explizit Kriminellen erkennt man daran, dass die Menschen erzählen, man könnte Krebs allein dadurch heilen, dass man dreimal täglich 24 Gramm Blaubeeren mit getrocknetem Goji-Beeren-Pulver aus Kathmandu zu sich nimmt. Das Pulver kann man für günstige 129 Euro pro 25-Gramm-Beutel online bestellen. Ob das dann Blaubeeren mit Goji-Beeren-Pulver sind oder irgendein anderer Unsinn, sei dahingestellt. Ebenfalls in die Kategorie Körperverletzung fallen die Diätangebote, bei denen man irgendwelche Fragebogen ausfüllen soll, um dann gesagt zu bekommen, dass man keinerlei Fette mehr zu sich nehmen dürfe. Oder keine Haferflocken, keine Eier und auf gar keinen Fall Essig. Also immer dann, wenn Ihnen außerhalb echter medizinischer Diagnosen irgendwelche Pseudoexperten sagen, Sie dürften bestimmte Arten von Nährstoffen überhaupt nicht mehr zu sich nehmen, haben Sie es mit Scharlatanen zu tun.

Ihr Humbugradar sollte auch auf Dauerpiepton gehen, wenn man Ihnen erzählt, Sie könnten über längere Frist mehr als ein halbes Kilo pro Woche abnehmen. Diese ganzen 5-Kilo-in-5-Tagen-Konzepte sind Stuss. Gerade Frauenmagazine verkaufen äußere Veränderungen von der neuen Frisur bis zur neuen Figur als Möglichkeiten, das ganze Leben zu verändern.[114] Abnehmen wird dabei genauso dargestellt wie die neue Frisur, also muss auch beides gleich simpel sein. Hüftgold zu entfernen, geht in den Zeitschriften genauso schnell wie die Entfernung von Nagellack.

Die ganze Diätbranche lockt mit leuchtenden Versprechungen, die natürlich nie eingehalten werden. Ist die Motte erst ins Licht geflogen und merkt nicht, dass das nicht der Mond, sondern bloß eine frisierte Straßenlaterne ist, hängt sie eben fest. Vielleicht lebenslang. Die kann man dann immer wieder anzapfen, ihr das Geld aus der Tasche ziehen und dabei ihre Psyche in den Mülleimer treten. Wenn man sich fragt, warum die Opfer nicht schlauer werden und es irgendwann lassen, so findet man auch dafür gute Gründe. Menschen, die mit Diäten scheitern, geben sich dafür üblicherweise selbst die Schuld – es hätte eben an Anstrengung und Willenskraft gefehlt. Am Anfang hat es ja schließlich kleine Erfolge gegeben. Diese Anfangserfolge führen dann zu der Vermutung, dass das Diätkonzept selbst richtig sein muss, da man damit ja offensichtlich erfolgreich sein kann. Also verdammt man sich selbst und nimmt sich vor, es beim nächsten Mal besser zu machen. Auf die Idee, dass das Diätkonzept an der langfristigen Realität des eigenen Körpers und der eigenen Psyche vorbeigeht, kommt man gar nicht erst. Unrealistische Erwartungen wachsen eben nicht nur auf unserem eigenen Mist, sie werden uns auch ständig medial in die Hirne geblasen, wo sie sich dann festsetzen und wuchern. Ziehen Sie sich aus der Welt der Negativinformationen zurück! Dazu gehört ganz zentral auch die Werbewelt. Und dazu gehört das grotesk genormte Schlankheitsbild, das uns in Zeitschriften, Fernsehen, Kino und auf Werbeplakaten um die Ohren gehauen wird.

In die Mülltonne können Sie auch alles schmeißen, bei dem Ihnen erzählt wird, Sie müssten nur tonnenweise irgendwelche Fettverbrenner essen. Es gibt keine Lebensmittel mit negativen Kalorien. Bestimmte Lebensmittel regen den Stoffwechsel an, so weit, so gut. Dass Sie aber ruckzuck abnehmen, wenn Sie 20 Kilo Fettverbrenner pro Tag essen, ist kompletter Humbug. Mal ganz abgesehen davon, dass jede Form einseitiger Ernährung schädlich wäre, selbst wenn diese Ernährung aus echten Fettverbrennern bestünde, würde es die denn geben. Ebenfalls in den Alarmmodus sollte Ihre Wünschelrute gehen, wenn man Ihnen erzählt, Sie bräuchten zusätzlich zu Ihrer Ernährung noch diese günstigen Pillen und Pülverchen, die nur 39,90 Euro für die Wochenration kosten.

## Meine Idee gehört mir!

Verhaltensökonomen haben ein erstaunliches Phänomen entdeckt: Dinge, die sich in unserem Besitz befinden, erscheinen uns wertvoller als identische Dinge, die anderen gehören und die wir deswegen erst kaufen müssten, wollten wir sie besitzen. Dieses Phänomen bezeichnet man als den Besitztumseffekt. Wie aber kann man diesen Effekt experimentell nachweisen?

In einem berühmten Experiment haben Daniel Kahneman, Jack Knetsch und Richard Thaler ihre Studierenden in zwei Gruppen aufgeteilt: Die eine Hälfte bekam eine Kaffeetasse mit dem Logo der Uni geschenkt, die andere Hälfte bekam nichts.[115] Wer eine Tasse geschenkt bekam und wer nicht, war rein zufällig. Anschließend wurden die, die eine Tasse geschenkt bekommen hatten, gefragt, für welchen Preis sie diese verkaufen würden. Durchschnittsantwort: 5,25 US-Dollar. Die, die keine geschenkt bekommen hatten, wurden gefragt, für welchen Preis sie eine Tasse kaufen würden. Durchschnittsantwort: 2,25 US-Dollar. In dem Augenblick, in dem die Tasse in den Besitz der glücklichen Tassengewinner übergegangen ist, hat sich der Wert der Tasse offensichtlich mehr als verdoppelt. Etwas, für das man keine drei Dollar ausgeben würde, würde man plötzlich nicht mehr für fünf verkaufen. Das ist der Besitztumseffekt. Nun reden wir hier ja auch immer wieder über die Evolution. Tatsächlich gibt es auch eine evolutorische Erklärung dafür, warum es vorteilhaft sein kann, wenn man dem Besitztumseffekt erliegt. Huck und Kollegen argumentieren, dass Menschen mit Besitztumseffekt härter verhandeln, wenn es um das Tauschen geht.[116] Mehr herauszuschlagen war – nicht nur – in der Zeit der Jäger und Sammler ein Überlebensvorteil.

Reb und Conolly ziehen auf Basis ihres Experiments die Schlussfolgerung, dass der Besitztumseffekt tatsächlich erst entsteht, wenn wir Dinge physisch in Besitz nehmen, also körperlich berühren.[117] Schenkt man uns also eine Tasse, die noch in irgendeinem Regal steht und die wir noch gar nicht in den Händen gehalten haben, sind wir bereit, diese Tasse relativ billig zu verkaufen. Haben wir sie aber erst einmal angefasst, sind wir nur noch zu höheren Preisen bereit, sie zu verkaufen.

Eine Erklärung des Besitztumseffekts wird darin gesehen, dass Dinge, die wir in Besitz nehmen, zu einem Teil von uns werden. Carey Morewedge und Colleen Gilblin liefern eine Übersicht über die diesbezüglichen Argumente.[118] So zeigt sich, dass der Besitztumseffekt größer wird, je länger wir Dinge in Besitz haben. Wundern Sie sich also nicht zu sehr, dass Sie so an dem ganzen alten Krempel in Ihrem Keller hängen, den Ihre Mitmenschen für Schrott halten! Wenn wir Dinge berühren und sie dann irgendwie zu einem Teil von uns werden, werden sie allein dadurch wertvoller. Denn da wir uns selbst in der Regel für wertvoll halten, ist auch alles, was zu uns gehört, wertvoll. So zeigt sich denn auch umgekehrt, dass wir bei Dingen, die mit negativen Assoziationen behaftet sind, keinen Besitztumseffekt verspüren. Schließlich kann es auch sein, dass wir eine emotionale Beziehung zu Dingen aufbauen. Wenn wir unsere Autos loben, weil die uns heil aus Spanien nach Hause gebracht haben, dann sind das eben echte Freunde, die man nicht verramscht. Es zeigt sich ebenfalls, dass sich Menschen spontan an mehr positive Eigenschaften von Gütern erinnern, die sie besitzen, im Vergleich zu denen, die sie nicht besitzen. Nach einem Vergleich verschiedener Erklärungen für den Besitztumseffekt kommen Sara Dommer und Vanitha Swaminathan zu dem Schluss, dass die in diesem Absatz vorgestellte Kopplung des Besitzes an das Ich tatsächlich die beste Erklärung für den Effekt liefert.[119]

Was das alles mit Diäten zu tun hat? Nun, das lässt sich schnell erzählen. Denn der Besitztumseffekt dürfte sich eben keineswegs nur auf Gegenstände beschränken, sondern er dürfte sich auch auf Ideen beziehen, wie unter anderen Annie Duke argumentiert.[120] In dem Augenblick, in dem sich Menschen eine Idee zu eigen machen, bekommt diese Idee einen Wert, den sie vorher nicht hatte und der auch nicht den wahren Wert der Idee widerspiegelt. Nun stellen Sie sich einfach weltweit Millionen von Menschen vor, die sich die Idee zu eigen gemacht haben, Gewichtsprobleme seien am besten durch Diäten zu lösen. Ein Außerirdischer, der von der Diätidee noch nie etwas gehört hat, würde sich nach der Landung auf der Erde in die nächste Universitätsbibliothek setzen und sich die Befunde ansehen. Danach würde er keinen Pfifferling mehr für die Idee der Diät hergeben. Die Millionen Menschen rund um den Globus hingegen, denen diese Idee lieb und teuer geworden ist, die würden sich nicht für alles Gold der Welt davon trennen. Die sind, vielleicht schon seit Jahrzehnten, mit dieser Idee verheiratet oder beten sie gar an wie ein Götzenbild.

Dieses Götzenbild wird natürlich nicht nur innerlich im luftleeren Raum erzeugt, es wird zudem ständig öffentlich befeuert. Wenn überall dauernd von »Normalgewicht« oder gar »Idealgewicht« gefaselt wird, dann klebt dem »Übergewicht« natürlich der Makel des Abnormen an. Wie Kasuen Mauldin und Kollegen treffend ausführen, wird die Körpergewichtsdebatte von absurden, manipulativen und beleidigenden Begrifflichkeiten beherrscht.[121] Was ein »Normalgewicht« ist, hängt lediglich vom Maßstab ab, der letztendlich jedoch beliebig ist. »Über«-gewichtige, die sich viel bewegen, haben in der Regel weder höhere Krankheits- noch Sterblichkeitsrisiken, sie sind keine schlechteren Lebenspartner und auch keine schlechteren Eltern oder Freunde. Daneben wird in der Debatte unterstellt, das Gewicht sei allein unter Kontrolle des Einzelnen, was dezidiert ebenfalls so nicht stimmt. Wer zum Beispiel in Schichtarbeit tätig ist, wirft seinen Stoffwechsel zwangsweise ununterbrochen in die Achterbahn, was natürlich negative Effekte auch auf das Gewicht hat. Der zudem ständig erhobene Vorschlag, Übergewichtige sollten zügig abnehmen, um gesünder zu werden, grenzt angesichts der tatsächlichen Studienergebnisse an vorsätzliche Körperverletzung. Mal ganz abgesehen davon, dass die Umsetzung in der Praxis ohnehin nicht funktioniert. Mein Vorschlag lautet daher: Lassen Sie die Diätidee ihrer Wege ziehen, halten Sie sie nicht mehr fest.

## Gefühlsorakel

Prognosen sind immer dann besonders schwierig, wenn sie sich auf die Zukunft beziehen. Das gilt nicht nur für politische Prognosen, das gilt auch für die Prognose der eigenen zukünftigen Ernährung. Betrachten wir dazu einfach mal das Lebensmittel XXX. Setzen Sie für XXX bitte ein Lebensmittel ein, von dem Sie a) gehört haben, dass es gesund ist, das Sie b) noch nie probiert haben und das Sie c) irgendwie schon mal vorab eklig finden. Lassen Sie uns hier zudem annehmen, dass Sie geröstete Heuschrecken nicht wirklich verlockend finden. Welche Rolle werden die kleinen Hüpfer dann wohl in Ihrer zukünftigen Ernährung spielen? Vermutlich keine, da Sie die ja nie probieren. Das mögliche Problem dabei ist, dass Sie ja nur vermuten, dass Sie keine Heuschrecken mögen, das aber nicht wissen. Lassen Sie uns das einmal ein wenig genauer unter die Lupe nehmen und schauen, wie gut wir in der Lage sind, unsere Gefühlsreaktionen auf künftige Ereignisse oder Erfahrungen vorauszusehen.

Beginnen wir unsere Reise einmal mit der Schwierigkeit, das Lebensglück an einem neuen Wohnort im Vorhinein korrekt zu prognostizieren. Sehen wir uns dazu eine Lotterie von Wohnheimplätzen an. Hierbei wurden Studierende, die sich um Wohnheimplätze beworben haben, gebeten, vorab anzugeben, wie glücklich sie sich fühlen würden, wenn sie a) einen der beliebtesten Plätze oder b) einen der weniger beliebten Plätze bekommen. Da die beliebten Plätze nicht für alle reichten, wurden die Plätze zugelost. Nachdem die Studierenden eingezogen waren, hat man sie wieder befragt. Und zwar danach, wie glücklich sie nun tatsächlich mit ihren Plätzen sind. Dabei zeigte sich ein erstaunliches Bild. Diejenigen, die einen der beliebtesten Plätze bekommen haben, waren etwas weniger glücklich damit, als sie erwartet hatten. Diejenigen aber, die einen der weniger beliebten Plätze bekommen haben, waren damit deutlich glücklicher, als sie erwartet hatten. Und das absolut Faszinierende an der Studie ist: Beide Gruppen waren am Ende gleich glücklich. Für das tatsächliche Glück spielte es also gar keine Rolle, ob man einen der beliebten oder der weniger beliebten Wohnheimplätze bekommen hat. So weit also das Ergebnis einer Studie von Elizabeth Dunn, Timothy Wilson und Daniel Gilbert.[122]

In den Studien von Sanna und Schwarz und von Sevdalis und Harvey wurde jeweils untersucht, welche Freude Studierende nach guten oder schlechten Prüfungsleistungen empfunden haben.[123] Das wurde dann wieder verglichen mit den zuvor von den Studierenden abgegebenen Prognosen. Das Ergebnis zeigt wie oben: Das Glück des Erfolgs wird überschätzt, genauso wie das Unglück des Misserfolgs.

Menschen, die politischen Wahlen entgegenfiebern, erleben dasselbe Phänomen. Gewinnt der eigene Favorit, ist die Freude schnell verflogen, verliert er, ist der Frust schnell abgehakt.[124] Auch der Sieg der eigenen Fußballmannschaft macht nicht so glücklich, wie man vorher glaubt, wie Dolan und Metcalfe feststellen.[125] Selbst triviale Dinge wie das Pendeln zum Arbeitsplatz werden falsch eingeschätzt. Nach David Comersfords Studie überschätzen Menschen, die mit dem Auto pendeln, das Frustpotenzial des öffentlichen Nahverkehrs.[126] Menschen, die mit dem Bus fahren, überschätzen hingegen die Freude des Autofahrens.

Kent Lam und Kollegen bringen es zusammenfassend so auf den Punkt: Menschen sind oft weniger glücklich als erwartet, nachdem es gut gelaufen ist, und weniger unglücklich als erwartet, wenn etwas schlecht gelaufen ist.[127] Fehler bei der Prognose künftiger Gefühle können sich sowohl auf die Dauer der Gefühle beziehen als auch auf die Intensität der Gefühle, wie Wilson und Gilbert bemerken.[128] In der Realität, so dieselben Autoren in einem anderen Aufsatz, wären Gefühle oft weniger stark als angenommen und würden auch schneller enden als vermutet.[129]

Machen Lottogewinne glücklich? Auch hier stimmen tatsächliches Lebensglück und prognostiziertes Lebensglück keineswegs überein. Die bis heute berühmteste Studie in diesem Bereich ist die von Brickman und Kollegen aus dem Jahr 1978.[130] Brickman stellte dabei fest, dass Lottogewinner nicht glücklicher waren als die Mitglieder einer Vergleichsgruppe. Sie waren nicht einmal glücklicher als Unfallopfer, die ebenfalls in die Studie einbezogen wurden. Teilweise verloren die Lottogewinner sogar die Freude an den einfachen Dingen des Alltags, die ihnen vorher Freude gemacht hatten. Viele weitere Studien kommen zu ähnlichen Ergebnissen, wonach ein Lottogewinn nicht das erhoffte Lebensglück bringt.[131] Gudrun Fleischer Eckblad und Anna Louise von der Lippe stellen in ihrer Stichprobe norwegischer Lottogewinner fest, dass diese nach dem Gewinn ihr Leben kaum ändern. Nach einer Durchsicht einer großen Anzahl von Studien zum Wohlbefinden kommen Paul Dolan, Tessa Peasgood und Mathew White zu dem Ergebnis, dass Gesundheit, Glück in der

Partnerschaft und befriedigende Sozialkontakte ohnehin deutlich wichtiger sind als Geld.[132]

Tatsächlich ist Geld nicht nur weniger wichtig, es kann durchaus auch zum Fluch werden. So berichten Sonja Nisslé und Tom Bschor über Fälle, in denen Menschen nach einem Lottogewinn mit Depressionen ins Krankenhaus eingeliefert werden mussten.[133] Die Sorge darüber, was mit dem Geld passieren soll und was sonst noch auf einen zukommt, war einfach zu viel. Larsson stellt treffend fest, dass Lottogewinner Angst davor haben, sich durch den Gewinn zu sehr zu verändern.[134] Das Beispiel von Jack Whittacker, der den 315-Millionen-US-Dollar-Jackpot der US-Powerball-Lotterie gewann und gegen Ende seines Lebens diesen Gewinn verfluchte, zeigt, dass derartige Ängste nicht völlig unbegründet sind. Zum Tod von Whittacker titelte die New York Times übersetzt etwa: »Der vom Schicksal verfolgte Jack Whittacker im Alter von 72 gestorben.«[135] Wenn wir begeistert auf solche Gewinne starren, übersehen wir leicht die Schattenseiten. Zum Beispiel, dass unsere Kinder nach dem Jackpot vielleicht nur noch mit Bodyguards zur Schule können und dort dann vermehrt von falschen Freunden umringt sein könnten. Vielleicht wenden sich auch unsere eigenen Freunde ab, weil denen der Trubel zu viel wird und sie zudem das Gefühl haben, da ohnehin nicht mehr mithalten zu können.

Lottogewinne sind dabei eine großartige Möglichkeit zu untersuchen, ob Wohlstand glücklich macht oder Glück zu Wohlstand führt. So kommen Peter Kuhn und Kollegen in ihrer Studie zunächst zu dem Ergebnis, dass wohlhabendere Menschen glücklicher sind als ärmere.[136] Was aber ist Ursache, und was ist Wirkung? Sind wohlhabendere Menschen glücklicher, weil sie wohlhabend sind, oder sind sie wohlhabend, weil sie glücklicher sind und deswegen anders agieren? Also etwa zuversichtlicher und mutiger? Nun, mit Lottogewinnen kann man das testen. Wenn Menschen, die im Lotto gewinnen, danach glücklicher werden, kann man folgern, dass Wohlstand zu Glück führt. Das passiert aber nicht, wie wir oben gesehen haben. Das lässt nur die Schlussfolgerung zu, dass es viel eher das Glück ist, das zu Wohlstand führt. Jedenfalls für die, die glücklich sind und reich werden wollen.

Nun habe ich Ihnen diese Lottostudien natürlich nicht vorgestellt, weil ich Sie vom Lottospielen abhalten will. Sondern weil ich davon überzeugt bin, dass man daraus etwas wirklich Wichtiges lernen kann. Es ist keineswegs nur oder vor allem das Ergebnis unseres Handelns, was uns glücklich macht. Es ist mindestens genauso das Glücklichsein, das es uns erlaubt zu handeln. Wenn Sie morgen Ihren Traumkörper im Lotto gewinnen würden, würde Sie das vermutlich kein bisschen glücklicher machen. Sie hätten ein paar Monate später wieder den Körper, den Sie jetzt haben. Wenn Sie unbedingt einen anderen Körper haben wollen, dann sorgen Sie für mehr Lebensglück. Suchen Sie nach Dingen, Hobbys, Alltagsfreuden und vor allem nach anderen Menschen, die Sie glücklich machen. Dieses Glück führt Sie dann zu dem Körper, der zu Ihnen passt und der dann auch freiwillig Ihr Körper bleibt.

Warum liegen wir mit unseren Prognosen oft so daneben? Wenn wir Dinge prognostizieren, konzentrieren wir uns nur auf genau das zu prognostizierende Ereignis und dessen emotionale Folgen. Dabei übersehen wir aber geflissentlich, dass sich auch der Rest der Welt weiterdreht. Es wird nicht nur das zu prognostizierende Ereignis eintreten, sondern viele andere auch. Auch auf die müssen wir emotional reagieren. Und nach dem prognostizierten Ereignis geht das Leben ebenfalls einfach weiter und tischt uns neue Ereignisse auf, mit denen wir uns dann auseinandersetzen müssen. In Anlehnung an Daniel Kahneman lässt sich wohl feststellen, dass so ziemlich nichts im Leben die Bedeutung hat, an die man in dem Augenblick glaubt, in dem man darüber nachdenkt.[137]

Man spricht in diesem Kontext auch von der sogenannten Fokussierungsillusion, der Illusion also, dass nur das wichtig ist, worauf wir gerade unsere Aufmerksamkeit lenken. David Schkade und Daniel Kahnemann beschreiben in ihrem 1998 erschienenen Aufsatz zur Fokussierungsillusion, dass Menschen im Mittleren Westen der USA das Leben in Kalifornien attraktiver einschätzen, als Kalifornier es selbst tun. Auch hier dürfte eine Fokussierungsillusion am Werk sein. Denkt man an Kalifornien, konzentriert man sich in der Vorstellung auf Sonne, Ozean und Cocktails am

Strand. Dazu hört man sich dann noch Surfin' USA von den Beach Boys an. Dabei vergisst man aber geflissentlich, dass auch Menschen in Kalifornien morgens im Stau stehen, Darminfektionen kriegen, geschieden werden, nachts wegen der Hitze oft nicht schlafen können und alle 20 Jahre ihre Häuser nach dem Erdbeben wieder aufbauen müssen.

Für Menschen, die abnehmen wollen, ist die Fokussierungsillusion auch deshalb so bedauerlich, weil man beim ständigen Starren auf die Zeiger der Waage andere Dinge übersieht. Man merkt dann vielleicht nicht, dass die Gelenke gestern weniger geschmerzt haben oder die Treppe irgendwie einfacher zu bewältigen war. Und man wählt überhaupt eine falsche Glücksstrategie. Wenn man sich erhofft, dass die Freude über den schlankeren Körper ewig währt, dann endet das immer in der Enttäuschung. Denn Emotionen reagieren auf Veränderungen. Das, was jeden Tag da ist, löst bald keine Emotionen mehr aus. Von daher ist der Rat, den Weg als Ziel zu betrachten, ein sehr guter Rat. Wenn Sie Ihre Ernährung wirklich umbauen, gehen Sie den Fehlprognosen aus dem Weg. Konzentrieren Sie sich auf die kleinen Freuden und Erfolge, die Sie jeden Tag erleben können, wenn Sie sich besser ernähren. Die tausend kleinen Freuden auf dem Weg hinterlassen in Ihrem Gehirn sehr viel mehr bleibende Gesamtfreude als die zwei Tage Euphorie nach Erreichen irgendeines Gewichtsziels. Schreiben Sie doch jetzt gleich mal alle möglichen Vorteile auf, die Sie bei genauer Hinsicht aus einer besseren Ernährung ziehen könnten!

Vielleicht finden Sie auch Ideen für Bilder. Mit einer besseren Ernährung geht eine bessere Gesundheit einher. Kleben Sie sich ein Bild auf Ihre Kühlschranktür, das für Sie Gesundheit und Wohlbefinden symbolisiert. Oder guten Schlaf, denn auch der verbessert sich durch bessere Ernährung. Schon allein dadurch stellen Sie sicher, dass Sie nicht ständig nur auf die Zeiger Ihrer Waage starren.

Nun gibt es da noch einen Bereich dieser ganzen emotionalen Vorhersagefehler, den ich Ihnen bisher verschwiegen habe. Der ist ein bisschen heikel, weil ich mit diesem Buch ja Ernährungsratschläge geben möchte und keine Beziehungsberatung. Aber verschweigen kann ich das

Folgende dennoch nicht. Es gibt nämlich auch Untersuchungen zu der Frage, wie unglücklich man ist, wenn man sich von seinem Lebenspartner trennt. Und da ist das Ergebnis: Menschen, die sich trennen, sind nach einer Trennung deutlich weniger unglücklich, als sie vorher erwartet haben. Dies geht jedenfalls aus der Studie von Daniel Gilbert und Kollegen aus 1998 hervor, der Studie von Paul Eastwick und Kollegen aus 2008 und der Studie von Jennifer Tomlinson und Kollegen aus 2010.[138]

Was das alles mit Ihrer Ernährung zu tun hat? Nun, ganz einfach: Wenn Sie sich eines Tages entschließen, den Ehering wegzuwerfen, mit dem Sie einst der Currywurst ewige Treue schworen, dann bedeutet das nicht ewiges, frustriertes Singledasein. Sie finden einen neuen Partner, der netter zu Ihnen ist. Und auch die Scheidung von hässlichen Diätfantasien tut nur sehr kurz weh, glauben Sie mir. Sex mit konstruktiveren Ideen ist viel befriedigender. Und beim Essen mit echten Zutaten, Gewürzen und Knuspereffekten werden Sie intensivere Orgasmen haben als mit der Currywurst. Haben Sie also keine Angst mehr vor der Trennung, es gibt ein Leben danach. Ein schöneres. Und falls Sie jetzt doch auf die Idee gekommen sind, sich tatsächlich scheiden zu lassen: Das war nicht meine Absicht, aber wenn's hilft ...

## Des vielen Scheiterns Fazit

Was können Sie aus diesem Kapitel mitnehmen? Nun, wie gesagt, Sie könnten sich zum Beispiel scheiden lassen. Entweder vom Lebenspartner oder von dummen Ideen, ganz wie Sie mögen und was mehr Lebensfreude bringt. Wie Kabarettist Rolf Miller einmal treffend bemerkte, sind Scheidungen so teuer, weil sie es wert sind. Die Scheidung von der Idee der Diät ist die intellektuelle Investition allemal wert. Sie brauchen dafür auch keinen Anwalt, setzen Sie die bekloppte Idee einfach vor die Tür. Die wird zwar immer wieder mal anklopfen, aber Sie müssen nicht aufmachen.

Halten wir also fest: Diäten bringen keinen Erfolg. Schlimmer, sie machen physisch krank, und sie machen unglücklich. Trotzdem sind Diäten wegen ihrer ganzen Versprechungen sehr attraktiv.

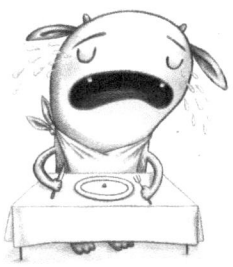

Drastische Diäten können den Stoffwechsel für den Rest des Lebens sabotieren. Finger weg! Und zählen Sie keine Kalorien, zählen Sie stattdessen die Anzahl guter Lebensmittel, die Sie essen. Planen Sie in jeder Ernährungsumstellung auch Raum für die gelegentlichen leckeren Sünden mit ein. Das ist nicht nur okay, es ist psychisch gesund, hält Sie viel besser auf Kurs und schadet Ihnen gesundheitlich überhaupt nicht. Wenn Sie in drei Monaten 15 Prozent mehr gesunde Lebensmittel essen, dann reduziert sich die Menge der ungesunden von allein, die müssen Sie also überhaupt nicht mitzählen.

Verweigern Sie sich einfach den Wahnvorstellungen der Diätbranche und dem Schlankheitsfundamentalismus der Medien. Um glücklich und gesund zu sein, müssen Sie keinen der genormten Hungerleiderkörper der Modebranche haben.

Sodann: Glauben Sie keine Geschichten über Diäterfolge. Solche Geschichten werden nur von Menschen in der kurzen Phase der Anfangserfolge erzählt. Diese Geschichten sind reiner Stuss. Es sind keine Lügen im klassischen Sinn, weil der Diätist sich seinen eigenen Humbug am Anfang der Diät ja selbst glaubt. Doch Diäten funktionieren ganz grundlegend nicht, weil sie uns Verhaltensweisen abverlangen, die fundamental gegen unsere physischen und psychischen Baupläne verstoßen.

# TIMING FÜR AUSGESCHLAFENE

»*Sehen Sie auf die Uhr, nicht auf die Waage!*« Das ist der vermutlich klügste Ratschlag, den je ein Mensch einem anderen Menschen zum Thema gesunde Ernährung und Abnehmen gegeben hat. Es ist der Titel eines wissenschaftlichen Fachaufsatzes von Kelli Vaughan und Julie Mattison, den man in jedem Ernährungsberatungsgespräch als ersten und wichtigsten Rat erteilen sollte.[139] Darin steckt die Weisheit von Jahrzehnten Ernährungsforschung, darin stecken Nobelpreise. Und darin steckt der Erhalt von Genuss und Lebensfreude. Dazu möchte ich Ihnen nun zwei Tricks vorstellen, für die Sie auf keine einzige Kalorie verzichten müssen.

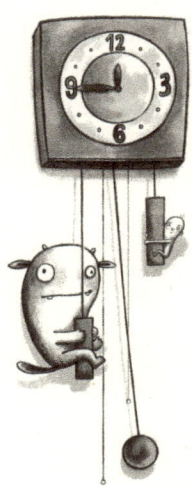

## Das Kurzschläferfett I

Es gibt eine Fettsorte, die nur auf eine Art hergestellt werden kann. Um die soll es jetzt gehen. Dazu machen wir einen kleinen Ausflug in Ihr Bett. Und in diesem sollten Sie ausreichend und gut schlafen.

Warum das? Nun, genug zu schlafen hat wirklich richtig feine Konsequenzen, weil Ihr Hirn im Schlaf wichtige Dinge tut.

Es ist nämlich keineswegs so inaktiv, wie man vielleicht meinen könnte.[140] Es räumt beispielsweise auf. Es schmeißt die irrelevanten Eindrücke des Tages in den Mülleimer des Vergessens und packt die wichtigen Dinge in die Langzeitregale der Erinnerung. Das macht Sie fit für neue Eindrücke, versetzt Ihr Hirn wieder in die Lage, richtig zu denken. Überhaupt macht Schlaf uns gesund und stark. »Das große Buch vom Schlaf« von Schlafforscher Matthew Walker trägt den Untertitel »Die enorme Bedeutung des Schlafs«. Und dieser Untertitel trägt den Untertitel »Beste Vorbeugung gegen Alzheimer, Krebs, Herzinfarkt und vieles mehr«.[141] Das sagt uns wohl schon einiges.

Aber zunächst wenden wir uns hier einem besonderen Phänomen zu. Nämlich dem Zusammenhang zwischen Schlafzeiten und Übergewicht. In den letzten Jahrzehnten hat weltweit eine Verkürzung der durchschnittlichen Schlafzeiten von Menschen stattgefunden. Gleichzeitig sind überall auf der Welt die Anteile der Menschen mit Gewichtsproblemen bis hin zu schweren Fällen von Adipositas gestiegen. Zufall? Wohl kaum!

Auch wenn es für das gleichzeitige Auftreten von Übergewicht und verkürztem Schlaf diverse Gründe geben dürfte, sind einige Zusammenhänge relativ offensichtlich. Ein Zusammenhang besteht für eine Gruppe von Menschen in Depressionen. Depressionen können eine enorme Vielzahl von Symptomen auslösen. Zu diesen möglichen Symptomen gehören Schlafstörungen genauso wie falsche Ernährung. Fang und Co-Autoren geben an, dass Schlafprobleme eine der häufigsten Folgen von Depressionen sind, wobei die Wirkungsrichtung auch umgekehrt laufen kann.[142] Bezüglich der Ernährung finden Gregory Privitera und Kollegen, dass Depressionen den Hang zu hochkalorischen Lebensmitteln fördern.[143]

Da auch Depressionen seit Jahrzehnten zunehmen, kann man plausibel annehmen, dass die Zahl der Personen mit den beiden Symptomen Schlafverkürzung/Übergewicht zugenommen hat. Das wäre ein Grund für einen Zusammenhang. Hier gäbe es allerdings keine Kausalbeziehung zwischen Schlafmangel und Übergewicht. Doch lassen Sie uns einen anderen Fall etwas näher ansehen, nämlich den Fall der kausalen Verursachung. Welche Gründe führen denn nun zu einer Verkürzung der Schlafzeiten? Die Gründe sind vielfältig, aber einige liegen auf der Hand. Dazu müssen wir uns nur nochmals den Unterschied zwischen der Säbelzahntigerzeit und heute ansehen. Die Menschen damals hatten kein elektrisches Licht und keine Unterhaltungselektronik. Sie hatten keine Jobs mit Nachtschichten. Die Kinder mussten nicht im Winter im Stockfinsteren mit der U-Bahn zur Schule fahren. Wenn es dunkel wurde, hat man sich schlafen gelegt, was blieb einem auch sonst übrig? Das ist heute alles anders. Es gibt technische und soziale Neuerungen, die zumindest weniger Schlaf möglich machen, für jeden, der meint, weniger schlafen zu wollen oder zu müssen. Die Nächte sind zudem nicht nur heller, sondern auch lauter geworden. Der Verkehrslärm reißt heute in den großen Städten überhaupt nicht mehr ab. Und selbst in einsamsten Gegenden hinterlässt ein entferntes Flugzeug seine Schallsignatur. Verkürzte Schlafzeiten haben jedoch eine Vielzahl äußerst negativer Konsequenzen: Die geistigen Fähigkeiten nehmen zusammen mit der Schlafdauer und der Schlafqualität drastisch ab. Stoffwechselprozesse werden gestört, das Immunsystem leidet.

Genau an dieser Stelle kann es dann auch zu kausalen Effekten des Schlafmangels auf das Körpergewicht kommen. Gesunde Ernährung verlangt immer wieder mal, kurzfristigen Versuchungen zu widerstehen, weil man eben doch nicht allen aus dem Weg gehen kann. Das aber gelingt im müden Zustand viel schlechter als im wachen. Selbst in vollständig ausgeruhtem und wachem Zustand ist es schwierig genug, dem Lockruf der süßen Kohlehydrate zu widerstehen. Unausgeruht ist es nahezu unmöglich. Gleiches gilt für den notwendigen Aufwand bei der Beschaffung und Zubereitung gesunder, nährstoffreicher Lebensmittel. Ist man nicht ausgeruht, reicht die Energie dafür nicht. Je müder man ist, desto dankbarer und anfälliger ist das eigene Hirn für schnelle und einfache Lösungen des Augenblicks, und umso weniger interessiert es sich für die langfristigen Konsequenzen des eigenen Handelns. Und möglicherweise gibt es auch Kompensationseffekte. Ich ziehe mir die Gummibärchen rein, weil ich müde bin, müde sein sich blöd anfühlt, Gummibärchen aber gut. Die Gummibärchen sind meine Eigenmedikation gegen üble Müdigkeitsgefühle.

Daraus dürfen Sie hier schon mal eine wichtige Schlussfolgerung für Ihre Wohnungsgestaltung ziehen. Dass eine passend eingerichtete und gut organisierte Küche ein sehr wichtiger Raum für Ihre Ernährung und Ihr Körpergewicht ist, dürfte auf der Hand liegen. Weniger auf der Hand dürfte liegen, dass Ihr Schlafzimmer dafür der vielleicht noch wichtigere Raum ist. Ohne Schlafprofi zu sein, kann man kaum ein erfolgreicher Ernährungsprofi sein. Aus dem oben Gesagten folgt unmittelbar, dass jede Verbesserung Ihres Schlafes Ihre Chancen auf eine bessere Ernährung massiv erhöht. Gesunde Ernährung gegen unzureichenden Schlaf durchsetzen zu wollen, ist ein Unsinnsunterfangen, lassen Sie das lieber gleich bleiben. Wenn zu wenig oder zu schlechter Schlaf Ihr eigentliches Problem ist, dann haben Sie genau hier vielleicht einen extrem wirkungsvollen Hebel, um loszulegen. Ein Stück weiter unten sehen wir uns gemeinsam noch etwas genauer an, wie das mit dem guten Schlafen funktioniert. Hier nur ein paar erste Hinweise dazu. Es gibt natürlich individuelle Unterschiede, aber gehen Sie davon aus, dass niemand mit weniger als sechs Stunden Schlaf auskommt. Das ist aber bloß die absolute Untergrenze, die für ganz, ganz wenige Menschen gilt. Der benötigte Durchschnitt liegt eher bei acht Stunden ungestörtem Schlaf. In einer neueren Untersuchung mit Jugendlichen kommen Michelle Short und Kollegen zu dem Befund, dass die eher neun Stunden und 20 Minuten bräuchten, um den Tag über voll leistungsfähig zu sein.[144] Salvador Dalí hat kaum geschlafen und halluzinatorische Bilder gemalt, Albert Einstein hat um die zehn Stunden geschlafen und der Welt erst die Spezielle und dann die Allgemeine Relativitätstheorie geschenkt.[145]

Wenn Sie sich gesund ernähren und Ihr Gewicht dahin bringen wollen, wo es eben hinsoll, dann erwägen Sie also auf jeden Fall auch die Möglichkeit, dass Ihr zentrales Ernährungsproblem vor allem eine durchgelegene Matratze sein könnte. Oder ein zu helles Schlafzimmer. Oder Ihre Netflixsucht.

Bei der Schlafverbesserung sollten Sie auf keinen Fall vor unbequemen Wahrheiten zurückzucken. Es gibt hierbei nämlich auch Teufelskreiseffekte, die Sie dringend unterbrechen sollten, wenn Sie zu den Betroffenen gehören. Denn Übergewicht führt in der Regel auch zu schlechterem Schlaf. Der schlechtere Schlaf führt dann zu schlechterer Ernährung und so weiter. Weitverbreitete negative Effekte des Übergewichts auf den Schlaf sind nächtliche Atemprobleme, Schnarchen oder gar Apnoe. Davon sind übergewichtige und adipöse Menschen besonders stark betroffen, wie Jerome Dempsey und Kollegen in ihrer Übersichtsarbeit feststellen.[146] Bei der Schlafapnoe setzt der Atem aus, und der Schläfer wacht auf. Das Aufwachen ist oft sehr kurzfristig und bleibt unterhalb der Wahrnehmungsschwelle. Am nächsten Morgen wacht man ziemlich erschlagen auf, kann sich das aber nicht erklären, weil man doch vermeintlich durchgeschlafen hat. Das Durchschlafen ist aber eine Illusion. So fehlt der Tiefschlaf komplett oder weitgehend. Wenn Sie also ein Schlafproblem haben, morgens oft oder immer schon kaputt sind, noch ehe der Tag richtig begonnen hat, dann lassen Sie die Ursachen unbedingt klären. Eine Ernährungsumstellung gegen Schlafprobleme durchziehen zu wollen, ist fast unmöglich! Nun ist es allerdings so, dass sich ein Apnoe-Problem bei deutlicher Gewichtsreduktion wesentlich verbessern kann, wie etwa die Übersichtsarbeit von Almudena Carneiro-Barrera und Kollegen zeigt[147]. Abnehmen hilft gegen Apnoe und damit beim besseren Schlafen. Besseres Schlafen hilft aber auch beim Abnehmen. Daher: Wenn Sie von Apnoe betroffen sein könnten, lassen Sie das parallel zu Ihrer Ernährungsumstellung prüfen. Sollten Sie betroffen sein, lassen Sie sich direkt helfen, das erleichtert Ihnen den Weg!

Gleiches gilt für alle anderen möglichen Erkrankungen und Beeinträchtigungen, die zur Verschlechterung des Schlafs führen. Tun Sie, was nötig ist, um gut zu schlafen. Gut schlafen heißt allerdings nicht Life Hack namens Pille. Schlafmittel sind keine Schlaf-, sondern Betäubungsmittel. Gleiches gilt für Drogen und Alkohol. Ihr Hirn braucht nächtliche Hochleistungsaktivität namens Schlaf und keine Betäubung!

Machen Sie einmal eine Bestandsaufnahme Ihres Schlafs und tragen Sie sie in Ihr Notizbuch ein. Wie wachen Sie gewöhnlich auf? Topfit/geht so/gerädert? Wie lange schlafen Sie normalerweise? Haben Sie feste Schlafzeiten? Wie sind Ihre Schlafbedingungen: Ist es ruhig, dunkel und gut belüftet? Haben Sie irgendwelche Schmerzen beim Aufstehen? Schnarchen Sie?

## Das Kurzschläferfett II

Tauchen wir nun etwas tiefer ein in die Zusammenhänge zwischen Schlaf, Ernährung und Gewicht und eine weiteren Grund dafür, warum ausreichender Schlaf einer Ihrer besten Freunde überhaupt ist. Dieser Grund hat direkt mit dem Einfluss des Schlafs auf Stoffwechsel und Hunger zu tun. Der Schlaf hat Einfluss auf diverse Botenstoffe im Körper, die wiederum unsere Verdauung und unseren Hunger beeinflussen. Besonders wichtig dabei sind Leptin und Ghrelin. Leptin sagt Ihnen, dass Sie satt sind, Ghrelin sagt Ihnen, dass Sie Hunger haben. Wenn Sie wenig schlafen, produziert Ihr Körper wenig Leptin. Ein Mangel an Leptin wird vom Körper als Hunger interpretiert. Das wiederum regt die Bildung von Ghrelin an, welches Appetit macht. Den beschriebenen Effekt, dass nämlich Schlafmangel das Sättigungshormon Leptin reduziert und das Hungerhormon Ghrelin anschiebt, konnten zum Beispiel Spiegel und Kollegen in ihrer Untersuchung an gesunden, jungen Männern zeigen.[148] Die hatten nach Schlafentzug dann auch wirklich mehr Hunger. Schlafmangel erhöht vor allem den Appetit auf zuckerreiche Nahrung, zudem drohen bei häufigem Schlafmangel Stoffwechselkrankheiten.[149]

Daher machen wir es hier kurz Schlafen macht schlank, viel Schlafen macht viel schlank. Wollen Sie das? Dann ist Ihr Schlafzimmer die wahre Hexenküche und Ihre Matratze der einzig wahre Fatburner.

Nun werden sehr viele Menschen einwenden, dass Sie aber leider nicht gut schlafen können. Sollten Sie zu den Betroffenen gehören, können Sie mittels Ernährung einen Schlafimpuls setzen. Nehmen Sie abends keine Kohlehydrate mehr zu sich. Und um Himmels willen keine schnellen. Denn damit zieht man sich nicht nur massenhaft Energie rein, die wieder munter macht, zusätzlich hemmt die Ausschüttung von Insulin als Reaktion auf die Kohlehydratzufuhr die Bildung von Leptin, das wir ja oben schon kurz am Wickel hatten. Leptin gehört ganz dezidiert in die Kategorie »coole Sache«, also sollten Sie dafür sorgen, dass Ihr Körper genug davon produziert. Also: Schnelle Kohlehydrate sind absolut uncool, egal zu welcher Tages- und Nachtzeit. Nun die ganz üble Nachricht: Alkohol ist eigentlich nichts anderes als Zucker, und Zucker ist leider: schnelle Kohlehydrate. Gehen Sie abends dem Alk aus dem Weg. Betrinken Sie sich zum Frühstück. Laden Sie Ihre Freunde in Zukunft am Sonntagmorgen zur Party ein, mit etwas Gewöhnung schmeckt Caipirinha auch zu dieser Tageszeit. Was das Entspannungsbierchen (das Wort hat sich Ihr Viech ausgedacht, um Sie einzulullen!) angeht: Wenn es gar nicht anders geht, trinken Sie es vor und nicht nach der Arbeit. Dann sind Sie auch bereits bei der Arbeit schon so entspannt, dass Sie das Entspannungsbierchen abends sowieso nicht mehr brauchen. Zwei Fliegen mit einer Flasche!

Lassen Sie uns jetzt einfach mal annehmen, dass Sie aus diesem Buch fast nichts in Ihr Leben mitnehmen. Dann unterbreite ich Ihnen hier aber zumindest den einen Vorschlag, den Sie jetzt bitte mehrfach unterstreichen, für den Sie ein Eselsohr oben in die Seitenecke knicken und den Sie an Ihre besten 2.000 Freunde mailen: Mach den Tag zum Kohlehydratabfahrtsrennen. Wenn du die fiesen überhaupt nicht verdrängt oder auch nur eingedämmt bekommst, dann zieh sie dir wenigstens morgens rein. Croissant mit Marmelade, eine Piña Colada und zwei Tüten Weingummi ergeben ein Frühstück, das man eine Weile überlebt. Als Abendessen ist dasselbe Menü jedoch ein echter Killer. Wenn Sie über das Timing Ihrer Ernährung die Grundlage für einen besseren Schlaf legen, dann schalten Sie einen Schlankheitsturbo an, für den Sie selbst gar nichts mehr tun müssen.

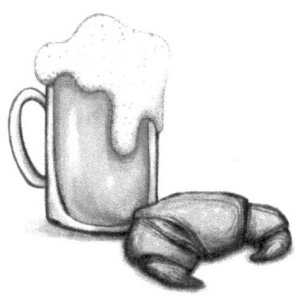

Zusammenfassend kann man sagen, dass Übergewicht, Adipositas und Diabetes zu einem Großteil Schlafmangel- und Timingkrankheiten sind. Zu wenig zu schlafen, zerstört gesunde Hunger- und Sättigungsgefühle. Das abendliche Vollstopfen überfordert zudem den Insulinhaushalt, der sich zu dieser Zeit gern erholen würde. Die Folge ist, dass die Zellen den Blutzucker nicht aufnehmen können und Ihrem Körper nichts anderes übrig bleibt, als die Fettspeicher ordentlich aufzupolstern und sich zusätzlich dann auch noch Diabetes einzufangen. Die Energierechnung Ihres Körpers ist ja eigentlich relativ simpel. Mit Kalorien kann Ihr Körper drei Dinge tun: Er kann Bewegungsenergie aus Kalorien machen, damit Sie den Marathon laufen können. Er kann Wärme damit machen, damit Sie nicht erfrieren. Und er kann Überschüsse als Fett einlagern und für später aufheben. Damit ist wohl klar, was Ihr Körper mit abendlichen Kalorien machen muss. Da Sie nicht mehr rumrennen und Ihr Körper für den Schlaf sogar noch runterkühlen muss, bleibt ihm abends nur die direkte Einlagerung in die Pölsterchen.

## Die Schlafmeisterschaft, erster Teil

Wenn Schlaf so toll für die Ernährung ist, stellt sich natürlich sofort die Frage, wie man denn nun gut schläft. Um das ordentlich hinzubekommen, hilft es, sich ein wenig mit der Bedienungsanleitung unserer Körper und Hirne zu beschäftigen. Wenn man es sehr knapp halten will, kann man sagen, dass es vor allem zwei Mechanismen gibt, die unseren Schlaf-wach-Rhythmus steuern. Der eine Mechanismus ist eine Art innere Uhr. Der andere ist eine Chemikalie, die sich Adenosin nennt.

Beginnen wir mit der inneren Uhr.[150] Bereits im 18. Jahrhundert stellte der französische Gelehrte Jean-Jaques d'Ortous de Mairan fest, dass eine Gattung der Mimosen, nämlich Mimosa pudica, nachts ihre Blätter ein- und morgens wieder aufrollt. Das Erstaunliche daran: Das tut sie auch dann noch tagelang, wenn man sie komplett im Dunkeln lässt. Sogar in einem absolut finsteren Bergwerksstollen mit konstanten Temperaturen hält die Pflanze diese Ein- und Ausrollmuster aufrecht, wie Henri-Louis Duhamel du Monceau ebenfalls noch im 18. Jahrhundert herausfand. In den 30er-Jahren des 20. Jahrhunderts stellte sich der US-amerikanische Schlafforscher Nathaniel Kleitman zusammen mit seinem Studenten Bruce Richardson dann selbst in einen finsteren Bergwerksstollen, um zu sehen, ob auch Menschen eine innere Uhr haben, die ohne äußere Einflüsse wie den Sonnenauf- und -untergang weiterläuft. Ergebnis: Ja, haben sie. Sie und ich, wir haben innere Uhren, die auch in der finstersten Höhle weiterticken. Körpertemperaturschwankungen und Schlaf-wach-Zyklen folgen in etwa einem 24-Stunden-Rhythmus. Neuere Untersuchungen zeigen indessen, dass unsere inneren Uhren nicht exakt 24 Stunden für einen Zyklus brauchen, sondern 24,2 Stunden oder etwa 24 Stunden und 12 Minuten.[151] Inzwischen weiß man auch, dass praktisch alle lichtsensitiven Lebewesen vom Cyanobakterium bis zum Homo sapiens innere Uhren besitzen.[152]

Wir haben also innere Uhren, die allerdings jeden Tag ein wenig falsch gehen. Das heißt nichts anderes, als dass man sie ständig neu stellen muss, wenn man nicht völlig aus dem Lebenstakt kommen will. Doch wie können die Uhren am effektivsten gestellt werden? Die Antwort ist überraschend simpel: durch helles Licht. Gemeint ist damit: wirklich, wirklich helles Licht. Falls Sie im Winter morgens in Ihr Büro kommen und blinzeln müssen: Bürolicht hat meist eine Helligkeit von um die 500 Lux. Ein gemütliches Wohnzimmer an einem Winterabend hat vielleicht 50–100 Lux. Der Vollmond bringt es auf etwa 0,3 Lux. Ist

Ihr Büro also hell? Nein, denn wenn Sie in die Sonne sehen würden (nicht machen!), dann würden Sie 100.000 Lux oder mehr sehen. Das ist hell! Wenn Sie die Uhr also neu einstellen wollen, dann geht das am besten dadurch, dass Sie den Wachzyklus per Lichtinfusion starten. Wer abends gut schlafen will, muss morgens erst mal richtig wach werden. Der gute Schlaf am Abend beginnt morgens vor dem Frühstück. Mit Licht. Wenn möglich, gehen Sie direkt nach dem Aufstehen eine halbe Stunde hinaus ins Sonnenlicht, so kriegen Sie erstens die 24,2 Stunden immer wieder auf 24 Stunden zurückgesetzt und bleiben im Takt. Zweitens starten Sie den Wachzyklus und damit auch den Schlafzyklus, der sich automatisch an den Wachzyklus anschließt.

Nun höre ich natürlich gleich den Protest: Wenn ich aufstehen muss, scheint die Sonne noch gar nicht, und da, wo ich wohne, ist ohnehin immer schlechtes Wetter. Wenn dem so ist, dann gibt es einen Ausweg: Besorgen Sie sich eine Tageslichtlampe und verpassen Sie sich morgens mindestens eine Viertelstunde lang eine richtige Lichtdusche, länger wäre besser. Das ist nicht ganz so effektiv wie eine Ladung echtes Sonnenlicht, aber deutlich besser als ein Leben im ewigen Halbdunkel, in dem wir alle inzwischen fast ständig leben: Stichwort Büro und Wohnzimmer. Und hören Sie auf, Ihre Kinder anzumaulen, weil die morgens nicht aus den Federn kommen. Stellen Sie denen eine Tageslichtlampe neben das Bett, *so* wird der Wachrhythmus des Jungvolks gestartet und nicht mit meckern. Meckernde Eltern waren in der Evolution sowieso nicht vorgesehen, die sind bloß ein entwicklungsgeschichtlicher Unfall. Würden Sie selbst jeden Morgen von einem meckernden Unfall geweckt werden wollen? Merke also: morgens helles, blaues oder kaltweißes Licht, je heller und länger, desto besser. Helles Licht tut uns ohnehin gut. Lassen Sie im Sommer, wo immer möglich, die Sonnenbrillen weg, die sehen nur cool aus. In Wahrheit sind das aber Geräte, die Psychotherapeuten entwickelt haben, um sich ihren Nachschub an Depressiven auch im Sommer zu sichern.

Wenn Ihre innere Uhr Sie dann 12–14 Stunden nach der Lichtdröhnung des Morgens langsam in die Müdigkeit schickt, dann drehen Sie die Logik natürlich um: Meiden Sie helles Licht! Vor allem Badezimmer-beleuchtungen sind in der Regel zu hell. Wenn Sie abends beim Zähne-putzen vor einem Spiegelschrank stehen, mit dessen Lichtstärke man auf Raumschiff Enterprise Photonentorpedos für den Krieg gegen Klingo-nen produziert, dann müssen Sie sich nicht wundern, wenn Sie anschlie-ßend wieder richtig schön wach sind. Abends drehen Sie die Lichtlogik also um. Sorgen Sie für geringe Lichtstärken, am besten im gelb-roten Farbspektrum. Das sagt Ihrem Hirn: Sonnenuntergang, Zeit für die Ma-tratze. Wer seinen Wecker hingegen per Spiegelschrank jeden Abend falsch stellt, darf sich darauf verlassen, dass der dann auch wirklich zur falschen Zeit klingelt.

Neben der inneren Uhr wird Ihr Schlaf dann noch von der Schlaf-droge Adenosin gesteuert. Die bastelt der Körper sich im Tagesverlauf selbst. Immer mehr davon. Jedes Adenosinmännchen hat einen Brief bei sich, in dem steht: »Hirn, du bist müde!« Wenn das Hirn genug von den Briefen bekommen hat, dann glaubt es die Nachricht und wird tat-sächlich müde. Wenn wir schlafen, wird Adenosin abgebaut. Heißt: Das Hirn kriegt keine Briefe mehr und wird nach einer Weile wieder munter. Dann stehen Sie auf, und die Show beginnt von vorne.

Dabei hat uns die Natur einen fiesen Streich gespielt. Als sie näm-lich Adenosin und Koffein erfunden hat, hat sie sich nichts daraus ge-macht, dass die beiden sich chemisch sehr ähnlich sind. Das heißt dann so viel wie: In die Briefkästen, die das Hirn aufgestellt hat, um die Ade-nosin-Nachrichten zu empfangen, passen auch Koffeinnachrichten. Auf denen steht aber nix von müde. Das Problem des Koffeins ist also, dass es die Briefkästen für den Adenosinempfang verstopft und somit niemand mehr dem Hirn mitteilen kann, dass es müde ist. Das Adenosin ist dann natürlich immer noch unterwegs, das Hirn merkt nur nix mehr davon.

Und nun hat uns die Natur noch einen zweiten fiesen Streich gespielt: Koffein bleibt lange im Körper. Wenn Sie eine Tasse Kaffee trinken, ist sechs Stunden später noch die Hälfte des Koffeins in Ihrem Blut. Zwölf Stunden später noch ein Viertel. Wenn Sie also morgens um neun zwei Tassen Kaffee trinken, haben Sie abends um 21 Uhr noch das Koffein von einer halben Tasse im Blut. Das hätte bei den meisten Menschen schon eine merklich ungünstige Auswirkung auf die Schlafqualität. Wenn Sie abends nach dem Dinner dann sogar noch einen Espresso ziehen, dann gehen Sie lieber davon aus, dass Ihr Eindruck, danach gut zu schlafen, eine Fehlwahrnehmung sein könnte. Nur etwa 5–6 Prozent der Bevölkerung haben eine genetische Abweichung, die diesen Menschen einen schnelleren Koffeinabbau ermöglicht. Für die Normalsterblichen sind daher Kaffee oder Tee mit Koffein problematisch, und umso problematischer, je mehr es Richtung Abend geht. Steigen Sie also spätestens mittags besser auf entkoffeinierte Varianten um und meiden Sie Energydrinks und Colas. Ohne Gentest sollten Sie sich selbst jedenfalls nicht einfach darauf verlassen, dass Ihr Gefühl, »mit Koffein auch abends gut klarzukommen«, der Realität entspricht.

In unserem Kulturkreis gibt es einen äußerst hinterhältigen Teufelskreis, zu dem sich unsere beiden Lieblingssubstanzen zusammengeschlossen haben: Alkohol und Koffein. Der Teufelskreis läuft so: Alkohol gilt weithin als eine Art Einschlafhilfe. Wie Russel Foster feststellt, ist das ein sehr weit verbreiteter Irrglaube.[153] Alkohol ist keine Einschlafhilfe, er wirkt vielmehr betäubend. Nach dem Konsum von Alkohol schläft man nicht schneller ein, man verliert nur schneller das Bewusstsein. Schlaf und Bewusstlosigkeit sind allerdings völlig unterschiedliche Zustände, bei denen im Hirn völlig unterschiedliche Dinge passieren. Alkohol hat vor allem zwei Effekte auf den Schlaf: Er führt dazu, dass man, unbemerkt, viel öfter kurz aufwacht. Der Schlaf wird also fragmentierter. Ältere Menschen haben in der Regel fragmentiertere Schlafmuster. Wenn Sie abends also einen tanken, dann machen Sie sich damit zum Schlafgreis. Sodann beschädigt Alkohol den Traumschlaf. Der ist unter anderem dazu da, unser emotionales Immunsystem in Gang zu halten. Beschädigt man den Traumschlaf, kann man emotionale Ereignisse des Tages schlechter verarbeiten und ist am Folgetag weniger in der Lage, emotionale Belastungen wegzustecken. Man wird gereizter. Die Folge davon: Man ist am nächsten Tag müder und braucht im Tagesverlauf mehr Kaffee. Zusammen mit der zusätzlichen Gereiztheit durch den fehlenden Traumschlaf ist man dann abends stärker aufgeputscht und braucht mehr Alkohol, »um wieder runterzukommen«. Schon ist der Teufelskreis unserer Lieblingssubstanzen in Gang gesetzt.

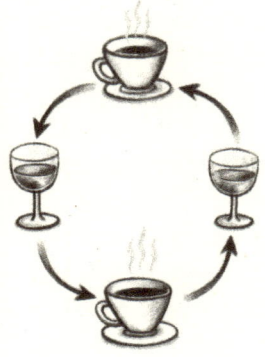

Nun will ich Ihnen definitiv nicht komplett den Spaß verderben. Denn wie bei allen Substanzen macht die Menge das Gift. Und das Timing. Wenn Sie abends ab und an mal EIN Glas Wein oder EIN Bierchen trinken, tut Ihnen das vermutlich nicht weh. Wenn Sie sich aber mal richtig einen hinter die Binde kippen müssen (die möglichen Begründungen dafür überlasse ich Ihnen!), dann tun Sie das bitte morgens. Piña Colada und Cuba Libre schmecken auch *zum* Frühstück oder, wenn es gar nicht anders geht, auch *als* Frühstück. Erzählen Sie zudem Ihren Freunden einfach von den Vorteilen morgendlicher Trinkgelage, dann werden die auch kommen! Cocktailabende müssen nicht abends sein, und es ist auch nicht verboten, Abendkleidung zum Frühstück zu tragen. Dem kleinen Schwarzen und dem Smoking ist es egal, wann sie aus dem Schrank geholt werden, denen ist nur wichtig, dass sie überhaupt mal an die frische Luft kommen. Man vermutet sogar, dass auch diese beiden in der Morgensonne schneller munter werden. Ich gebe aber zu, dass die wissenschaftliche Beweislage dazu etwas schwächer ist als bei vielen anderen Aussagen in diesem Buch.

# Die Schlafmeisterschaft, zweiter Teil

Das hier ist zwar kein Schlafbuch, aber es sollte klar geworden sein, wie wichtig guter und ausreichender Schlaf für eine gesunde Ernährung ist. Menschen, deren Schlaf gestört ist oder die einfach nur dauerhaft zu wenig schlafen, steuern in Richtung Übergewicht, Adipositas und Diabetes.[154] Das scheint ein artenunabhängiges Phänomen zu sein, da es zum Beispiel Mäusen auch nicht anders ergeht. Bringt man deren innere Uhren durcheinander und macht ihren Schlaf kaputt, entwickeln auch diese kleinen Wesen Insulinresistenzen und Adipositas, wie Shu-qun Shi und Kollegen zeigen konnten.[155] Nun macht aber nicht nur schlechter Schlaf Ernährungsprobleme. Die Ernährung selbst hat auch einen Einfluss auf die innere Uhr und kann damit den Schlaf fördern oder ruinieren. Wir hatten oben festgestellt, dass die innere Uhr vor allem durch Licht gestellt wird. Wobei wir hier nun doch noch etwas genauer werden müssen. Es gibt nämlich nicht nur eine innere Uhr. Die, von der bisher die Rede war, sitzt im Hirn, heißt suprachiasmatischer Nukleus und wird durch Licht gestellt. Das ist sozusagen die Zentraluhr, die ihr Zeitsignal an alle anderen Uhren im Körper sendet. Die Leber zum Beispiel hat aber eine eigene. Und die Uhr der Leber reagiert nicht auf Licht, sondern auf Nahrung. Isst man spät am Abend, kriegt die Leber von der Zentraluhr im Hirn die Information, dass es Abend ist und sie ins Bett gehen kann. Gleichzeitig kommt vom Magen-Darm-Trakt die Information, dass heller Tag ist und Hochleistungssport ansteht. Dabei kommt auf Dauer überhaupt nichts Gutes heraus.[156]

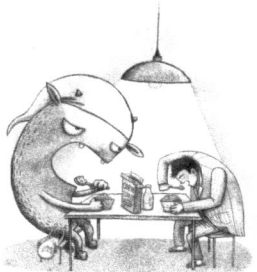

Stellen Sie sich das am einfachsten so vor: Ihre inneren Organe und Ihr Hirn sind eine Familie. Jedes Familienmitglied besitzt eine eigene Uhr. Diese Uhren bekommen ein zentrales Zeitsignal von der Oberuhr im Hirn, also diesem suprachiasmatischen Nukleus. Sie kriegen aber auch noch andere Signale, die das Zeitsignal der Oberuhr übertönen können. Die Leber etwa bekommt ihre zusätzlichen Signale durch das Essen. Dieses Signal stellt die Uhr in der Leber auf eine andere Zeit ein als von oben vorgegeben. Wenn Sie jetzt also den verschiedenen Uhren im Körper durch Ihr Verhalten unterschiedliche Zeitsignale senden, dann haben Sie sehr schnell eine Familie in sich, in der jedes Mitglied in einer anderen Zeitzone lebt. Sie können sich vorstellen, wie wohlorganisiert und harmonisch ein Familienleben läuft, bei dem jedes Familienmitglied in seiner eigenen Zeitzone lebt. Bass und Takahashi bringen es auf den Punkt: Spätes Essen ruiniert den Gleichklang der inneren Uhren.[157]

Auch Crosby und Kollegen zeigen, dass schlecht getimtes Essen, ebenso wie schlecht getimtes Licht, die innere Uhr bzw. das Zusammenspiel der inneren Uhren durcheinanderbringt.[158] Sophie Wehrens und Kollegen zeigen, dass das Verschieben von Mahlzeiten um fünf Stunden einen Einfluss auf die inneren Uhren hat, aber eben nicht auf alle. Die Familienmitglieder driften auseinander. Das falsche Timing des Schlafs bringt zudem die Funktionen unsere Gene durcheinander.[159] Das dürfte (nur) einer der Gründe dafür sein, dass Menschen, die in Schichtarbeit tätig sind, vermehrt zu Übergewicht, Adipositas und Diabetes neigen.

Hier halten wir also erst mal fest, dass guter Schlaf nicht nur von Licht und Adenosin abhängt, es gibt weitere Einflussfaktoren, die ebenfalls durch Ihr Verhalten gesteuert werden. Einige der Möglichkeiten, die Sie noch haben, um nicht aus dem Takt zu kommen, wollen wir uns hier noch knapp ansehen. Beginnen wir mit der Tagesablaufplanung des Essens. Wir hatten oben gesehen, dass die innere Uhr dafür sorgt, dass wir morgens am fittesten sind, morgens am besten Kalorien sinnvoll verwerten können und abends am schlechtesten. Es ist daher auch kein Wunder, dass sich in Untersuchungen immer wieder zeigt, dass

Menschen, die ihre Mahlzeiten zeitlich vorverlagern, größere Erfolge beim Abnehmen haben als die, die spät essen.[160] Dieser Effekt zeigte sich zum Beispiel auch in einer Studie von Daniela Jakubowicz und Kollegen. In der Studie wurde die Probandinnen in eine Frühstücksgruppe und eine Abendessensgruppe eingeteilt. Die Frühstückerinnen erhielten 700 kcal zum Frühstück, 500 kcal zum Mittagessen und 200 kcal zum Abendessen, die Abendesserinnen die gleichen Kalorien in umgekehrter Reihenfolge. Die Frühstückerinnen schnitten bei allen Kriterien besser ab: höherer Gewichtsverlust, weniger Hunger, geringere Blutzuckerwerte, weniger Insulin im Blut.[161] In einer Übersichtsstudie kommen Simona Bo aus Turin und ihre Kollegen zu dem Ergebnis, dass sich der positive Frühstücks- und negative Abendessenseffekt aus der Gesamtheit der Studien recht klar ableiten lässt und das Timing des Essens daher in die Strategien zur Behandlung von gewichtsbedingten Problemen und Erkrankungen aufgenommen werden sollte.[162]

Aus den eben genannten Befunden lässt sich schließen, dass ein guter menschlicher Essensplan, was das Timing angeht, etwa so aussehen sollte:

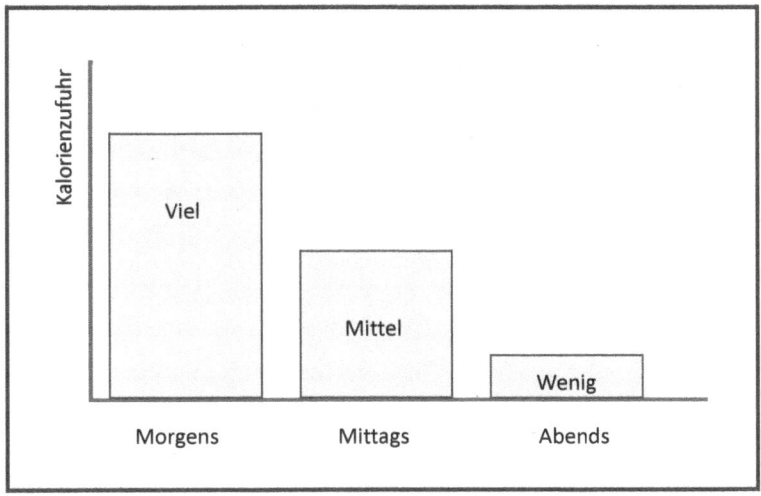

Stellen wir diesem Ernährungsplan einmal zwei Alternativen entgegen:

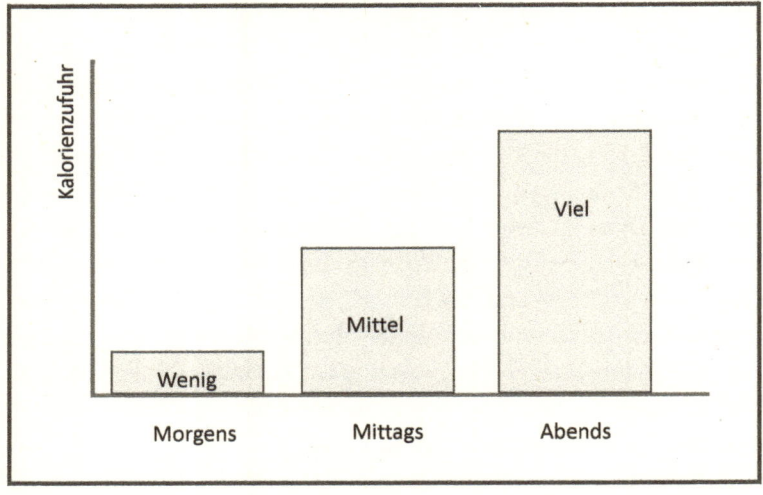

So weit also die beiden Alternativen. Falls Sie sich fragen, wo denn hier zwei Alternativen sein sollen, obwohl nur ein Bild zu sehen ist: Die beiden Alternativen sind identisch, daher reicht ein Bild. Das Bild zeigt zwei Dinge gleichzeitig: Es zeigt das in weiten Teilen der Welt heute übliche Ernährungsmuster. Gleichzeitig zeigt es das vermutlich schlechteste überhaupt mögliche Ernährungsmuster. Weil es morgens schnell gehen muss, bleibt keine Zeit fürs Frühstück, bestenfalls noch eine Tasse Kaffee und irgendwas vom Bäcker zum Schnell-nebenbei-Verdrücken. Und abends dann das volle Programm. Zu diesem modernen Timing sagt Russel Foster, einer der weltweit führenden Erforscher unserer inneren Uhren: »Wenn man sich das schlechtest mögliche Ernährungsmuster ausdenken wollte: Das wäre es!«[163]

Mit das Beste, was Sie also für Ihre Gesundheit und Ihren Hüftumfang tun können, ist, Ihre täglichen Verrichtungen an Ihren inneren Uhren auszurichten und mittels des Timings dieser Verrichtungen Ihre innere Uhr ruhig und regelmäßig ticken zu lassen. Dazu gehört, nicht morgens hungrig aus dem Haus zu gehen, und dazu gehört, sich nicht abends mit Kalorien vollzustopfen, mit denen der Körper nicht mehr konstruktiv umgehen kann. Dazu gehören aber auch noch ein paar andere Dinge, die die Schlafqualität verbessern. Die wollen wir uns hier noch im Schnelldurchlauf ansehen, weil auch diese Dinge darauf abzielen, den Gleichklang der Signale aus Schlaf und Ernährung zu fördern.

Der Schlaf-wach-Zyklus geht mit einem Zyklus Ihrer Körpertemperatur einher. Im Schlaf sinkt die Körpertemperatur im Durchschnitt um etwas mehr als ein Grad Celsius ab. Dieses Absinken ist jedoch nicht eine Folge des Schlafs, sondern eher eine Voraussetzung. Ohne Temperaturabsenkung kann man nicht schlafen. Daher schlafen wir in heißen Sommernächten so schlecht. Sorgen Sie also für ein kühles Schlafzimmer im Bereich um die 18 Grad Celsius. Und sorgen Sie zudem für Matratzen und Decken, die die Körpertemperatur ableiten können. Wenn Sie sich wundern, warum Sie nachts die Füße aus dem Bett strecken: um Wärme abzuleiten und den Körper zu kühlen. Wollen Sie den Prozess der Abkühlung beschleunigen, baden oder duschen Sie abends heiß. Die äußere Hitze versetzt den Körper in Alarm, er reagiert damit, Blut nach außen unter die Haut zu pumpen, um Wärme abzustrahlen. Nach einem heißen Bad kühlen Sie schneller runter und können schneller einschlafen. Umgekehrt reagiert der Körper auf eine kalte Dusche am Morgen mit dem Hochheizen, womit Sie schneller auf Betriebstemperatur kommen und munter werden. Das ist besser für Ihren Körper als das Aufwecken mit Koffein. Drei Minuten Frühsport helfen dabei auch enorm. Spielen Sie Ihren Lieblingssong und machen Sie dabei Kniebeugen. Ist der Song zu Ende, sind Sie munter.

Neben den physischen Einflüssen spielen natürlich auch psychische eine erhebliche Rolle. Meiden Sie abends alle Formen der Aufregung und Aktivierung. Führen Sie abends keine Problemgespräche mit dem Partner oder der Schwiegermutter. Halten Sie sich von Handys und Computerbildschirmen fern. Vermutlich haben Sie schon gehört, dass Bildschirme aufgrund ihres hohen Anteils an blauem Licht schlecht für den Schlaf sind. Dieses Licht ist sicher nicht gut, allerdings sind die Helligkeitswerte ziemlich niedrig. Das größere Problem dürfte sein, dass die

Dinge, die wir an Computern und Handys machen, unsere Gehirne aktivieren. Abends brauchen wir aber Deaktivierung! Sanfte Musik, Liebesromane mit garantiertem Happy End, Meditation, Atemübungen, autogenes Training, progressive Muskelentspannung ... An diese Liste können Sie mit etwas Fantasie noch Tausende Ihrer eigenen Ideen dranhängen. In Ihrem Notizbuch ist hoffentlich noch Platz?

Etwas Wunderbares sind auch Rituale. Wenn Sie sich feste Morgen- und Abendroutinen angewöhnen, dann gibt auch das Ihren inneren Uhren weiteren Halt. Benutzen Sie abends ein anderes Duschgel als morgens, eine andere Zahncreme, andere Musik, andere Farben. Je mehr Eindrücke Ihr Gehirn daran erinnern, dass jetzt Abend ist, und je eindeutiger diese Dinge nur an den Abend erinnern, desto leichter wird Ihnen der Schlaf fallen.

Falls Sie sich jetzt doch noch wundern, wie viel wir hier über den Schlaf gesprochen haben: Nach schlechtem Schlaf essen Menschen nicht nur mehr, sie essen viel mehr. In einer Übersichtsstudie von Virgine Bayon und Kollegen aus 2014 wird unter anderem von zwei Befunden berichtet, nach denen Schlafverkürzung im Experiment in einem Fall zu etwa 400 kcal pro Tag mehr führte, im anderen Fall zu über 600 kcal pro Tag.[164] Wenn Sie das erste Ergebnis auf das Jahr umrechnen, macht das knapp 150.000 kcal. Das entspräche ungefähr 20 Kilogramm Körperfett. Jedes Jahr. Dagegen kommt man auch mit viel gutem Willen nicht an. In dem Aufsatz kommen Virgine Bayon und Co. außerdem zu dem Ergebnis, dass die vermehrte Kalorienaufnahme vor allem darauf zurückzuführen ist, dass unser Denker abgeschaltet wird, wenn wir müde sind. Wir werden vom Viech in uns regiert, und das will vor allem Schokoriegel und dergleichen. Der Titel eines Aufsatzes von Michael Sivak bringt es schön auf den Punkt: »Schlafen als Weg des Gewichtsverlusts«.[165] Wobei Sivak in seinem Aufsatz einen weiteren, gern übersehenen Vorteil des Schlafens betont: Wenn man schläft, kann man nicht essen. Dem ist schwer zu widersprechen!

Erlauben Sie mir noch einen anmaßenden Satz für diejenigen unter Ihnen, die in Schicht-/Nachtarbeit tätig sind: Denken Sie wenn möglich darüber nach, sich einen anderen Job zu suchen. Es gibt meines Wissens keine Befunde, die zeigen, dass man mit Schicht-/Nachtarbeit auf Dauer wirklich gut zurechtkommt. Es gibt aber Tausende Befunde, die zeigen, welche Schäden diese Arbeitsform anrichten kann. Das ständige Verstellen der inneren Uhren führt zu nichts Gutem. Übergewicht, Adipositas und Diabetes sind nur einige der möglichen Konsequenzen. Höhere Neigung zur Entwicklung von Alkoholismus[166], höhere familiäre Rollenkonflikte[167] und vermutlich auch mehr Depressionen[168] gehören ebenfalls dazu. Wenn Sie zu den Schichtarbeitenden gehören, werden Sie jetzt vielleicht einwenden, dass das doch irgendwer machen muss. Das mag so sein, aber SIE haben dieses Buch von mir gekauft, nicht IRGENDWER. Daher gebe ich IHNEN den Rat, den ich hier gegeben habe.

## Die Zeitmäuse

Wir sind mit unserer Reise durch die Zeitplanung des Essens noch immer nicht ganz durch. Denn es gibt noch zwei weitere Befunde, die ich auf jeden Fall mit Ihnen teilen möchte. Fangen wir mit einem Befund zu etwas an, das nicht funktioniert. Vielleicht haben Sie schon mal die These gehört, es sei besser, das Essen auf viele kleine Mahlzeiten am Tag zu verteilen. Das aber lässt sich empirisch nicht belegen, diese These dürfte daher eher in den Bereich der Ernährungsmärchen gehören.[169] Berücksichtigt man die unten noch zu diskutierenden Befunde, dürfte die Aufteilung des Essens auf viele kleine Mahlzeiten sogar eher schädlich sein.

Es gibt aber etwas, das sehr wohl ordentlich funktionieren dürfte. Das hat unter anderem mit Mäusen zu tun. Und mit Fruchtfliegen. Und natürlich mit uns.

Lassen Sie uns mit den Fruchtfliegen beginnen. Kleine, lästige Biester, die im Sommer auch gern mal in Massen die Küche heimsuchen. Aber ehe Sie auf die kleinen Brummer schimpfen, sollten Sie berücksichtigen, dass Sie mit denen zu etwa 60 Prozent genetisch übereinstimmen.

James Catterson und Kollegen haben ihren Fruchtfliegen eine fiese Diät auferlegt: Es gab nur donnerstags und freitags Futter, die anderen fünf Tage war Zwangsfasten angesagt.[170] Ergebnis: Die Beschränkung auf zwei Fresstage pro Woche erhöhte die Lebenserwartung. Es zeigten sich zum Beispiel weniger Darmerkrankungen und eine geringere Anfälligkeit gegen sauerstoffbedingte Zellschäden (Stichwort: oxidativer Stress).

Nun aber zu den Mäusen. Manchmal machen Menschen ziemlich fiese Versuche mit Mäusen. Manche Versuchsleiter machen mit Mäusen sogar Versuche, die genauso fies sind wie die Versuche, die die Versuchsleiter mit sich selbst machen. Letzteres natürlich ohne zu merken, dass sie die Versuche, die sie mit den Mäusen machen, auch mit sich selbst machen. Ich möchte hier von einem solchen Versuch berichten. Eine Maus bekam Fast Food zu fressen. Sie konnte fressen, wann sie wollte. Sie hatte also genau die Situation, in der sich auch der Versuchsleiter selbst befand. Klingt eigentlich noch gar nicht so fies, oder? Der jederzeitige Zugang zu Fast Food gilt in modernen, westlichen Gesellschaften ja schließlich schon fast als Menschenrecht. Aber das war ja auch noch nicht das ganze Experiment. Es gab nämlich noch andere Mäuse. Die durften ihr Fast Food nur in einem Zeitraum von acht Stunden täglich verdrücken. 16 Stunden am Tag gab es nichts zu beißen. Da würden sich hierzulande wohl eine Menge Leute der Bürgerwehr gegen die Regierung anschließen, würde das zum Gesetz. Man stelle sich vor: Polizeiwachen vor Burger King, eine Panzerblockade der Bundeswehr vor McDonald's. Gemein. Aber dann das erstaunliche Ergebnis: Obwohl die freien und die zeitbeschränkten Mäuse insgesamt jeweils gleich viel Fast Food verdrückt haben, waren die Mäuse nach einiger Zeit leicht zu unterscheiden. Diejenigen, die jederzeit fressen konnten, wurden deutlich fetter und ungesünder. Die anderen blieben trotz Fast Food schlank. Der Entzug ihrer verfassungsmäßigen Rechte auf 24/7 fressen mag zwar juristisch als fragwürdig angesehen werden, hat den Mäusen gesundheitlich und figürlich aber ziemlich gutgetan. Das ist das Ergebnis eines enorm beachteten Experiments von Satchinanda Panda und Kollegen.[171] In einem ähnlichen Experiment haben Nuria Martinez-Lopez und Kollegen ihren Mäusen nur zweimal täglich in sehr kurzen Zeitintervallen etwas zu fressen gegeben, dann allerdings, so viel die Mäuse fressen wollten.[172] Die Beschränkung auf zwei enge Zeitfenster hat zwar nicht dazu geführt, dass die Mäuse insgesamt weniger gefressen haben. Dieses Fress-Timing hat allerdings den Energieverbrauch erhöht, die Muskelmasse aufgebaut, Stoffwechselprozesse verbessert, Adipositas verhindert und Alterungsprozesse gehemmt. Die Wissenschaftler folgern, dass durch zeitliche Beschränkung des Essens auch ohne Kalorienrestriktion enorme Gesundheitsgewinne erzielt werden können.

Wie Sie daran sehen können, kommt es bei beiden evolutorisch relevanten Vorgängen auf das Timing an. Beim Sex und beim Fressen. Nur ist uns das beim Sex unmittelbarer klar und einsichtig, weswegen wir da üblicherweise bereits intuitiv richtigliegen. Wenn Sie mit dem Sex schon anfangen, während Ihr Partner noch im Stau auf der A 40 steckt, dann ist das einfach kein gutes Timing. Das wissen Sie aber selbst, das muss Ihnen daher auch niemand erklären. Mit dem Essen ist das aber eben anders. Da ist das nicht unmittelbar klar. Doch das ist irgendwie auch kein Wunder. Im Biounterricht in der Schule sind Regenwürmer eben interessanter als die Funktionsweise des menschlichen Körpers.

Sehen wir uns noch ein paar Ergebnisse zum zeitbeschränkten Essen an. Diese Essensform, die die Essenszeiten beschränkt, firmiert unter dem Namen *Intervallfasten* oder *intermittierendes Fasten*. Hierbei muss betont werden: Beim Intervallfasten geht es NICHT darum, weniger zu essen oder etwas anderes zu essen. Es geht wirklich nur um Essenszeiten, sonst nichts. Wenn Sie dem Ansatz folgen, müssten Sie gegebenenfalls Ihre Schweinshaxe und die Sachertorte etwas näher aneinanderrücken, Sie müssen aber auf keines von beiden verzichten.

Francesca Cignarella und Kollegen haben zunächst an Mäusen untersucht, wie sich das Intervallfasten auf Multiple Sklerose auswirkt.[173] Ergebnis: Durch das Intervallfasten hat sich die Vielfalt der Darmbakterien verbessert, und die Entzündungswerte sind gesunken. Erste Ergebnisse im Test mit an MS erkrankten Menschen waren identisch positiv. Ruth Patterson und Dorothy Sears stellten 2017 eine Übersicht über Studien mit

Menschen zusammen.[174] Alle Formen des Intervallfastens waren verbunden mit Gewichtsverlust und verbesserten Gesundheitswerten. Es wird Sie vermutlich nicht wundern, dass Chanthawat Patikorn und Kollegen in ihrer Übersichtsstudie vier Jahre später zu demselben grundsätzlichen Ergebnis kommen, jetzt allerdings schon auf Basis einer größeren Zahl von hochwertigen Studien.[175] Man muss zwar immer noch zugeben, dass die Kausalitäten und der genaue Umfang der Effekte noch nicht vollständig aufgeklärt sind. Doch darf man sich aufgrund der bisherigen Befunde langsam sicher sein, dass das Intervallfasten die beste aller überhaupt möglichen Ernährungstechniken ist, Gesundheit und Gewicht deutlich zu verbessern, ohne ständig im Verzichtsfrust zu leben. Valter Longo und Kollegen kommen gar zu dem Schluss, dass das Intervallfasten oder kurze Fastenblöcke von beispielsweise nur zwei Tagen ohne das Ziel der Reduktion der Gesamtkalorienaufnahme sogar zu den wirksamsten bekannten Techniken gehören dürften, um Alterungsprozesse zu verlangsamen.[176] Das Vorziehen der abendlichen Pizza um ein paar Stunden ist für die Psyche zudem wohl nicht halb so belastend wie der Verzicht, oder?

Nach dem, was Sie weiter oben schon über den Schlaf und die Verteilung der Kalorien über den Tag gelesen haben, werden Sie sich sicher nicht mehr wundern, dass es inzwischen auch Hinweise darauf gibt, dass das Intervallfasten noch besser funktioniert, wenn man zum Beispiel von acht Uhr morgens bis 16 Uhr isst, statt von zwölf Uhr mittags bis 20 Uhr. Abendliche Kalorien zählen einfach doppelt und dreifach. Dass der Ausfall des Frühstücks ungünstiger ist als der Ausfall des Abendessens legt die Studie von Alessa Nas und ihren Kollegen nahe, die beim Wegfall des Frühstücks einen erhöhten Insulinspiegel im Blut fanden.[177] Humaira Jamshed und Kollegen haben den Teilnehmern in ihrem Experiment nur zwischen acht Uhr und 14 Uhr etwas zu essen gegeben.[178] Ergebnis: Nicht nur die Blutzuckerwerte haben sich verbessert, sondern auch die Gene, die unsere inneren Uhren steuern, zeigten verbesserte Aktivitätsmuster. Elizatbeth Sutton und Kollegen kommen bei ihrer Untersuchung des frühstücksbetonten Intervallfastens zu klaren Aussagen: Intervallfasten erhöht die Insulinempfindlichkeit der

Zellen, wirkt also antidiabetisch, senkt den Blutdruck, reduziert abendlichen Hunger und verbessert die Gesundheit auch ohne Gewichtsabnahme.[179] Weitere Studien stützen diese Befunde. Hier wäre wieder ein gutes Einsatzfeld für Ihr Notizbuch. Schreiben Sie einmal möglichst alles auf, was Sie gestern an Kalorien zu sich genommen haben, und notieren Sie auch möglichst präzise, zu welcher Zeit Sie das getan haben. Je präziser Sie schwarz auf weiß vor sich sehen, was Sie tatsächlich tun, desto leichter fällt es, Verbesserungshebel anzusetzen.

## Den Keller entrümpeln!

Diese ganzen Befunde zu den geradezu sensationellen Effekten des Intervallfastens klingen irgendwie zu gut, um wahr zu sein, stimmts? Was, bitte, soll denn der Grund für diese ganzen Vorteile sein? Nun, tatsächlich ist es nicht ein Grund, sondern es sind mehrere. Lassen Sie uns nun also noch zwei davon ansehen, einen nur ganz kurz, den anderen etwas länger.

Grund eins dürfte die Verbesserung unseres Mikrobioms sein. Das ist die wüste Horde von Bakterien, die unsere Därme bewohnt und da Tausende von nützlichen Dingen für uns tut, vorausgesetzt, dass wir nett zu unserer Horde sind. Was und wann wir essen, beeinflusst, ob sich da mehr gute oder mehr böse Bakterien einnisten und vermehren. Studien von Zarrinpar und Kollegen oder Cignarella und Kollegen und viele, viele andere Studien zeigen, wie unser Essverhalten das Mikrobiom beeinflusst und dass das Intervallfasten zu einer Verbesserung des Mikrobioms beiträgt.[180] Die Folge sind eine bessere Verdauung, eine bessere Darmgesundheit, ein leistungsfähigeres Immunsystem und, und, und. Das also ist Grund eins für die Wunder des Intervallfastens.

Den zweiten Grund sehen wir uns nun etwas genauer an. Also gut, nur ganz knapp: Was passiert mit den ganzen Kalorien, wenn Sie die verdrückt haben? Magen, Darm. So weit auch klar. Aber dann? Dann geht zumindest ein größerer Teil der Kalorien ins Lager. Das Lager ist die Leber. Die speichert die Kalorien und gibt sie dann so nach und nach ab, je nach Bedarf. Und zwar in Form von Zucker. Wie das aber so mit Lagerräumen ist: Wenn nix mehr nachgeliefert wird, aber ständig was rausgeht, sind die Lager irgendwann leer. Das dauert auch gar nicht so lange. Eine normale Leber hat so um die 700–900 Kilokalorien auf Vorrat. Wenn die weg sind und nichts nachkommt, stellt die Leber ihrerseits die Lieferung ein. Dann können die Zellen rummeckern, wie sie wollen, wo nichts ist, ist auch nichts mehr zu holen. Gut, damit können Sie schon mal so ein bisschen rumrechnen. Wenn ein erwachsener Mensch so um die 2000 kcal pro Tag braucht, dann ist eine Leber nach zwölf Stunden ziemlich sicher leer. Nun braucht es vom Zeitpunkt des Essens bis zur Leber auch noch ein Weilchen. Das muss man also dazurechnen. Sie können aber davon ausgehen, dass 16 Stunden nach dem letzten Essen die Leberregale definitiv leer geräumt sind. Bei Frauen ist das eher schon nach 14 Stunden der Fall.

Genau dann allerdings passieren auf einmal ganz tolle Sachen, an die man morgens beim Zähneputzen meistens gar nicht denkt. Das Erste, was passiert, ist, dass die Zellen anfangen, sich selbst zu fressen. Klingt jetzt nicht so toll, ist es aber. Denn die Zellen im Körper bestehen nicht nur aus ganz prima Sachen. Vielmehr sammeln die Zellen über die Zeit Schrott an. Bei vielen Ihrer Zellen würden Sie jedenfalls nicht unangemeldet zu Besuch kommen können, ohne dass die an der Tür peinlich berührt rumdrucksen würden. Seien Sie bloß froh, dass Sie da nicht einfach so reinschauen können. Ihre Zellen sind aber ziemlich schlau. Wenn die nämlich von der Leber nix mehr nachgeliefert bekommen, dann fangen die an, den angesammelten Schrott zu recyceln. Das heißt dann Autophagie oder auf Deutsch: Selbstverzehrung. Dass es einen solchen Recyclingprozess gibt, ist schon lange bekannt, wie der genau funktioniert hingegen nicht. 2016 wurde der Japaner Yoshinori Ohsumi für seinen Beitrag bei der Aufklärung der Wirkmechanismen der Autophagie mit dem Medizin-Nobelpreis geehrt. Er konnte eine Reihe von Genen identifizieren, die die Autophagie steuern.[181] Dadurch konnte der Ablauf der Autophagie weitgehend geklärt werden.

Wenn Autophagie so gut ist, stellt sich natürlich sofort die Frage, wie man sie anschmeißt. Zentrales Ergebnis: Die Autophagie wird am besten durch das Fasten angeschoben.[182] Pflanzen brauchen Stickstoff und Kohlenstoff, kriegen sie diese Stoffe nicht, fangen Pflanzenzellen mit der Autophagie an. Bei Säugetieren ist das etwas komplizierter, aber der Entzug von Eiweiß oder generell das Fasten sind wohl die zentralen Auslöser.[183] Die Autophagie tut den Zellen gut. Stellen Sie sich vor, sie wären eine Zelle und müssten massenhaft Schrott mitschleppen, weil Ihnen keiner die Zeit zum Recyceln lässt. Nicht schön. Also, nach dieser Zeit, zu der der Lieferstopp der Leber beginnt, fängt Ihr Körper an aufzuräumen. Das, was dann alles passiert, ist super für Ihre Zellen und damit für Sie. Yahyah Aman und Kollegen kommen zu dem Schluss, dass eine gestörte Autophagie gar ein zentraler Treiber des Alterns ist.[184]

Inzwischen gibt es mehr und mehr Befunde, die die Wirksamkeit des Intervallfastens auf ein allgemeines Prinzip zurückführen, nämlich auf das Prinzip des kontrollierten Körperstresses. Kontrollierte Kälte, bis Sie anfangen zu zittern, ist auch immer wieder mal gut. Kontrollierte Überwärmung, bis Sie ordentlich schwitzen, ist prima. Regelmäßiges Saunieren ist also eine gute Idee. Und Sport. Vor allem Sport, mit dem man zumindest für ein paar Minuten Atmung und Herzfrequenz richtig hochfährt (Bitte vorher unbedingt: UNBEDINGT! sportärztlich durchchecken lassen!). Diese ganzen Techniken von Hunger über merkliche Temperaturschwankungen bis hin zu höheren physischen Belastungen im Sport sorgen dafür, dass der Körper seine Komfortzone verlässt. Wenn er das tut, werden schlummernde Überlebensgene aktiviert, die unsere Lebensenergie anstacheln und sogar Alterungsprozesse verlangsamen. Wir sind nicht nur gebaut, um extremere physische Belastungen als einen Abend auf der Couch eines wohltemperierten Wohnzimmers zu überstehen. Wir sind eher so gebaut, dass uns diese extremeren Herausforderungen sogar sehr guttun, wenn wir ihnen nicht zu intensiv ausgesetzt werden. In eisiger Kälte Liegestütze zu machen, bis wir verhungert sind, ist natürlich nicht die Lösung. Aber raus aus der Komfortzone ist ein tolles Grundprinzip.

# Das Fazit am Ende aller Zeiten

Wir sind mit unserem Ausflug weg von Ihrer Waage hin zu Ihrer Uhr am Ende angelangt. Ich hoffe und vermute, dass dieses Kapitel Ihre volle Aufmerksamkeit hatte. Denn ja, dieses Kapitel macht Ihnen eine Versprechung, die Ihnen Diäten auch machen. Der Unterschied ist nur, dass die Inhalte dieses Kapitels auch liefern, Diäten hingegen nicht, wie Sie längst wissen. Die Regeln, die Sie aus diesem Kapitel mitnehmen können, sind simpel:

Schlafen Sie gut und viel! Wenn Sie ein Schlafproblem haben, nehmen Sie das nicht einfach hin. Es gibt Myriaden von Verhaltensstrategien, mit denen Sie Ihren Schlaf positiv beeinflussen können. Dazu gehört auch, dass Sie die abendlichen Aktivitäten, die Sie vom Schlafen abhalten, auf einen echten Prüfstand stellen. Die Fragen hierzu sind einfach: »Ist es diese Aktivität wirklich wert, dass ich dafür auf Schlaf verzichte?« Und:»Wenn ich auf die Aktivität nicht verzichten kann oder will, kann ich sie zeitlich dann so verlagern, dass sie mich nicht mehr beim Schlafen stört?« Wenn Sie Ihren Netflixabend mit Chips, Weingummis und ein paar Bierchen auf Samstagmorgen verlegen, dann sind Sie ein innovativer und gesundheitsbewusster Mensch!

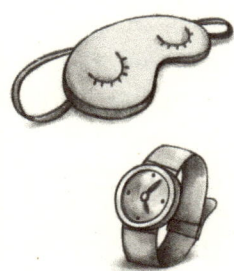

Verkürzen Sie die täglichen Zeiträume der Nahrungsaufnahme! Es gibt Extremisten, die nur in einem Zeitfenster von 2–3 Stunden täglich essen. Ein Zeitfenster von acht Stunden wird regelmäßig empfohlen, die neuere

Forschung geht eher in Richtung 6 Stunden. Alternative Modelle, bei denen man zum Beispiel an zwei Tagen die Woche überhaupt nichts isst, sind ebenfalls wirksam. Merken Sie sich einfach die Regel, dass jede Verkürzung von Essenszeitspannen etwas für Ihren Körper, Ihre Gesundheit und Ihre Körperzellen tut. Und Ihre Alterung verlangsamt.

Frühstücken Sie wie ein König. Das Frühstück ist die wichtigste Mahlzeit des Tages. Hier können Sie richtig punkten. Sie können sich zum Frühstück gleich zu Tagesbeginn mit allen wichtigen Nährstoffen versorgen, die Sie den Tag über brauchen. Das macht Sie unabhängig von den Zufällen des Tagesgeschehens. Ihr Körper ist morgens besonders gut in der Lage, Nahrung zu verwerten. Die Versorgung mit allem Wichtigen heißt nicht, dass Sie auf Ihr gewohntes Croissant vom Bäcker unterwegs verzichten müssen. Pfeifen Sie sich das eben zusätzlich rein, morgens wird Ihr Körper damit schon einigermaßen fertig. Ist nicht toll, nicht, dass Sie mich hier absichtlich falsch verstehen. Aber man lebt halt nur ein Mal, das muss man ja schließlich auch berücksichtigen.

Das vermutlich bestmögliche tägliche Ernährungsmuster sieht etwa so wie in der Abbildung aus.

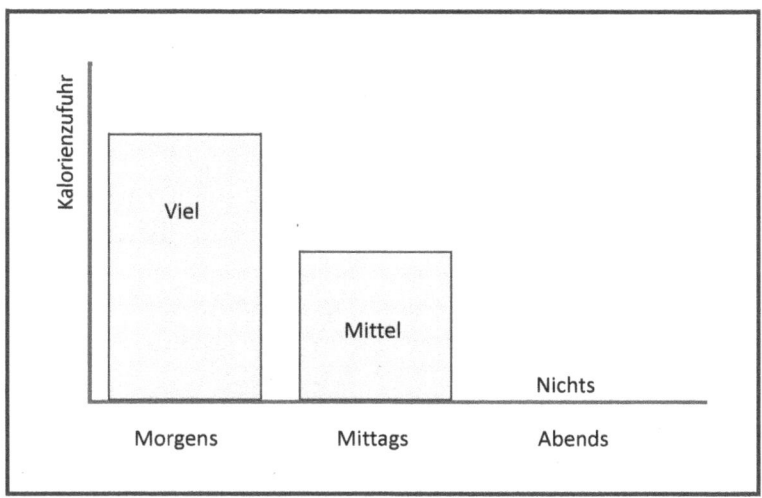

Essen Sie über die Tage hinweg zu regelmäßigen Zeiten! Unsere ganzen inneren Uhren lieben den Gleichklang über alle Maßen. Sie mögen den Jetlag nicht, der durch ständige Rhythmuswechsel hervorgerufen wird. Schenken Sie Ihrem Körper die innere Ruhe, die er braucht, um dann auch Ihnen innere Ruhe zu schenken.

Sie haben jetzt viel über die enormen Vorteile eines professionellen Essenstimings gehört. Das hat in Ihnen vermutlich den Wunsch geweckt, Ihr ganzes Leben umzukrempeln. Aber wie so oft in diesem Buch möchte ich Ihnen auch hier ein »Stopp!« zurufen. Wenn Sie es schaffen, Ihre Freunde davon zu überzeugen, sich in Zukunft eher zu einem lang gezogenen Frühstück zu treffen, statt abends gemeinsam essen zu gehen, dann ist das super. Aber: Tage, an denen Sie 16/8 oder das noch effektivere 18/6 nicht hinkriegen, sind keine Niederlagen oder Rückschläge. Zählen Sie lieber die Tage, an denen Sie das umgesetzt bekommen. Jeder einzelne dieser Tage tut etwas für Ihre Gesundheit, jeder einzelne dieser Tage tut etwas für Ihre Blutzuckerwerte. Jeder einzelne dieser Tage hilft, das Gerümpel aus dem Keller Ihrer Zellen zu entsorgen. Jeder einzelne dieser Tage ist ein Sieg für Sie, den Ihnen nie wieder jemand wegnehmen kann. Aber das Leben hat einen Puls. Also sagen Sie Ihren Freunden nicht ab, wenn die Sie für Samstagabend zum Grillen einladen. Essen Sie dann am Sonntag nichts außer einem frühen Abendessen um 14 Uhr. Dann machen Sie nachträglich sogar den Grillabend am Samstag noch zu ihrem Kumpel. Und wenn das nicht klappt, weil Samstag eben doch zu viel Alkohol im Spiel war: Machen Sie in der kommenden Woche einfach einen zusätzlichen »Perfect Timing Day«, das holt zumindest ein bisschen was wieder raus.

Jetzt vergleichen Sie das einmal mit den Studienergebnissen von Shubroz Gill und Satchinanda Panda.[185] Die haben übergewichtige Menschen nach ihren Essenszeiten befragt. Antwort: drei regelmäßige Mahlzeiten täglich in einem Zeitfenster von etwa zehn Stunden. Bei (freiwilliger Überwachung) mittels Smartphone-App zeigte sich eine andere Realität. Erratisches Essen mit täglich wechselnden Rhythmen, in der Regel verteilt über einen Zeitraum von 15 Stunden, Chipstüten, Bier und Schokoriegel mitgerechnet. Schlafstörungen und Übergewicht waren also alles andere als unerklärlich. Nach der Umstellung mit Kontrolle durch die App auf tatsächlich zehnstündige Essintervalle stellten sich sofort erste Gewichtsverluste und eine Verbesserung des Schlafs ein.

Wie Sie inzwischen wissen, wären acht Stunden noch deutlich besser. Ein Tag mit sechs Stunden, gerechnet ab Frühstück, wäre sogar sensationell. Nach so einem Tag dürfen Sie tagelang im Superheldenkostüm rumrennen! Wie werden Sie das in Zukunft handhaben? Ist ein perfekter Superheldentag vielleicht sogar einmal pro Woche möglich?

# IHRE ENTSCHEIDUNGS-ARCHITEKTUR

Weiter vorne in diesem Buch habe ich Ihnen Ihr erstes kleines Werkzeugköfferchen in die Hand gedrückt. In dem Köfferchen haben Sie ein paar wertvolle Hilfsutensilien gefunden. Hier kommen wir jetzt zur schweren Artillerie.

Zur schweren Artillerie gehört, dass Sie erst mal Ihre Fantasien von Disziplin, Willenskraft und Motivation über Bord werfen. Das ist sowieso alles Unfug und funktioniert nicht. Jedenfalls nicht im Dauerbetrieb. Die drei sind hin und wieder mal gut für den Sprint, aber zu mehr taugen sie nicht. Das ist allerdings nicht schlimm, weil es sehr wohl Techniken gibt, die auch langfristig funktionieren. Eine kluge Idee ist es daher, Willenskraft, Disziplin und Motivation nur dazu einzusetzen, diese anderen Techniken zu lernen und in die Umsetzung zu bringen. Ich weiß, dass das schon wieder eine ziemliche Zumutung ist. Erst erzähle ich Ihnen, dass Diäten nicht funktionieren, und jetzt komme ich damit um die Ecke, dass Sie Willenskraft und Co. auch vergessen können. Sehen Sie es einfach so: Es hat Menschen gegeben, die sich anhören mussten, dass sich die Sonne nicht um die Erde dreht. Das war für die auch nicht schön, aber die meisten haben es überlebt. So was schaffen Sie auch!

Die beiden Heldentierchen, die ich Ihnen in diesem Kapitel als mächtige Verbündete an die Seite stellen möchte, sind das verlässliche Gewohnheitstier und das plüschige Bequemlichkeitsmonster. Die beiden haben ein gemeinsames Ziel: Ihnen nach Möglichkeit jedweden Denkaufwand zu ersparen. Das Bequemlichkeitsmonster ist dem Hirn eines Psychologen in der ersten Hälfte des 20. Jahrhunderts entsprungen. Der hat gesagt, man solle nicht versuchen, die eigene Motivation zu erhöhen, um ein Ziel zu erreichen. Man sollte lieber zusehen, das, was einem im Weg steht, wegzuräumen. Wenn Sie morgens kalt duschen wollen, weil

das gut für den Kreislauf ist, dann ändert das nichts daran, dass kalt duschen scheußlich ist. Es sei denn ... Nun, werden Sie gleich sehen.

Das großartigste Haustier, das Sie sich halten können, ist das Gewohnheitstier. Aber Vorsicht, wenn Sie sich das falsche aussuchen, kriegen Sie das nie stubenrein. Soweit ich weiß, kann man Krokodilen
nicht abgewöhnen, in den Pool zu kacken, selbst wenn das ein Infini-
typool ist. Krokodile sollte man sich als Gewohnheitstiere also eher
nicht zulegen. Es gibt jedoch echte Kuscheltiere, die Ihnen das Leben
weich und flauschig machen können. Dass es diese tollen Tierchen tatsächlich gibt, werde ich Ihnen unwiderlegbar beweisen. Und das
Schöne daran ist: Die sind nicht mal teuer, die können Sie sich mit Sicherheit leisten!

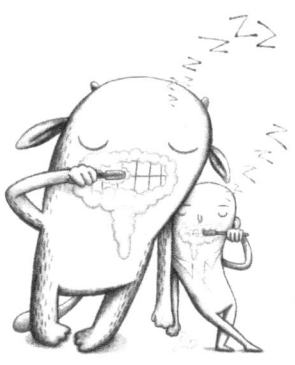

## Die vermissten Kaltduscher

Vor vielen, vielen Seiten habe ich Ihnen eine Geschichte über Kaltduscher versprochen. Die kommt auch. Aber schon wieder nicht jetzt!
Vor den Kaltduschern kommen nämlich erst mal die Radfahrer dran.
Gucken Sie sich dazu mal die ersten 100 Jahre der Tour-de-France-Ge-
schichte an. In den Tabellen mit den Siegern stehen immer Namen und
daneben ein Land. Oder die Flagge des Landes, aus dem der Sieger

kommt. Eine sportbegeisterte Nation fehlt aber in den Siegerlisten der ersten 100 Jahre Tourgeschichte komplett. Die Briten. Kein einziger Sieg. Bei Weltmeisterschaften oder Olympischen Spielen das gleiche Bild. Ein italienischer Radhersteller hat sich geweigert, seine Fahrräder an britische Radsportler zu verkaufen. Seine Begründung: Furcht vor Reputationsschäden.[186] Stellen Sie sich vor, bei irgendwelchen Sportveranstaltungen kommen immer diejenigen als Letzte ins Ziel, die Ihren Namen auf der Brust tragen. Das würde Ihnen auch nicht gefallen.

Doch dann, nach einem Jahrhundert des Verlierens, haben auf einmal britische Radsportler gewonnen. Nicht einmal. Fünfmal zwischen 2010 und 2020. Als Vater dieser Siege gilt David Brailsford. Brailsford musste seine frühe Fußballleidenschaft wegen einer Knieverletzung aufgeben. So kam er zum Radsport, dafür war das Knie noch gut genug. Einige Jahre fuhr er auf halb-professionellem Niveau. Danach studierte er Sportwissenschaft und Psychologie, eher er dann noch einen betriebswirtschaftlichen Masterabschluss machte. Und dann wurde er Radtrainer. Er zeichnet verantwortlich für Tour-de-France-Siege und olympische Medaillen und machte das britische Bahnradteam zum erfolgreichsten der Sportgeschichte. Jetzt wollen Sie natürlich wissen, was das mit Ihrem Hang zu Currywurst oder Pommes zu tun hat.

Davids Philosophie des Siegens ist eine Philosophie der kleinen Schritte. In einem Interview mit der BBC sagte er 2014: »Wissen Sie wirklich, wie man sich die Hände wäscht – ohne auch die Räume zwischen den Fingern zu vergessen? Wenn Sie auf so etwas achten, werden Sie vielleicht weniger krank. Es sind die sehr kleinen Dinge, aber wenn man sie summiert, macht es einen großen Unterschied.«[187] Stellen Sie sich ambitionierte Sportler vor, die im Training plötzlich Händewaschen auf dem Trainingsplan sehen. Wie würden Sie darauf reagieren? Ein Jahr später sagte er in einem anderen Interview mit der Wirtschaftszeitschrift *Harvard Business Review*: »Als MBA-Student faszinierten mich Kaizen und andere Prozessoptimierungstechniken. Ich gelangte zu der Einsicht, dass wir klein denken sollten und nicht groß und dass wir eine Philosophie kontinuierlicher Verbesserungen durch den Zusammenbau kleiner

Gewinne verfolgen sollten. Vergiss Perfektion; konzentrier dich auf Fortschritte und kombiniere die Verbesserungen.«[188]

Die kleinen Schritte, die sich zum Sieg summieren. Etwas Unspektakuläreres kann man sich wohl kaum vorstellen. Jeden Tag einen kleinen Schritt auf dem richtigen Weg, und man kommt ans Ziel. Jeden Tag einen Riesenschritt auf dem falschen Weg, und man rennt gegen die Wand. Wenn Sie ein Klavierkonzert geben wollen, von dem die Menschen noch zehn Jahre später sprechen, dann müssen Sie erst mal 20 Jahre jeden Tag einen Schritt machen, um dort hinzukommen. Hier geht es jetzt nicht um einen Zwanzigjahresplan. Aber es geht eben auch nicht um drei Tage. Brailsfords Radfahrer haben nicht nach drei Tagen gewonnen, sondern nachdem sie die vielen kleinen Fortschritte angesammelt hatten. So dürfen Sie sich auch Ihr erfolgreiches Ernährungs-(und: Genuss-!)Management vorstellen. Und da sind wir wieder bei einem der bereits besprochenen Gründe dafür, dass Diäten scheitern: Es muss unfassbar schnell gehen. Natürlich verliert man dabei noch jeden Tag ein Pfund, mindestens. Dass das alles kompletter Stuss ist, wissen Sie längst aus dem Kapitel über das Scheitern von Diäten. Was aber ist denn hier nun die Lehre aus dem Radsport? Eine Lehre ist die, die Sie schon aus dem Werkzeugköfferchen-Kapitel kennen: Wer erfolgreich sein will, muss einen Verhaltensprozess organisieren, der zum Sieg führt. Es sind die tatsächlichen, die kontinuierlichen, die kleinen Handlungen, die den Sieg bringen, nicht die Träume vom Siegerpodest. In diesem Kapitel hier geht es vor allem darum, was einen Prozess zu einem guten Prozess macht.

Viel weiter vorn in diesem Buch habe ich eine Geschichte von Tauchern erzählt, erinnern Sie sich? Und davon, woran angehende Taucher häufig scheitern. Sie scheitern am fehlenden Prozess, der sie langsam an das Tauchen heranführt. Tauchermaske, Schwimmflossen, Taucheranzug, Sauerstoffflaschen auf dem Rücken, Gürtel mit Bleigewichten, Mundstück. Das sind sehr viele neue Signale, die da im Hirn ankommen. Für manche sind es zu viele auf einmal. Mit dem Ergebnis einer Panikattacke. Ein Prozess hingegen, der das Gehirn in kleinen Schritten langsam an das Tauchen heranführt, ist der Erfolgsweg. Erst mal nur mit Taucherflossen normal schwimmen. Dann einmal nur mit Taucherbrille kurz unter Wasser gucken. Ein kleiner Schritt nach dem anderen. Und irgendwann klappt dann das Tauchen in voller Montur.

Damit kommen wir zu den bisher immer wieder unterschlagenen Kaltduschern. Sie sollten morgens kalt duschen! Haben Sie bestimmt schon mal irgendwo gelesen, oder? Und, hat das was genützt? Vermutlich nein. Das Problem solcher Ratschläge ist, dass die meist von Leuten gegeben werden, die das nur empfehlen, aber selbst gar nicht machen. Oder von Leuten, die das zwar machen, aber dabei völlig vergessen, wie sie selbst dazu gekommen sind. Der Weg dahin ist jedoch das Wichtigste an der Sache. Ohne einen gangbaren Weg funktioniert nichts auf der Welt.

Also: Wahr ist, dass kaltes Duschen morgens guttut und hilft, schneller wach zu werden. Im Schlaf sinkt unsere Körpertemperatur. Um richtig wach zu werden, muss der Körper die Temperatur hochfahren. Genau dabei hilft kaltes Duschen. Klingt nach einem Widerspruch, ist es aber nicht. Durch das kalte Duschen kriegt das Hirn ein Alarmsignal: Es wird kalt. Also sagt das Hirn dem Körper: Hochheizen, sonst erfrieren wir! Und dann heizt der Körper hoch. Drehen Sie jetzt die Dusche ab, haben Sie einen Körper, der die Temperatur hochfährt. Schon sind Sie richtig wach. So weit die intellektuell recht einfach nachvollziehbare Faktenlage. Haben Sie deswegen jetzt Bock, an einem kalten Morgen unter eine noch viel kältere Dusche zu springen? Was Ihr Viech dazu sagt, dürfte wohl klar sein: »Ey, spinnst du jetzt komplett, das verbraucht viel zu viele Kalorien! Und fühlt sich, ganz nebenbei, auch noch übel an, also lass das gefälligst.« Kalt duschen mag so toll sein, wie es will, es ist uns ziemlich offensichtlich nicht in die Gene eingraviert.

Lassen Sie uns das mal ganz anders angehen. Als ich dieses Buch hier geschrieben habe, habe ich nach einer Möglichkeit gesucht, eines der wichtigsten psychologischen Verfahren aller Zeiten zur Verhaltenssteuerung zu erläutern. Das wollte ich jedoch nicht einfach aus Büchern und Fachaufsätzen abschreiben, sondern ich wollte es erst selbst testen, bevor ich es empfehle. Und da ich mir kaum etwas vorstellen konnte, was fieser ist, als jeden Tag mit einem Kälteschock zu beginnen, habe ich mir das Kaltduschen vorgenommen. Das Ergebnis vorweg: An dem Tag, an dem ich diese Zeilen hier schreibe, habe ich jetzt vier Wochen und zwei Tage Kaltduschen ohne eine einzige Ausnahme hinter mir. Nicht mitgerechnet die Vorbereitungstage. Und ich muss sagen: Wenn ich jetzt morgens aus der Dusche komme, fühle ich mich großartig. Am liebsten würde ich inzwischen drei- oder viermal täglich kalt duschen.

Damit kommen wir zum Weg der Vorbereitung. Wann ist der Gedanke, kalt duschen zu sollen, besonders unangenehm? Wenn man im Winter nackt zehn Kilometer durch die Arktis gejoggt ist oder nach zehn Kilometern Sahara mittags im Sommer? Ich nehme an, Sie stimmen mir zu, dass der Gedanke daran, kalt duschen zu sollen, nach zehn Kilometern Arktis übler ist als nach zehn Kilometern Sahara. Und schon haben Sie den ersten Teil meiner Lösung, meiner geklauten Lösung, um genau zu sein. Wenn ich morgens unter die Dusche gehe, dusche ich erst mal so lange heiß, bis ich mich nach einer Abkühlung sehne. Ich karre mein Gehirn und meinen Körper also erst mal in die Sahara, da ich weiß, dass ich dort eine kalte Dusche sehr schätzen werde. Das ist also Teil eins meiner Kaltduscherstrategie. Ich erzeuge zunächst eine Sehnsucht nach Kälte.

Der zweite Teil meiner Strategie war die Taucherstrategie: Körper und Gehirn langsam an die Kälte gewöhnen. In den Wochen der Vorbereitung habe ich damit angefangen, nach der heißen Dusche zunächst nur die Füße und Hände kalt abzuduschen. Dann kamen irgendwann die Unterschenkel und Unterarme dazu. Und nur, damit hier kein falscher Eindruck von Heldenmut entsteht: Anschließend gab es zur Belohnung immer gleich noch eine Wärmeladung hinterher. So kam ich dann nach ein paar Wochen an den Punkt, wo auch der Oberkörper sein Kaltwasser abkriegen sollte. Beim ersten naiven Versuch ist mir fast das Herz stehen geblieben. Also musste ich dafür auch einen Weg suchen. Der besteht inzwischen darin, ein paarmal sehr schnell ein- und auszuatmen. Dann in bester Bodybuildermanier den gesamten Oberkörper anspannen, der Dusche sämtliche Muckis zeigen und dabei alle Luft rauspressen. Nach ein paar Versuchen war der Körper fit für das kalte Wasser. Und während das kalte Wasser über meinen Körper läuft, sage ich meinem Hirn, dass es sich darauf einstellen soll, dass direkt im Anschluss wieder richtig schön warmes Wasser als Belohnung kommt.

Doch damit noch immer nicht genug. In der vorletzten Stufe meines Kaltduschtrainings habe ich dann Folgendes gemacht: Saharaduschen, Arktisduschen, Saharaduschen, Arktisduschen, Saharaduschen. Oder in Kurzfassung: Warm/Kalt/Warm/Kalt/Warm. In der letzten Stufe habe ich dann das letzte Warmduschen einfach weggelassen. Jetzt kann ich jedem erzählen, dass ich morgens kalt dusche. Ohne zu lügen. Und die Vorteile des Kaltduschens nehme ich tatsächlich auch mit in den Tag, es ist also nicht nur keine Lüge, es ist auch nicht gemogelt. Ich gebe aber zu, dass ich es inzwischen sehr mag, anderen Menschen zu erzählen, dass ich morgens kalt dusche, und mir dann anzusehen, wie die innerlich zusammenzucken.

Ich würde mir diesen Weg zum Kaltduschen gern patentieren lassen. Das wäre aber denn doch zu viel Lorbeer auf das falsche Haupt. Denn mein Kaltduschrezept beruht auf einer der großartigsten psychologischen Erkenntnisse des 20. Jahrhunderts. An dieser Stelle sage ich nur: Kurt Lewin. Aus jener Erkenntnis hat ein sehr kluger Verhaltensökonom ein komplettes Verhaltenssteuerungskonzept des 21. Jahrhunderts gemacht und damit den Wirtschaftsnobelpreis gewonnen. Dazu sage ich nur: Richard Thaler. Die beiden müssen wir uns also unbedingt noch genauer ansehen.

## Der Großmeister der Bequemlichkeit

Im Jahr 1947 sind so manche Dinge passiert: Der Internationale Währungsfonds hat seine Arbeit aufgenommen. Die CIA wurde gegründet. Chuck Yeager durchbrach als erster Mensch offiziell die Schallmauer. Arnold Schwarzenegger, David Bowie und Elton John erblickten das Licht der Welt. Und Kurt Lewin veröffentlichte einen Aufsatz. Von all den genannten Ereignissen ist das letztgenannte das bei Weitem wichtigste. Und das sage ich als bekennender Bowie-Fan! Der Aufsatz von

Kurt Lewin trägt den nicht sonderlich spektakulären Titel »Gruppen-
entscheidungen und sozialer Wandel«.[189] Seite 209 dieses Aufsatzes beginnt dann mit zwei Absätzen, deren Weisheit und Menschenkenntnis
mich bis heute zutiefst beeindrucken. Zwar beschäftigt sich Lewin in
dem Aufsatz mit der Frage, wie man in Gruppen zu Entscheidungen
kommt und wie man in Gruppen zu Entscheidungsänderungen kommt.
Aber das, was da steht, kann man genauso auch auf jede Einzelperson,
also auch auf Sie und mich, anwenden. Was da steht, ist in etwa Folgendes: Es gibt zwei Wege, eine Verhaltensänderung herbeizuführen. Weg
1: Den Druck erhöhen, um das neue Verhalten an den Tag zu legen.
Weg 2: Die Verhaltenswiderstände reduzieren, die das neue Verhalten
behindern. Weg Nummer 1 ist der Weg über Willenskraft, Disziplin und
Motivation. Weg Nummer 2 ist der Weg der Bequemlichkeit und An-
nehmlichkeit. Jetzt wissen Sie auch, wieso ich meine oben vorgestellte
Duschstrategie nicht auf meinen Namen patentieren lassen kann. Wenn,
dann gehört das Patent Kurt Lewin. Ich habe nicht versucht, mich zu
disziplinieren, morgens kalt zu duschen. Ich habe nicht versucht, meine
Motivation diesbezüglich zu erhöhen oder mir mehr Willenskraft an-
zutrainieren. Ich habe stattdessen einfach nach einem Weg gesucht, der
das kalte Duschen zu einer einfachen, eher angenehmen Sache macht,
auf die ich mich freue. Indem ich vorab so lange heiß dusche, bis ich
mich nach Kälte sehne, brauche ich für das Kaltduschen keine Motivation, Disziplin oder Willenskraft mehr. Na ja, an manchen Tagen muss
ich mich schon auch noch mal etwas anstupsen. Aber das ist harmlos.

In dem ersten Absatz auf jener sagenumwobenen Seite 209 in Kurt
Lewins Artikel zeigt er uns diese beiden Wege. Im zweiten Absatz
schreibt er uns dann noch ins Stammbuch der Menschheit, was die Folgen der beiden Strategien sind. In meinen Worten ausgedrückt: Geht
man den ersten Weg über den Widimomi (Willenskraft-Disziplin-Moti-
vations-Mist), erzeugt man unangenehmen Druck und Spannung. Geht
man den zweiten Weg über die Bequemlichkeit und das Angenehme, erreicht man dasselbe Ziel, fühlt sich dort aber wohl und will da auch bleiben. Ich dusche morgens nicht deswegen kalt, weil ich diszipliniert bin,

ich dusche kalt, weil es ein gut organisiertes, schönes Erlebnis ist. Gary Keller gibt in seinem Bestseller »The One Thing« ein sehr schönes Zitat zum Besten: «Einer der größten Mythen unserer Kultur: Selbstdisziplin«.[190] Disziplin als Lebenskonzept ist Bullshit, und als Ernährungskonzept macht es krank und unglücklich. Gehen Sie den bekloppten Lockrufen des Widimomis aus dem Weg, suchen Sie lieber nach Möglichkeiten, das, was Sie erreichen wollen, schön und angenehm zu gestalten. Entfernen oder reduzieren Sie Verhaltenswiderstände, statt diese mit Gewalt niederringen zu wollen. Wir werden später noch sehen, dass das Etablieren von Gewohnheiten zu einer der besten und nachhaltigsten Strategien zur Reduktion von Verhaltenswiderständen gehört. Gewohnheitstiere sind die besten Kuscheltiere der Welt!

Lassen Sie uns hier schon mal ein paar Beispiele anschauen, wie Sie das in Ihr Ernährungskonzept einbauen können. Wie Sie mit Sicherheit wissen, sollten Sie mehr Gemüse essen, als Sie es tatsächlich tun. Richtig? Ohne Sie zu kennen, sage ich Ihnen, wieso Sie das nicht hinkriegen. Wenn Sie in der Kantine oder im Restaurant sind und alle um Sie herum Burger und Pommes essen, dann läuft Ihr Viech Amok, wenn sie anfangen, was von Gemüse zu faseln. So geht es also nicht. Zweitens: Wenn Sie bloß an Gemüse denken, denken Sie doch sofort »Verzicht«. Ich soll Gemüse STATT Nahrung essen (für Ihr Viech ist Gemüse keine Nahrung, das muss ich Ihnen aber vermutlich nicht erläutern, oder?). Da sich Verzicht aber so richtig übel anfühlt und Ihr Viech in kürzester Zeit zu Selbstmordgedanken treibt, kriegen Sie auf die Tour niemals mehr Gemüse in sich rein. Und, das darf man auch nicht vergessen: Wenn man das Zeug zu Hause dann auch noch waschen, klein schneiden und kochen soll, um dann damit beim Essen auf Pommesentzug zu sein, ist ja wohl vollends klar, warum das nicht funktioniert.

Wenn das klappen soll, dann geht das auf Dauer nur auf dem Kurt-Lewin-Weg. Der heißt: schnell, ohne Aufwand und ohne Verzicht. Das ist wieder ein Weg, den ich selbst gehe, den ich mir mit Kurts Hilfe relativ simpel zusammengebastelt habe. Mein Weg geht so: Ich esse zum Frühstück erst mal eine Scheibe nur grob vermahlenes Vollkornbrot. Da kippe ich zwei Esslöffel Raps- oder Leinöl drüber. Und darauf kippe ich eine ordentliche Ladung Gemüse. Ich esse das nicht als Ersatz für mein früheres Frühstück, sondern zusätzlich. Ich hasse Verzicht und habe nicht genug Disziplin dafür, also lasse ich es. Ich weiß aber, dass mein Köper es mir dankt, wenn ich ihm auch gutes Futter gebe. Also fange ich damit an. Da ich aber faul bin, habe ich nach einem Weg gesucht, das Gemüsebrot mit weniger als drei Minuten aktivem Tun zu produzieren. Diesen Weg habe ich gefunden. Ich lege die Scheibe Brot auf einen Teller. Das Öl träufele ich darüber, damit ich den Tag mit einer Ration guter Omegas beginne. Ich greife ins Tiefkühlfach, nehme die Tüte mit der Gemüsepfanne heraus und brate das ein paar Minuten in der Mikrowelle. Das Ganze kostet maximal zwei Minuten 30 Sekunden eigenes Handeln. Während die Mikrowelle läuft, mache ich mir einen Kaffee und bereite alles andere vor, was ich noch essen will. Wenn die Mikrowelle »Pling« macht, hole ich das Gemüse heraus und packe es auf mein Ölbrot. Dann kippe ich noch eine Vinaigrette aus Senf, Öl und Essig drüber und habe ein großartiges, leckeres und gesundes Frühstück, das zudem lange satt macht. Wenn ich mir danach (manchmal) noch schaurige Weißmehlbrötchen, fiese Croissants, überzuckerte Marmeladen, Nuss-Nougat-Cremes oder gar ein Plunderstückchen beim Bäcker einfange, dann werde ich damit emotional auch fertig. Ich sorge aber dafür, dass jeder Morgen mit einer Gesundheitskur für meinen Organismus beginnt. In zwei Minuten 30. Jeden Morgen. Das ist jedoch nicht mein Croissantersatz. Croissants durch Gemüse zu ersetzen, ist in meinem Leben nicht machbar. Punkt. Was aber machbar ist: dafür zu sorgen, dass ich eine Gesundheitsgarantie pro Tag zu mir nehme und damit den Tag auch beginne. Und genau das tue ich. Der Tag da draußen in der Welt ist viel weniger planbar, als man sich das gern einredet. Aber die paar Minuten morgens in meiner Küche unterstehen meiner vollständigen Kontrolle. Von diesem Kontrollrecht mache ich Gebrauch. Was danach kommt, ist immer auch ein wenig Schicksal. Was morgens auf meinem ersten Frühstücksteller landet, ist es nicht. Das ist planvolle, bewusste und gewollte Ernährung. Um die Uhrzeit hat das Schicksal in meinem Leben noch nichts zu melden.

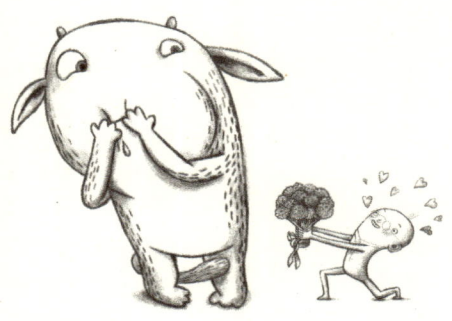

Ich verrate Ihnen noch etwas mehr: Es ist natürlich nicht jeden Morgen eine Gemüsepfanne aus dem Tiefkühlfach. Alle zwei Wochen bringe ich auch die Energie auf, mir selbst Gemüse zuzubereiten. Das geht dann so: Ich stehe etwa anderthalb Stunden in der Küche und schnipsle so viel Gemüse zurecht, dass es für drei Backbleche reicht. Das backe ich dann, und das Ergebnis ist eine sehr, sehr große Schale voll Gemüse. Da kommt ordentlich Öl drüber und wechselnde Gewürzmischungen. Das Ganze hält im Kühlschrank vier bis fünf Tage. Das reicht dann für mein Basisfrühstück für die ganze Woche. Tatsächlich brauchte ich erst Kurt Lewin, um zu kapieren, wie bekloppt es ist, jede Mahlzeit einzeln zuzubereiten. Das hat meine Mutter früher so gemacht, und ich habe es einfach übernommen. Wenn man aber in mehrtägigen Ernährungszyklen plant, einkauft und kocht, dann kann man in Momenten, in denen ausreichend Kraft vorhanden ist, vorsorgen für die Momente, in denen man zu erschlagen ist, sich etwas Gutes zuzubereiten.

Gut, genug von meinem Gemüse. Diese Methode müssen Sie natürlich nicht nachmachen, denn eigentlich geht es hier ja nicht um Brokkoli und Co., sondern um Kurt Lewin. Den sollten Sie nachmachen. Denken Sie nicht über mehr Disziplin nach, denken Sie lieber darüber nach, wie Sie das, was Sie erreichen wollen, so einfach gestalten, dass Sie es auch wirklich machen können, ohne sich zwingen zu müssen.

# Die Wichtigkeit der Irrelevanz

Nachdem wir jetzt ein paar Seiten über Kurt geredet haben, wenden wir uns nun Richard zu. Nicht Löwenherz, sondern Thaler. Der mit dem Wirtschaftsnobelpreis 2017. Richard Thaler ist Verhaltensökonom. Was das ist, versteht man am besten, wenn man sich ansieht, was Richard selbst dazu schreibt. Er hat nämlich ein ganz wunderbares Buch über die Entstehungsgeschichte der Verhaltensökonomie geschrieben.[191] Die Verhaltensökonomie ist ein noch ziemlich junger Zweig der Ökonomie, der in seiner Anfangszeit stark angefeindet wurde. Was wiederum nicht sehr verwunderlich ist, da eigentlich immer alle neuen Zweige innerhalb einer etablierten Wissenschaft angefeindet werden. Aber kommen wir erst mal zu der wunderbaren Geschichte, die Thaler selbst im ersten Kapitel seines Buches erzählt: Als junger Ökonomieprofessor hat er Klausuren gestellt, bei denen maximal 100 Punkte erreicht werden konnten. Das haben alle anderen Kollegen genauso gemacht. Das Problem dabei war: Thalers Studenten haben im Durchschnitt nur 72 Prozent der möglichen Punkte, also 72 Punkte, bei ihm erreicht, bei anderen Kollegen hatten sie höhere durchschnittliche Punktzahlen. Über die geringeren Punktzahlen haben sich die Studenten ziemlich aufgeregt. Das Problem dieser Aufregung war: Bei Thaler haben die Studenten zwar weniger Punkte bekommen, allerdings mit weniger Punkten auch gute Noten. Die Noten, die Thaler vergeben hat, entsprachen exakt den Noten, die die anderen Kollegen auch vergeben haben. Die Studierenden haben sich also über eine Recheneinheit namens »Punkte« aufgeregt, obwohl diese Recheneinheit am Ende keinen Einfluss auf das relevante Ergebnis, nämlich die Noten, hatte. Und nun kommt der lustige Teil von Thalers Problemlösung. Thaler hat die nächste Klausur dann so gestellt, dass man nicht mehr 100 Punkte bekommen konnte, sondern 137. In dieser Klausur haben die Studenten im Schnitt 96 Punkte erreicht, was 70 Prozent der möglichen Punkte entsprach. Obwohl sich die Durchschnittsleistung von 72 Prozent der möglichen Punkte auf 70 Prozent verringert hat, waren die Studenten glücklicher, weil sie viel mehr, allerdings weiterhin bedeutungslose, Punkte bekommen haben. Das ist das Prinzip von Miles-and-More-Programmen, wo man für einen 100-Euro-Flug 500 Meilen gutgeschrieben bekommt. Darüber freut man sich, bis man merkt, dass das keine 500 Flugmeilen sind, sondern bloß ein paar Punkte, für die man eine kleine Tüte Weingummi kriegt.

Diese Geschichte charakterisiert sehr schön einen zentralen Unterschied zwischen klassischer Ökonomie und Verhaltensökonomie. In der klassischen Ökonomie wird angenommen, dass Menschen extrem vernünftig sind. Sie würden sich niemals über etwas aufregen, was inhaltlich bedeutungslos ist. Verhaltensökonomen hingegen nehmen solche Reaktionen ernst und fragen dann eher, was man tun kann, um Menschen trotz solcher Wahrnehmungsverzerrungen zu guten Entscheidungen zu verhelfen.

Thaler bezeichnet Faktoren, die eigentlich irrelevant sein sollten, es aber nicht sind, als SIFs: Scheinbar irrelevante Faktoren (Seemingly irrelevant factors), wie zum Beispiel Klausurpunkte, die eigentlich bedeutungslos sind, über die sich Menschen aber trotzdem aufregen. Unser erstes Kennzeichen der Verhaltensökonomie ist also, dass sie von Menschen ausgeht, die SIFs berücksichtigen, obwohl sie eigentlich keinen Grund dafür haben, das zu tun.

Ein anderer schöner SIF-Effekt ist der sogenannte Ankereffekt. Als Ankereffekt bezeichnet man die menschliche Neigung, irrelevante Vorinformationen zu benutzen, selbst wenn die Irrelevanz der Vorinformation klar zu erkennen ist. Das klassische Experiment dazu haben Amos Tversky und Daniel Kahneman 1974 beschrieben.[192] In dem Experiment sollten die Teilnehmer schätzen, wie hoch der Anteil der afrikanischen Staaten war, die zum damaligen Zeitpunkt Mitgliedsstaaten der Vereinten Nationen waren. Bevor die Teilnehmer ihre Schätzungen abgegeben haben, wurde allerdings in deren Gegenwart ein Glücksrad gedreht, das Zahlen zwischen 0 und 100 ausgespuckt hat. Anschließend wurden die Teilnehmer gebeten, die vom Glücksrad ausgespuckte Zahl nach unten oder oben anzupassen, um den gesuchten Staatenanteil zu schätzen. Dabei zeigte sich ein faszinierendes Ergebnis. Wenn das Glücksrad eine 10 ausgespuckt hat, lag die mittlere Schätzung bei 25 Prozent. Hat das Glücksrad hingegen eine 65 ausgespuckt, lag die Schätzung bei 45 Prozent. Nun ist klar, dass das Ergebnis eines Drehs am Glücksrad keinen Einfluss auf die Mitgliedschaft in den Vereinten Nationen haben kann. Daher sollten auch die Schätzungen der Probanden nicht davon abhängen. Tun sie aber. Die Zufallszahl ist der Anker, der die Schätzungen beeinflusst.

In einem anderen Experiment von Kevin Blankenship und Kollegen sollten die Teilnehmer schätzen, wie alt Ernest Hemingway war, als er seine erste erfolgreiche Novelle schrieb.[193] Gab man den Probanden einen niedrigen Anker, schätzten sie ein Alter von 23, gab man ihnen einen hohen Anker, schätzten sie 43 Jahre. Der Ankereffekt gehört mit zu den am besten dokumentierten und stabilsten Effekten innerhalb der Verhaltensökonomie, wie Adrian Furnham und Hua Chu Boo schreiben.[194]

Allerdings taugen nicht nur Zufallszahlen als Anker. Die empirische Literatur zum Essverhalten zeigt, dass Menschen dazu neigen, sich zu überfressen, wenn ihnen große Portionen serviert werden. Größere servierte Mengen erhöhen die Nahrungsaufnahme unabhängig von Alter, Geschlecht, Gewicht, Essensort oder Art und Qualität der Nahrung.[195] Auch werden die größeren Portionen nicht durch geringere Nahrungsaufnahme bei späteren Mahlzeiten kompensiert. David Marchiori, Esther Papies und Oliver Klein argumentieren, dass die Tendenz, sich beim Servieren großer Portionen zu überfressen, ebenfalls auf einen Ankereffekt zurückgeht.[196] In ihrem Experiment zeigte man den Probanden entweder große oder kleine Essensportionen. Dann wurden sie gefragt, wie viel sie essen wollen würden. Diejenigen, denen man die größeren Portionen zeigte, äußerten die Absicht, signifikant mehr essen zu wollen als diejenigen, denen man kleine Portionen zeigte. Das änderte sich auch nicht dadurch, dass man den Probanden sagte, dass es rein zufällig sei, wem man kleine und wem man große Portionen zeigte. Wir scheinen die Größe der Portion als Anker für die angemessene Menge der Nahrungsaufnahme zu interpretieren und uns danach auszurichten, unabhängig von den Bedürfnissen unserer Körper. So argumentieren jedenfalls Peter

Herrman und Kollegen, die allerdings auch anmerken, dass im Einzelfall noch andere Faktoren als die reine Angemessenheitsüberlegung eine Rolle spielen dürften.[197]

Neben der Berücksichtigung von SIFs kann man klassische Ökonomie und Verhaltensökonomie unter anderem auch noch dadurch unterscheiden, dass in der klassischen Ökonomie kein Platz für Willensschwäche ist.[198] Das Menschenbild der klassischen Ökonomie ist das des Homo oeconomicus, einer fehlerfreien Optimierungsmaschine ohne jegliche Willensschwächen oder Motivationsprobleme. Reinhardt Selten, bisher einziger deutscher Wirtschaftsnobelpreisträger von 1994 (zusammen mit John Forbes Nash und John Harsanyi), bezeichnet den Homo oeconomicus als intellektuellen Superhelden.[199] Der Homo oeconomicus erkennt stets die beste Entscheidung und trifft diese dann auch. Die Verhaltensökonomie hingegen stutzt uns auf Lebensgröße zurück und fragt, wie man realen Menschen helfen kann, die nicht über unbegrenzte Willenskraft und intellektuelle Superkräfte verfügen. Die Menschen der Verhaltensökonomie:

- ☐ berücksichtigen Informationen, die irrelevant sind,
- ☐ ignorieren relevante Informationen (Rauchen ist schädlich: Ach was!),
- ☐ vergessen, was sie sich vorgenommen haben (mit dem Rauchen aufhören!),
- ☐ vergessen sogar selektiv (Sport wird häufiger vergessen als Zimtschnecken!),
- ☐ sind manchmal zu kaputt, um gute Entscheidungen zu treffen,
- ☐ haben oft nicht die Willenskraft für gute Entscheidungen (Zimtschnecken ignorieren!),
- ☐ usw., usw., usw.

Wenn Sie Zeit haben, schreiben Sie noch zwei Stunden an der Liste hier weiter. Je mehr Ihnen dabei einfällt, desto besser taugen Sie zum Verhaltensökonomen. Aber nur als Warnung: Sich selbst als Verhaltensökonomen zu bezeichnen, gibt Ihnen nicht das Recht, nur noch an Zimtschnecken zu denken, bloß weil Sie das jetzt besser rechtfertigen können. Also denken Sie wenigstens zweimal pro Woche auch an Ihr Fitnessstudio, hingehen müssen Sie natürlich weiterhin nicht.

## Ein angestupster Nobelpreis

Damit kommen wir nochmals zu Richard zurück. Der hat nicht nur ein tolles Buch über die Entstehungsgeschichte der Verhaltensökonomie geschrieben. Er hat auch mit Cass Sunstein zusammen einen Weltbestseller zum Anstupsen geschrieben.[200] Das Buch heißt »Nudge«, mit dem deutschen Untertitel »Wie man kluge Entscheidungen anstößt«. Beim Nudging (»anstupsen«) geht es darum, Menschen Hilfen zur Verfügung zu stellen, die ihnen im Augenblick der Entscheidung die guten Entscheidungen erleichtern. Das kann etwa dadurch geschehen, dass man am Ort der Entscheidung kompakte, relevante Informationen zur Verfügung stellt. Stellt man beispielsweise vor Fahrstühlen Informationsschilder auf, die darauf hinweisen, welche Vorteile das Treppensteigen für Gesundheit und Figur haben, kann man beobachten, dass tatsächlich mehr Menschen die Treppen benutzen. So jedenfalls das Fazit einer Übersichtsstudie von Eduardo Lucia Caputo und Kollegen, in der die Ergebnisse von 34 Einzelstudien zusammengefasst wurden.[201] Solche Interventionen, die darin bestehen, am Ort der Entscheidung Informationen bereitzustellen, werden als Informationsnudges bezeichnet.

Ein weiterer experimenteller Ansatz der Nudging-Literatur ist der sogenannte Cafeteria-Ansatz. Bei diesem Ansatz wird die Präsentation von Speisen und Getränken in Cafeterien verändert. Beispielsweise wird Mineralwasser prominenter platziert, Salate und Gemüse werden in der Präsentation hervorgehoben, und überzuckerte Colas und Limonaden werden in die weniger offensichtlichen Ecken gerückt. Die Ergebnisse sind allerdings eher gemischt. Bei Bengt Ekberg Mikkelsen und Kollegen hat es geklappt.[202] Sie haben die Getränkeregale in Berufsschulen umgestellt, wodurch der Verkauf von gezuckerten Limonaden gesunken ist. Mariel Marcano-Olivier und Kollegen haben versucht, Kindern in Schulkantinen mehr Obst und Gemüse schmackhaft zu machen, indem beides attraktiver dargeboten wurde.[203] Mit dem Obst hat es geklappt, mit dem Gemüse nicht. Gehen Sie also davon aus, dass Sie auch in Zukunft Spinat nur unter Gewaltandrohung in Ihre Kinder hineinkriegen. In einem Übersichtsartikel über Nudging-Ansätze in Schulmensen kommen Jessica Jarick Metcalfe und Kolleginnen zunächst zu dem Ergebnis, dass mehr gesunde Nahrungsmittel genommen werden.[204] Die Studienlage deutet allerdings auch darauf hin, dass mehr Nahrungsmittel weggeworfen werden. Gesunde Sachen zu nehmen und dann wegzuschmeißen, ist natürlich nicht hilfreich, zeigt aber, wie unser Viech reagiert, wenn es merkt, dass es um Pommes betrogen werden soll. Es gibt gerade bei Nudging-Studien zum Essverhalten ohnehin ein Nachweisproblem. Denn selbst wenn man sieht, dass sich Menschen in Cafeterien für bessere Lebensmittel entscheiden und die auch essen, heißt das nicht, dass man ihre Ernährung verbessert hat. Möglicherweise verschiebt sich nur der Japp auf hochkalorische Lebensmittel um ein paar Stunden, sodass Nachholeffekte alle Anfangsvorteile wieder zunichtemachen könnten. Da die Veranstalter solcher Experimente die Cafeteriabesucher anschließend nicht nach Hause verfolgen können, ist über die Größe möglicher Nachholeffekte schlicht nichts bekannt.

Jan Bauer und Kollegen weisen zudem darauf hin, dass es auch zu »Protestverhalten« kommen kann, wenn Menschen merken, dass man ihnen gesünderes Essen unterjubeln will.[205] Was schon auch ein wenig lustig ist, weil es, soweit ich weiß, keine McDonald's-Protestbewegung gibt. Die würde darauf abzielen, dort jetzt absichtlich nur noch Salat zu bestellen, weil McDonald's versucht, einem ungesundes Essen unterzujubeln. Warum sieht man in Burgerrestaurants eigentlich keine »Pommes? Nein danke!«-Buttons?

Christine Kawa und Kollegen gehen in ihrem Beitrag explizit der Frage nach, wovon es abhängt, dass Menschen Nudges akzeptieren. In der Studie zeigte sich, dass vor allem der Eindruck, eine Cafeteria sei für die gesunde Ernährung ihrer Gäste verantwortlich, entscheidend dafür war, ob Nudges akzeptiert werden. Daraus können Sie hier schon mal etwas mitnehmen. Wir werden nämlich gleich darüber sprechen, wie Sie sich selbst erfolgreich nudgen können. Jetzt wissen wir also, dass Sie das nur dann akzeptieren werden, wenn Sie glauben, dass Sie ein legitimes Recht haben, in Ihre eigene Gesundheit einzugreifen. Haben Sie? Dann können Sie sich selbst nudgen!

Nudging beruht auf der Idee, gute Entscheidungen einfacher zu machen. Wenn Kurt Lewin noch vom Nudging-Ansatz gehört hätte, wäre er vermutlich vor Freude im Quadrat gesprungen. Wenn man den Nudging-Ansatz allerdings umdreht, wird auch ein Schuh daraus. Dieser Schuh wird in der Literatur dann Sludging genannt. Beim Sludging geht es darum, die schlechten Entscheidungen schwieriger zu machen. Am einfachsten wäre gesunde Ernährung, wenn es Rohkostgefängnisse geben würde. Dann müssten Sie einfach nur eine Bank überfallen und sicherstellen, dass Sie erwischt werden. Danach wäre es nicht nur schwierig, sondern komplett unmöglich, an Pommes und Pizza ranzukommen. Weil Sie in Trakt 4 bei den ganz Harten untergebracht würden, würden Sie zusätzlich zur Rohkost auch nur noch Gemüsesaft zu trinken bekommen. So würden Sie die nächsten elf Jahre keiner einzigen Versuchung mehr erliegen. Stuart Mills diskutiert in seinem Aufsatz die Nudge-/ Sludge-Symmetrie und kommt zu dem Ergebnis, dass beides funktionieren kann: Gute Entscheidungen einfacher zu machen oder schlechte schwieriger.[206] Kluge Casinogänger, die Probleme mit dem Spielen haben, nehmen nur Bargeld ins Casino mit. Da sie kein Plastikgeld dabeihaben, können sie nicht mehr ausgeben als das, was bar in der Tasche steckt. Das ist Profi-Sludging mit Weitsicht.

Was Nudging und Sludging gemeinsam haben, ist, dass beide auf vorausschauende Aktivitäten im Vorfeld einer Entscheidung setzen. Die zentrale Idee dabei ist, Entscheidungen so weit vorzubereiten, dass man im Augenblick der Entscheidung nicht ständig Opfer impulsiver Spontaneität wird. Der Umbau von Entscheidungssituationen mit dem Ziel, bessere Entscheidungen zu vereinfachen, wird in der Nudging-Literatur als »Entscheidungsarchitektur« bezeichnet. Jemand, der Nudges oder Sludges designt, ist demnach also ein Entscheidungsarchitekt.

Mein Vorschlag an Sie an dieser Stelle ist also, Entscheidungsarchitektur zu studieren. Die Essensentscheidungen, die Sie in Ihrem Leben fällen, sind nicht unvorhersehbar. Wenn Sie rumrechnen wollten, könnten Sie bereits heute berechnen, wie viele Mahlzeiten Sie in Ihrem Leben in etwa noch zu sich nehmen werden. Auf ein paar Tausend kommt es ja nicht an. Die aber lassen sich in enormem Umfang positiv beeinflussen und geschickt vorbereiten. Samuli Reijula und Ralph Hertwig argumentieren in ihrem Aufsatz, dass viele Ideen des Nudging-Ansatzes auch für das Selbst-Nudging genutzt werden können und jeder sein eigener Entscheidungsarchitekt werden kann.[207] In einem Folgeaufsatz weist Ralph Hertwig zudem darauf hin, dass die persönlichen Entscheidungsprobleme von Menschen immer größer werden, weil sie einer ultra-verarbeiteten Welt gegenüberstehen.[208] In dieser Welt ist alles auf Anbieterseite durchoptimiert und darauf ausgerichtet, menschliche Entscheidungsschwächen gezielt auszunutzen. Umso wichtiger wird es da, die eigenen Entscheidungen gezielt so vorzubereiten, dass man möglichst wenig auf die ultra-verarbeitete Welt angewiesen ist. Denn dort führen uns unsere Instinkte in die Falle.

Hier ein paar Ideen von mir. Wichtiger sind aber die, die Sie sich selbst zurechtlegen. Schlafen Sie ausreichend. Schlafmangel schaltet Ihre Impulskontrolle ab und macht Sie kaloriengeil. Denken Sie nicht in Einzelmahlzeiten, sondern in mehrtägigen Ernährungszyklen. Haben Sie immer gesundes und leckeres Essen vorbereitet im Kühlschrank, gesunde Tiefkühlgerichte sind keine Schande, sondern kluge Voraussicht. Haben Sie immer eine Tüte ungesalzene Nüsse bei sich. Nüsse sind gesund und schützen Sie davor, sich auf den nächsten Schnellimbiss zu stürzen. Sorgen Sie dafür, dass bei Meetings keine Süßigkeiten mehr auf die Tische gestellt werden. Erklären Sie Ihren Kollegen, welche Auswirkungen es hat, wenn man sich ständig hochkalorische Genussmittel vor die Nase stellt. Gehen Sie niemals hungrig einkaufen. Hunger beim Einkaufen führt zu exzessivem Einkaufsverhalten. Wer hungrig einkaufen geht, kauft sogar mehr, wenn es gar nicht um Lebensmittel geht, wie Alison Jing Xu und Kollegen feststellen.[209] Beginnen Sie jede Mahlzeit mit einer gesunden Grundlage, danach können Sie dann essen, was Sie wollen. Sie müssen Ihren Genuss nicht opfern, aber opfern Sie dem ständigen Genuss auch nicht das Rückgrat einer gesunden Ernährung. Sorgen Sie für ausreichende Geschmackskompetenzen, Ihr gesundes Essen muss unbedingt schmecken. Sorgen Sie dafür, dass nirgends in Ihrer Wohnung Kekse oder andere Süßigkeiten offen sichtbar herumliegen. Packen Sie süßes Zeug, auf das Sie nicht verzichten können, in gesonderte Schubladen. Und zwar in Schubladen, die Sie nicht ständig aufmachen. Wenn Sie wollen, testen Sie mal umgekehrt: Packen Sie sich Ihre Besteckschublade mit Ihren Lieblingssüßigkeiten voll. Sie werden sich wundern, wie schnell selbst Kekse verdunsten! »Aus den Augen, aus dem Sinn!« ist eine nobelpreisverdächtige Nudging-Weisheit, deshalb: Schaffen Sie sich alles aus den Augen, was Sie nicht wirklich konsumieren wollen.

Nehmen Sie den Begriff »Entscheidungsarchitektur« nicht nur in Ihren Grundwortschatz auf, betreiben Sie vielmehr Entscheidungsarchitektur in großem Stil. Sie wissen bereits, dass Sie »Disziplin« oder »Willenskraft« als nutzlose Konzepte in die Tonne treten können. Diese Schwachmaten funktionieren allenfalls kurzfristig, daher sollte man sie auch nur für die Kurzstrecke einsetzen. Entscheidungsarchitektur hingegen funktioniert lebenslang. Geben Sie sich nicht mit ein paar kleinen Bauklötzen zufrieden; niemand verbietet Ihnen, Ihr eigenes Empire State Building zu errichten. Hier wäre jetzt ein guter Zeitpunkt für die nächsten wichtigen Eintragungen in Ihr Notizbuch.

# Willenskraft

Willenskraft lässt nach, wenn der Blutzuckerspiegel sinkt. Sagen einige. Andere sagen was anderes. Matthew Gailliot und Roy Baumeister kommen in ihrem Aufsatz »Die Physiologie der Willenskraft« zu dem Ergebnis, dass Willenskraft vom Blutzuckerspiegel abhängt.[210] In einem weiteren Aufsatz zusammen mit einem anderen Co-Autor findet Roy Baumeister dasselbe Ergebnis.[211] Miguel Vadillo und Co-Autoren widersprechen allerdings und weisen auf die fragwürdige empirische Untermauerung der Blutzuckereffekte hin.[212] Dieses Bild zieht sich durch einen großen Teil der Willenskraftforschung, nicht nur bei der Frage der Abhängigkeit der Willenskraft vom Blutzuckerspiegel.

Sehen wir uns das mal etwas detaillierter an. Eine der zentralen Thesen der Willenskraftforschung ist die These der Ich-Erschöpfung (»Egodepletion«). Demnach ist die Willenskraft eine erschöpfbare Ressource. Einer der Begründer dieser These ist der oben bereits erwähnte Roy Baumeister.[213] Gemäß diesem Modell wird Willenskraft verbraucht, wenn man eine anstrengende oder unangenehme Aufgabe bewältigen muss. Anschließend steht dann weniger Willenskraft für andere Aktivitäten zur Verfügung. Typisch für die Vorgehensweise zum Testen der Ich-Erschöpfungs-These ist das Experiment von Katie Garrison und Kollegen.[214] Die Teilnehmer des Experiments mussten zunächst eine Schreibaufgabe bewältigen. Anschließend bekamen sie Aufgaben gestellt, bei denen es um ihre Aufmerksamkeit ging. Es zeigte sich, dass diejenigen, die in der ersten Aufgabe Selbstkontrolle ausüben mussten, also ihre Willenskraftressourcen angezapft haben, in der zweiten Aufgabe schlechter abschnitten. Diejenigen, die eine leichtere erste Aufgabe bekommen hatten, in der man keine Selbstkontrolle brauchte, schnitten bei der zweiten Aufgabe entsprechend besser ab.

Wie sich die Erschöpfung von Willenskraftreserven im Tagesablauf auswirkt, zeigen einige großartige Studien zum Entscheidungsverhalten von Richtern und Ärzten. Lassen Sie uns mit den Richtern anfangen. In der Studie von Shai Danziger, Janathan Levav und Liora Avnaim-Passo wurde untersucht, wie Richter Entscheidungen über Bewährungsanträge von Gefängnisinsassen treffen.[215] Dabei lässt sich vermuten, dass die Gewährung einer Bewährung eine schwierigere Entscheidung ist als eine Ablehnung. Denn wenn eine Freilassung schiefgeht und der Entlassene wieder ein Verbrechen begeht, ist das für den Richter problematischer, als jemanden eingesperrt zu lassen, der eigentlich wieder auf freien Fuß gesetzt werden könnte. In letzterem Fall bekommt niemand etwas von der Fehlentscheidung mit, im ersteren landet man als Hassobjekt in den Medien. Was sich nun bei der Analyse der Entscheidungen der Richter zeigte, lässt das Herz jedes Willenskraftforschers höherschlagen. Der Prozentsatz der gewährten Strafaussetzungen auf Bewährung war nämlich morgens, direkt nach Dienstantritt, am höchsten. Etwa 70 Prozent aller Bewährungsanträge, die direkt bei Dienstantritt auf den Schreibtischen der Richter landeten, wurde stattgegeben. Kurz vor der Mittagspause lag dieser Anteil dann bei 0 Prozent. Sie haben richtig gelesen: NULL! Nach der Mittagspause ging es dann mit über 60 Prozent wieder von vorne los, der Anteil fiel bis zur Kaffeepause am Nachmittag auf 10 Prozent. Nach der Kaffeepause ging es dann mit etwa 60 Prozent wieder los, um bei Dienstschluss nochmals bei 0 Prozent anzukommen. Liebe Knackis, betet, dass eure Bewährungsanträge auf dem Tisch eines ausgeruhten und satten Richters landen, sonst bleiben die Gardinen schwedisch!

Jeffrey Lindner und Kollegen haben das Verschreibungsverhalten von Ärzten im Tagesablauf untersucht und sich dabei auf die Verschreibungen von Antibiotika konzentriert.[216] Das Ergebnis wird Sie nun nur noch wenig überraschen. Im Laufe des Tages sind die Antibiotikaverschreibungen deutlich in die Höhe geschnellt. Und das auch bei Krankheitsbildern, bei denen Antibiotika unter gar keinen Umständen indiziert waren. Warum nachdenken, wenn 1. nachdenken anstrengend ist, man 2. schon etwas kaputt ist und es 3. doch Penicillin gibt?

Nun ist die These von der Ich-Erschöpfung in der Fachliteratur noch immer heftig umstritten. Dass der (Mit-)Erfinder der These, Roy Baumeister, selbst weiter daran glaubt, ist wohl nicht verwunderlich.[217] Andere halten die These für widerlegt, so zum Beispiel Martin Hagger und Kollegen.[218] Malte Friese und Kollegen schließlich kommen zu dem Schluss, dass die Studienlage zu uneinheitlich ist und beide Seiten bisher keine Befunde vorgelegt hätten, die die jeweils andere Seite überzeugen könnten.[219] Ich persönlich glaube an Ich-Erschöpfung. Wenn ich mir die Richter, die Ärzte und mich nach einem langen Arbeitstag ansehe, dann brauche ich keine weiteren Beweise dafür, dass Willenskraft eine erschöpfbare Ressource ist. Ein Akku, der auch leer sein kann. Das sehen auch Chandra Sripada, Daniel Kessler und John Jonides so, die aus den mehr als 100 Studien zum Thema »Ich-Erschöpfung« die Schlussfolgerung ziehen, dass diese Ich-Erschöpfung ein reales Phänomen ist, egal, was die anderen sagen.[220] In ihrer Studie zeigen die Autoren allerdings auch, dass sich die Ich-Erschöpfung durch die Einnahme von Methylphenidat unterdrücken lässt. Diesen letzten Satz interpretiert Ihr Hirn sicher als: Wow, da hab ich ja die Lösung, endlich! Lesen Sie erst mal die ganzen Nebenwirkungen. Und dann lesen Sie hier einfach weiter, dann finden Sie eine bessere Lösung, als sich eine Droge einzuwerfen, die Herzrhythmusstörungen und Wahnvorstellungen produziert und dabei noch Ihre Gehirnstruktur verändert.

All das heißt natürlich nicht, dass es nicht ganz, ganz prima wäre, mehr Willenskraft zu haben. Also sollte man einfach Willenskraft trainieren! Sollte man? In der moderneren Forschung wird der Begriff der »Willenskraft« kaum noch verwendet, vielmehr spricht man heute eher von Selbstkontrolle. Sollte man also Selbstkontrolle trainieren? Megan Oaten und Ken Cheng haben mit Studenten trainiert. Effekt: Die Selbstkontrolle ist gestiegen, die Studenten berichten von weniger Stress, geringerem Alkoholkonsum, besserer Examensvorbereitung.[221] Dieselben Autoren kommen in einer anderen Studie zu dem Ergebnis, dass auch Sport die Willenskraft trainiert.[222] Dieser Optimismus bezüglich der Trainierbarkeit wird allerdings beileibe nicht von allen geteilt. Sehen wir uns mal die Ergebnisse einer Studie von Eleanor Miles und Kollegen an.[223] Der Schlusssatz ihrer Zusammenfassung lautet: »Die Implikation ist, dass ein Training der Selbstkontrolle durch wiederholte Praxis nicht zu einer generellen Verbesserung der Selbstkontrolle führt.« Allerdings weisen Zoe Francis und Veronika Job nach, dass die Frage der Erschöpfbarkeit von Willenskraft wohl ohnehin nicht rein objektiv entschieden werden kann.[224] Die Autorinnen zeigen nämlich, dass Menschen, die an die Erschöpfbarkeit ihrer Willenskraft glauben, auch tatsächlich schneller abschlaffen als die, die Willenskraft eher für eine nicht erschöpfbare

Persönlichkeitseigenschaft halten. Tja, schon wieder mal eine selbsterfüllende Prophezeiung!

Marina Milyavskaya und Michael Inzlicht schließen aus ihrer Studie, dass sich Menschen bereits dadurch, dass sie vielen Versuchungen ausgesetzt sind, erschöpft fühlen.[225] In der Studie kommt auch heraus, dass wiederholte Versuche, aktive Selbstkontrolle auszuüben, keinen Einfluss auf den Erreichungsgrad von Zielen hatte. Klingt das für Sie nach Lust auf mehr Selbstkontrolle? Also für mich eher nicht. Demgegenüber zieht Séverine Toussaert aus ihrem Experiment eine sehr kluge Schlussfolgerung. Dass nämlich die Beseitigung von verlockenden Versuchungen im Vorfeld eine bessere Option sein dürfte als der Versuch, einer Versuchung zu widerstehen, wenn sie auftaucht. Mich erinnert das verdammt an das Wort »Entscheidungsarchitektur«, Sie nicht auch?

Lassen Sie uns also einfach davon ausgehen, dass die Vermeidung von Versuchungen das Gebot der Stunde ist. Je erfolgreicher Sie Situationen meiden, in denen Versuchungen Sie vom rechten Weg abbringen könnten, desto erfolgreicher werden Sie sein. Versuchungen besiegt man nicht, indem man ihnen widersteht. Versuchungen besiegt man, indem man sie meidet. Wenn Sie gar nicht erst in Versuchung kommen, brauchen Sie auch keine Willenskraft, um der Versuchung zu widerstehen. Was an Versuchung gar nicht erst das Viech in Ihrem Hirn vergiftet, das muss der Denker nicht mit Herkuleskräften niederringen. George Loewenstein warnt in seinem Aufsatz explizit vor der Überschätzung der eigenen Willenskraft.[226] Er schreibt dazu, dass diese Überschätzung ein weitverbreitetes Phänomen ist. Wer zehn- oder zwölfmal mit einer Diät oder einem Neujahrsvorsatz gescheitert ist, sollte eigentlich wissen, dass es mit der menschlichen Willenskraft nicht zum Besten steht. Das ändert allerdings wenig daran, dass Menschen immer wieder neu an eine Willenskraft glauben, die sie persönlich nicht haben und die so auch gar nicht existiert. Wie John Bargh schreibt, ist die bewusste, mühevolle Selbstkontrolle nicht nur zu anstrengend und zu unzuverlässig, sondern zudem anfällig für Rationalisierungen (das kleine Stückchen Torte kann so schlimm nicht sein!) und Ausreden (nach so einem harten Tag sind zwei Gläschen Whiskey ja wohl okay!).[227]

Lassen Sie uns doch einfach mal folgende Schlussfolgerungen ziehen: Willenskraft funktioniert allenfalls sehr kurzfristig. Zum Erreichen langfristiger, anspruchsvoller Ziele taugt sie rein gar nichts. Weil Willenskraft so begrenzt ist, kommt dem intelligenten Management der vorhandenen Willenskraft eine enorme Bedeutung zu. Wenn Sie Ihren Vormittag damit verbringen, im Supermarkt drei Stunden angestrengt vor dem Marmeladenregal zu stehen, um die optimale Sorte auszusuchen, dann müssen Sie sich nicht wundern, wenn Sie nachmittags einen Idioten heiraten. Ups, klingelt da was? Zu einem wirklich intelligenten Willenskraftmanagement gehört, die wenige Willenskraft nicht an Versuchungen zu verschwenden, die Sie vermeiden könnten. Machen Sie am Sonntag keinen Schaufensterbummel, sondern gehen Sie im Wald spazieren. Da ist die Dichte von Pommesbuden und Konditoreien erfahrungsgemäß signifikant niedriger. Beginnen Sie Ihre Tage mit den wichtigsten Aufgaben, denen, für die Sie wirklich Willenskraft brauchen. Sie liegen dann auf Kurs, wenn Sie den richtigen Partner wählen und die falsche Marmelade heiraten.

Lassen Sie uns das Gesagte einmal mit ein paar wirklich schönen Zitaten zieren, alle entnommen aus »The One Thing« von Gary Keller und Jay Papasan.[228]

»Jeder akzeptiert, dass begrenzte Ressourcen gemanagt werden müssen. Und doch übersehen wir, dass Willenskraft eine dieser knappen Ressourcen ist.«

»Wenn Sie Menschen sehen, die diszipliniert aussehen, sehen Sie eigentlich nur Menschen, die sich eine Handvoll Gewohnheiten antrainiert haben. Das lässt sie diszipliniert aussehen, obwohl sie es tatsächlich nicht sind. Niemand ist diszipliniert.«

»Erfolg ist ein kurzes Rennen. Ein Sprint, getrieben von Disziplin, gerade lang genug, bis die Gewohnheit übernimmt.«

Dem ist nichts hinzuzusetzen. Außer natürlich einem sehr genauen Blick auf die so hoch gepriesenen Gewohnheiten.

# Gewohnheiten

Die Zitate im vorangehenden Abschnitt passsten dort auch deswegen so gut hin, weil sie uns direkt zu unserem jetzigen Thema führen. Zu den Gewohnheiten. Den Aufschlag hier machen David Neal, Wendy Wood und Aimee Drolet.[229] Sie fanden in ihrer Studie heraus, dass Gewohnheiten sogar Erschöpfung überstehen. Konstruktive Gewohnheiten dürften damit die besten Verbündeten im Kampf gegen die Verlockungsfallen der Welt sein. Wie wir später noch sehen, werden durch Gewohnheitsbildung Entscheidungen in andere Hirnbereiche ausgelagert und automatisiert. Gewohnheitsverhalten braucht keine Disziplin, keine Willenskraft und keine Anstrengung. Stellen Sie sich einfach vor, was es bedeuten würde, stets die richtigen Dinge zu tun (und zu essen!), ohne sich dafür anstrengen zu müssen. Genau das ist der Trick eines erfolgreichen Umgangs mit Problemen. Martin Hagger kommt zu dem Schluss, dass der Erwerb konstruktiver Gewohnheiten nicht nur eine effektive Strategie des Widerstands gegen Versuchungen sein dürfte. Er folgert vielmehr, dass konstruktive Gewohnheiten den Einsatz anderer Formen der Selbstkontrolle zur Verhinderung unerwünschter Verhaltensweisen überflüssig machen.[230]

Brian Galla und Angela Duckworth kommen gar zu der Schlussfolgerung, dass Menschen, die bei den Themen »Erfolg, Gesundheit und Beziehungen« bessere Ergebnisse erzielen, nicht mehr, sondern weniger Willenskraft einsetzen.[231] Die Autoren führen weiter aus, dass diese Menschen ihre Ziele durch konstruktive Gewohnheiten erreichen und deshalb keine Willenskraft mehr einsetzen müssen. Ja, das stimmt auch für Beziehungen. Beziehungen, die sehr stark auf Gewohnheiten setzen (immer zur selben Zeit am selben Ort dasselbe tun: zum Beispiel Sex, ins Kino gehen, auf dem Wochenmarkt einkaufen und dabei einen Kaffee trinken), sind stabiler. Wenn jedes Thema jeden Tag neu ausgehandelt werden muss, bleiben die wichtigen Themen irgendwann auf der Strecke. Ihre Aufgabe besteht im Leben nicht darin, ständig an alles zu denken. Ihre Aufgabe besteht darin herauszufinden, was wie wichtig ist, und dann dafür zu sorgen, dass Sie die wichtigen Dinge zur Gewohnheit machen. Wie John Bargh schreibt, werden durch Gewohnheitsbildung die positiven Aktivitäten zu Angewohnheiten, die keine großen Kämpfe mehr erfordern, um begonnen zu werden.[232] Wenn Sie Ihre Willenskraft wirklich rentabel einsetzen wollen, dann dafür, sich konstruktive Gewohnheiten zuzulegen und sich von denen dann ohne weiteren Willenskrafteinsatz durchs Leben tragen zu lassen. In Gary Kellers Buch findet sich ein weiteres, besonders schönes Zitat, mit dem wir diesen Abschnitt hier gut beschließen können:[233]

»Menschen entscheiden nicht über ihre Zukunft, sie entscheiden über ihre Gewohnheiten, und dann entscheiden ihre Gewohnheiten über ihre Zukunft.«

Wollen Sie mal ein Rechenbeispiel für die Macht der Gewohnheit? Ein Beispiel, das zeigt, dass Gewohnheiten absolut brutal über die Zukunft entscheiden? Nun, sehen wir uns einmal Tim und Tina an. Beide essen bisher genau so viel, wie sie brauchen, um ihr Gewicht zu halten. Eines Tages sitzt Tim in einem langweiligen Meeting und isst zur Tasse Kaffee zwei kleine Schokokekse zu insgesamt 20 Gramm. Das ist wirklich eine mickrige Portion, sie entspricht dem Gewicht von etwa fünf Teelöffeln Zucker. Tim findet die Kekse lecker, und die Langeweile wird damit auch ein wenig gemildert. Ab jetzt macht Tim die zwei kleinen Kekse zum Kaffee zu seiner zusätzlichen Ernährungsgewohnheit, die er dann auch zu Hause, am Wochenende und im Urlaub beibehält. Ansonsten ändert er überhaupt nichts in seinem Leben. Nach zehn Jahren wiegt Tina immer noch so viel wie zu Beginn. Und Tim? Wie wirkt sich seine kleine Keksgewohnheit auf ihn aus?

Die Antwort ist relativ leicht zu berechnen. 20 Gramm Schokokekse entsprechen etwa 100 Kilokalorien. Das an 365 Tagen ergibt 36.500 Kilokalorien pro Jahr. Über zehn Jahre macht das 365.000 Kilokalorien, die Schalttage haben wir nicht mitgerechnet. Ein Kilogramm menschliches Fettgewebe entspricht etwa 7.000 Kilokalorien. 365.000 Kilokalorien geteilt durch 7.000 entsprechen daher etwa 52 Kilogramm Fettgewebe. In zehn Jahren bezahlt Tim seine kleine Keksgewohnheit also mit 52 Kilogramm zusätzlichem Körpergewicht. Der Spruch von der »Macht der Gewohnheit« ist also wirklich nicht übertrieben. Man kann noch weiter gehen: Es gibt überhaupt kein großes Ziel im Leben, das man erreichen kann, ohne sich die passenden Gewohnheiten zuzulegen. Wir werden uns daher jetzt sehr intensiv mit Gewohnheiten beschäftigen. Gute Gewohnheiten sind mächtige Verbündete, schlechte sind unbarmherzige Feinde. Oder hätten Sie gedacht, dass zwei winzige Kekslein das Hüftgold eines guten und aufrechten Menschen derart bösartig vermehren können?

Ann Graybiel stellt uns Gewohnheiten als erlernte, geordnete und strukturierte Handlungssequenzen vor.[234] Der Erwerb von Gewohnheiten geht mit physischen Anpassungen des Gehirns einher. Gewohnheiten verpassen dem Hirn also eine Art Gravur. Gewohnheiten werden durch äußere oder innere Reize ausgelöst und bewirken dann den automatisierten Ablauf einer Handlungs- oder Denksequenz. Fällt der Blick des Rauchers auf den Aschenbecher, wird das Gehirn ans Rauchen erinnert und spult das komplette Programm bis zum Ausdrücken der Zigarette ab. Der Aschenbecher wird zum äußeren Auslösereiz, der die komplette Handlungssequenz in Gang setzt, ohne dass der Raucher darüber in irgendeiner Form nachdenken würde. Wendy Wood und ihre Co-Autoren kommen zu dem Befund, dass über 40 Prozent des täglichen Verhaltens reines Gewohnheitsverhalten sind, das keine echten Denkprozesse auslöst.[235] Typisch für Gewohnheitsverhalten sei zudem, dass es meist am gleichen Ort ausgeführt werde. Die Teilnehmer an der Studie von Wendy Wood berichten zudem, dass Gewohnheitsverhalten Stressgefühle reduziert.

In der Gewohnheitsforschung werden zwei Grundmethoden der Entscheidungsfindung unterschieden. Wenn Sie so wollen, haben wir es hier wieder mit einer dualen Prozesstheorie zu tun, so wie schon bei unserer Analyse von Viech und Denker. Ray Dolan und Peter Dayan erklären das in etwa so: Es gibt zielorientiertes Verhalten und Gewohnheitsverhalten.[236] Das zielorientierte Verhalten beruht auf Analysen von Ziel-Mittel-Zusammenhängen. Verhalten wird gewählt, wenn es gemessen am Einsatz ausreichende Erfolge verspricht. Zielorientiertes Verhalten ist flexibel auch auf komplett neue Situationen anpassbar, basiert auf Analysen und erfordert hohe Anstrengungen.

Demgegenüber steht Gewohnheitsverhalten, welches ohne Anstrengung voll automatisiert abläuft. Das Verhalten ist hier vom aktuellen Wert des Verhaltens losgelöst. Der letzte Satz bedeutet, dass es beim Gewohnheitsverhalten nicht mehr darum geht, ein Problem zu lösen. Das Verhalten läuft stattdessen vollautomatisch ab, unabhängig davon, ob sich dieses Verhalten tatsächlich noch lohnt. Ein tolles Experiment von David Neal und Kollegen verdeutlicht diesen Effekt besonders schön.[237] In dem Experiment wurde gewohnheitsmäßigen Popcornessern im Kino fades Popcorn untergejubelt. Ergebnis: Das Popcorn wurde trotzdem gegessen. Wer im Kino jahrelang bei jedem Besuch Popcorn gegessen hat, für den gehören Popcorn und Kino untrennbar zusammen. Der Besuch des Kinos löst dann die automatische Sequenz vom Kauf bis zum Verzehr des Popcorns aus, unabhängig davon, ob das Popcorn überhaupt schmeckt.

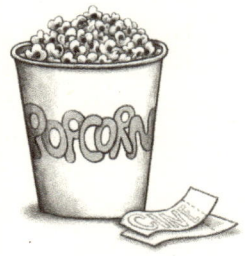

In dem Experiment zeigte sich allerdings auch, wodurch die Gewohnheit unterbrochen werden konnte. Wurde das fade Popcorn außerhalb des Kinos angeboten, wurde es nicht mehr gegessen. Tatsächlich reichte es schon, dafür zu sorgen, dass das Popcorn nicht mehr mit der gewohnten Hand gegessen werden konnte.

Hier haben Sie schon einmal ein paar erste Hinweise darauf, wie sich schlechte Gewohnheiten unterbrechen lassen: Ortswechsel oder andere Bruchstellen einbauen. Falls Sie das an das Sludging erinnert: Bravo! Schlechten Gewohnheiten muss man Hindernisse in den Weg stellen! Nicht umsonst wird Rauchern, die aufhören wollen, empfohlen, alle Aschenbecher, Feuerzeuge und Streichhölzer zu entsorgen. Das allein reicht nicht, aber es ist ein Baustein. Auch großartige Entscheidungs-architektur basiert auf einzelnen Bausteinen.

Lassen Sie uns gleich mal einen kleinen Gang durch Ihre Küche machen. Analysieren Sie Auslösereize, denen Sie ausgesetzt sind, wenn Sie in Ihre Küche kommen! Konzentrieren Sie sich dabei bitte zunächst auf den wichtigsten Auslösereiz, der Sie »anspringt«, wenn Sie in Ihre Küche kommen. Welchen Auslösereiz können Sie identifizieren? Steht zum Beispiel eine Kekspackung offen herum? Wo befindet sich dieser Auslösereiz? Wie reagieren Sie auf ihn? Können Sie den Auslösereiz verschwinden lassen oder durch einen konstruktiveren ersetzen?

Gewohnheiten können zufällig entstehen oder geplant. Am Anfang steht aber immer irgendein Verhalten, das zu einem Belohnungsgefühl im Gehirn führt. Nehmen wir einen simplen Fall: Sie sehen eine violette Beere, die Sie vorher noch nie gesehen haben. Die werden Sie erst mal vorsichtig analysieren. Daran riechen, darauf herumdrücken, sie befühlen. Jetzt beißen Sie vorsichtig rein. Wenn das, was in Ihrem Hirn jetzt ankommt, kolossaler Ekel ist, werden Sie diese Beerensorte nie wieder anrühren. Wenn die Beere aber ultralecker schmeckt, dann speichert Ihr Hirn: Violette Beere = Party im Hirn. Nach ein paar Wiederholungen hat das Hirn diese Gleichung irgendwo im Unterbewusstsein fest verankert. Taucht dann mal wieder eine dieser Beeren in Ihrem Sichtfeld auf, müssen Sie nicht erst überlegen, ob Sie die essen sollten. Der Impuls dazu kommt aus der abgespeicherten Gleichung Beere = Party aus den Tiefen Ihres Hirns. Claire Gillan und Kollegen führen dazu aus, dass die Wiederholung des Verhaltens (violette Beere essen!) als Reaktion auf denselben Reiz (violette Beere sehen!) die assoziative Verbindung zwischen Reiz und Verhalten verstärkt, wodurch angemessenes Verhalten leichter, das heißt ohne Denkaufwand, verfügbar wird.[238] Genau darin liegt der zentrale Vorteil eines Gehirns, das Gewohnheiten entwickeln kann. Es nutzt seine beschränkten Denkressourcen sparsam und verschwendet sie nicht für die Analyse von Situationen, in denen man auch ohne Denken zum Ziel kommt. Wie Gillan und Kollegen weiter ausführen, können Gewohnheiten beliebig komplexes Verhalten steuern. Der Pianist, der ein über Jahrzehnte einstudiertes Klavierkonzert gibt, denkt über die Aktionen seiner Finger auch nicht mehr nach, das läuft automatisiert ab.

Bevor Sie zum ersten Mal in die Beere beißen, produziert Ihr Gehirn eine Prognose, welche Auswirkungen das Hineinbeißen wohl haben wird. Würde Ihr Gehirn erwarten, dass Sie daran mit Sicherheit sofort sterben würden, würden Sie natürlich nicht hineinbeißen. Also muss die Prognose wohl etwas besser aussehen. Wenn Sie dann aber hineinbeißen, vergleicht Ihr Hirn die tatsächlichen Auswirkungen mit den prognostizierten. Werden die Belohnungserwartungen Ihres Gehirns erfüllt oder übertroffen, so wird die Neigung, dasselbe Verhalten in derselben Situation erneut zu zeigen, verstärkt.[239]

Das mit der Prognose und dem Vergleich ist existenziell wichtig. Lassen Sie uns daher die Bedeutung von Prognosen unserer Hirne einmal etwas genauer ansehen. Lesen Sie bitte das folgende Kurzmärchen.

*Es war einmal vor langer, langer Zeit in einem idyllischen Königreich weit hinter den fünf großen Seen, die die Welt der Menschen von der Welt der Feen und Zauberer trennte. Dort lebte eine wunderschöne Prinzessin, die die ersten 16 Jahre ihres Lebens vor allem in den immer blühenden Rosengärten ihrer liebevollen Eltern verbrachte. An ihrem 17. Geburtstag bekam sie Brechdurchfall und verreckte ganz elend.*

Nachdem Sie sich jetzt hoffentlich schnell von Ihrem Schock erholen, lassen Sie uns ansehen, wieso Sie überhaupt geschockt waren. Das ist relativ simpel herauszubekommen. Aufgrund der ersten Worte »Es war einmal vor langer, langer Zeit in einem idyllischen Königreich ...« hat Ihr Hirn sein gesamtes Wissen über Märchen hervorgekramt und auf Basis dieses Wissens Prognosen darüber erstellt, wie es weitergehen könnte. Dann kam »weit hinter den fünf großen Seen, die die Welt der Menschen von der Welt der Feen und Zauberer trennte«. Das war mit Sicherheit eine Fortsetzung, die komplett in den Bereich Ihrer Prognosen passte. Es war natürlich nicht exakt das, was Sie erwartet haben, aber trotzdem passte es perfekt. Mit dem nächsten Satz – »Dort lebte eine wunderschöne Prinzessin, die die ersten 16 Jahre ihres Lebens vor allem in den Rosengärten ihrer liebevollen Eltern verbrachte« – wurden Ihre Prognosen weiter in Richtung normaler Märchen gelenkt. Die Prognose Ihres Gehirns war jetzt in etwa: Okay, irgendwas Blödes wird sicher passieren, aber am Ende wird der Frosch ein Prinz, rettet die Prinzessin und alles wird gut. Aber dann ist die Prinzessin an Brechdurchfall verreckt. Weder Ereignis noch Wortwahl passte auch nur annähernd in Ihre Prognose. In der Hirnforschung spricht man in solchen Fällen von Prognosefehlern. Je größer der Prognosefehler, desto größer die Aufmerksamkeit, die Ihr Hirn plötzlich auf den Vorgang richtet. Das kann hier ein kleiner Schock sein, oder auch Spaß. Gute Witze basieren immer darauf, dass sie durch unerwartete Pointen Prognosefehler erzeugen. Unsere Gehirne sind generell ununterbrochen mit Prognosen beschäftigt. Wenn Sie morgens in Ihr Bad gehen, dann nehmen Sie Ihr Badezimmer nicht einfach bloß wahr. Vielmehr prognostiziert Ihr Hirn schon im Vorfeld, was Sie dort sehen werden. Ihre Wahrnehmung ist nur dazu da zu überprüfen, ob die Prognose des Hirns halbwegs passt. Wenn das der Fall ist, schenken Sie Ihrem Bad keinerlei Aufmerksamkeit. Wenn allerdings eine 30 Zentimeter große Goliath-Vogelspinne auf Ihrem Spiegel hockt und sich mit Ihren Lockenwicklern neue Frisuren in alle acht Beinbehaarungen zwirbelt, werden Sie einen Prognosefehler erleben, der Ihr Hirn wach und munter macht. Würde das Gehirn nicht ununterbrochen prognostizieren, gäbe es natürlich auch das Wort »Überraschung« nicht. Überraschungen sind nichts anderes als Prognosefehler eines unentwegt prognostizierenden Hirns. Halten wir fest: Eine der Hauptaufgaben unserer Hirne ist die Prognose. Wenn Ihr Hirn Ihrem Arm und Ihrer Hand sagt, sie sollten Richtung Tasse greifen, dann tut Ihr Hirn das, weil es prognostiziert, dass diese Bewegung dabei hilft, Kaffee zu trinken.

Es sind nun die Prognosefehler, also die Differenz zwischen erwarteter und tatsächlicher Belohnung, die Gewohnheiten im Keim ersticken oder per Brandbeschleuniger in Gang setzen. Ist die violette Beere zum Kotzen, werden Sie aus dem Verzehr niemals eine Gewohnheit machen. Viel wahrscheinlicher ist es, dass Sie die nie wieder anrühren. Enthält die Beere Zucker und Heroin, sind Sie hingegen bereits nach der ersten Beere süchtig. Sucht ist nichts anderes als eine vollkommen ausgeuferte Gewohnheit. Bestimmte Drogen wie Crack versetzen dem Hirn einen derart drastischen Prognosefehler, dass das Hirn das dann ab sofort ständig will.

Wir können hier also schon mal festhalten, dass Gewohnheiten auf vergangenen Erfahrungen mit dem Zusammenhang von Reizen und Verhalten beruhen. Gewohnheiten entstehen dadurch, dass Belohnungserwartungen erfüllt oder übertroffen werden. Automatisiertes Gewohnheitsverhalten ist unter stabilen Umweltbedingungen sehr effizient, wird aber problematisch, wenn sich entweder die Umwelt verändert oder der Belohnungswert des Verhaltens. Wenn man sich zum Beispiel angewöhnt hat, mit dem Auto zur Arbeit zu fahren, die Verkehrssituation aber immer schlimmer wird, hält man vielleicht am Auto fest, obwohl man mit dem Zug inzwischen viel schneller wäre. Das, was vor 20 Jahren als morgendliches Vergnügen mit dem Kaffee vom Bäcker und der eigenen Musik aus den Lautsprechern begonnen hat, ist vielleicht längst zum nervtötenden Stop-and-Go geworden. Darauf reagiert das Gehirn aber nicht mehr, weil der Belohnungswert der Autofahrt vor 20 Jahren tief ins Hirn eingraviert wurde. Fades Popcorn zu essen, ist auch kein Vergnügen, die Gewohnheit zwingt es aber trotzdem in die Popcornesser hinein. Elisabeth Tricomi und Kollegen untersuchten die Gehirnprozesse beim Erwerb von Gewohnheiten. Auch sie können in ihrem Experiment zeigen, dass ihre Probanden erlerntes Gewohnheitsverhalten auch dann noch beibehalten, wenn es zu gar keinem Belohnungsgefühl mehr führt.[240] Wenn Sie im Winter frierende Raucher mit verkniffenen Gesichtern vor Kneipen sehen, dann dürfen Sie davon ausgehen, dass denen das Rauchen absolut nichts gibt. Die laufen nur eine weitere Runde auf der Spur der ins Hirn eingravierten Gewohnheit.

Gewohnheitsverhalten sagt: Nimm die Verhaltensweise, die in der Vergangenheit zu Belohnungen geführt hat. Zielorientiertes Verhalten sagt: Nimm die Verhaltensweise, die analytisch unter Berücksichtigung dessen, was du über Ziele und Mittel weißt, die größte Belohnung erwarten lässt. Lassen Sie uns zur Vereinfachung annehmen, dass das Gewohnheitsverhalten auch zum Verhaltensrepertoire Ihres Viechs gehört. Das zielorientierte Verhalten setzen wir wieder mit dem Denker gleich. Wie Samuel Gershman und Kollegen schreiben, können beide Systeme kooperativ zusammenarbeiten, wobei das zielorientierte System das Gewohnheitssystem trainiert, der Denker trainiert das Viech.[241] Lassen Sie uns dazu aber nochmals einen genaueren Blick auf die beiden Systeme werfen. Der Denker nimmt einen Reiz wahr, der von innen (Hunger) oder von außen (Werbung für Pizza) kommen kann. So fängt er an zu analysieren, wie er auf diesen Reiz reagieren sollte. Er wählt dann das Verhalten, welches zum besten Kosten-Nutzen-Verhältnis führt. Das Muster ist also: Reiz – Analyse – Verhalten. Beim Viech entfällt die Analyse, hier ist das Muster: Reiz – Verhalten.

Lassen Sie uns nun etwas genauer nachsehen, wie der Denker dem Viech konstruktive Gewohnheiten beibringen kann. Eine Einflussmöglichkeit liegt unmittelbar auf der Hand. Wenn es Reize gibt, die destruktives Verhalten auslösen, dann sollte der Denker dafür sorgen, dass diese Reize verschwinden, sofern das irgend möglich ist. Die Macht solcher Reize aus der Umwelt lässt sich aus diversen Studien sehr schön ablesen. In der Studie von Thomas Burgoigne und Kollegen zeigte sich beispielsweise, dass höherer Fast-Food-Konsum, ein höherer BMI und höhere Adipositasrisiken mit der Zahl der Fast-Food-Restaurants im Umfeld einhergehen.[242] Wenn einem das Zeug an jeder Ecke unter die Nase gehalten wird, dann isst man es halt auch. In der Studie zeigte sich zudem, dass ärmere und geringer gebildete Bevölkerungsschichten davon besonders betroffen sind. Die Burgerläden wissen offensichtlich, wo sie ihre Opfer suchen müssen. Cohen und Babey bringen es schön auf den Punkt: Ernährungsverhalten beruht zu einem großen Teil auf automatischen Reaktionen auf Nahrungsreize des Umfelds. Ungesunde und hochkalorische Nahrung geht zurück auf die menschliche Unfähigkeit, Kontextreize des Essens richtig zu erkennen und ihnen gegebenenfalls widerstehen zu können.[243] Der vermutlich beeindruckendste Befund zur

Wirkung des Umfelds stammt aus einer Untersuchung über die Heroinsucht von Vietnamheimkehrern. Gemäß der Studie von Lee Robins und Kollegen haben 35 Prozent aller Vietnamsoldaten während des Krieges Heroin konsumiert, 20 Prozent waren süchtig.[244] Ein Jahr nach Rückkehr in die USA hatten 96 Prozent der einstmals Süchtigen den Heroinkonsum aufgegeben, unabhängig davon, ob sie eine Therapie gemacht haben oder nicht. Die Autoren äußern die Vermutung, dass starke Umgebungsveränderungen und die geringere Verfügbarkeit massive Effekte auf Gewohnheiten haben. In einer Studie mit Studenten, die den Studienort gewechselt haben, zeigte sich, dass Trainings-, Fernseh- oder Lesegewohnheiten nur dann beibehalten wurden, wenn sich deren Kontext nicht merklich verändert hat.[245] Wer Judo macht und an einen Ort umzieht, in dem es keinen Judoverein gibt, wird sein Judo vermutlich aufgeben. Wendy Wood und Kollegen führen den Ortswechseleffekt darauf zurück, dass das Verhalten durch den Wechsel erneut einer Betrachtung durch den Denker unterzogen wird, der alleinigen Kontrolle des Viechs also entzogen wird.[246] Dadurch wird eine Neubewertung des Verhaltens möglich, die bei Gewohnheiten sonst unterbleibt. John Bargh merkt dazu an, man solle dafür sorgen, dass die eigene Umgebung hilfreicher und zuträglicher wird, es gebe schließlich keinen Grund, unerwünschte Einflüsse fortbestehen zu lassen.[247]

Daraus lassen sich offensichtlich sehr zweckmäßige Schlussfolgerungen ziehen: Entfernen Sie destruktive Essensreize aus Ihrem Umfeld. Meiden Sie Werbung wie die Pest, die Werbung arbeitet mit extrem ausgeklügelten Verfahren, um Ihr Viech tollwütig zu machen. Investieren Sie in werbefreie Medien. Wir werden auf den manipulativen Wahn der Werbung später noch einmal im Detail eingehen. Sorgen Sie dafür, dass im Büro, in Ihrer Küche oder in Ihrem Wohnzimmer keine Süßigkeiten offen herumstehen. Meiden Sie Orte, die Sie mit toxischen Reizen überschütten, wie zum Beispiel Innenstädte. Gehen Sie im Wald spazieren, nicht in Fußgängerzonen. Und hören Sie auf, sich einzubilden, Sie könnten all diesen widerstehen. Selbst wenn Sie einmal heil durchkommen, brauchen Sie zu Hause eine Pizza XXL, damit sich Ihre

Willenskraft wieder erholen kann. Mit effektiver Reizkontrolle erreichen Sie viel mehr als mit sämtlichen Ernährungsratgebern der Welt. Entscheidungsarchitektur! Sie erinnern sich?

In ihrer Literatursynthese stellen Kremers und Kollegen fest, dass die Gestaltung des Umfelds enorme Auswirkungen auf Sport- und Essverhalten hat.[248] Positive Effekte auf beides ergeben sich, wenn man die positiven Alternativen attraktiver platziert und die negativen möglichst aus dem Wahrnehmungsumfeld verschwinden lässt. Merke: Jedes Gewohnheitsverhalten startet mit der Wahrnehmung eines Reizes.

Meiden Sie sämtliche Reize, die zum Überfressen verleiten. Überladene Teller sind fatal, wie wir oben bereits gesehen haben. Meiden Sie Büfetts in Restaurants und meiden Sie vor allem All-inclusive-Angebote. Büfetts und All-inclusive-Angebote treten eine fatale »Ich muss was rausholen für mein Geld«-Logik in Ihrem Hirn los. Im Prinzip sind Büfetts und All-inclusive-Angebote nichts anderes als unendlich vollgepackte Teller. Diese Angebote treten zudem eine fatale Qualitätsspirale los. Büfett und all-inclusive sind vor allem attraktiv für Menschen, die sehr viel essen WOLLEN. Damit sich das noch lohnt, ohne den Preis exorbitant erhöhen zu müssen, reduzieren die Anbieter die Qualität und forcieren die schnellen Kohlehydrate. Im Kopf wütet die Logik des Was-kriege-ich-fürs-Geld, das Resultat ist aber: Wie-schädige-ich-meinen-Körper-möglichst-maximal. Reizvermeidung und Meidung von Reizüberflutung gehören zu den besten Möglichkeiten eines effektiven Selbstmanagements. Bitte schauen Sie dabei aber auch nach, was diese Sätze in Ihrem Hirn machen. Ist da vielleicht so was wie ein Gefühl von Ungerechtigkeit: Wie, ausgerechnet ich soll nicht mehr im Vollen schwelgen dürfen? Meine Antwort: Natürlich dürfen Sie das mal tun. Aber im Normalbetrieb gehören Büfetts und All-inclusive-Angebote in die Welt der übernormalen Stimuli, die uns krank machen. Kontrollieren Sie die Stimuli, dann müssen Sie nicht ständig Ihre Waage kontrollieren.

Martin Hagger stellt fest, dass stark ausgeprägte Gewohnheiten äußerst resistent gegen überzeugende Argumente sind.[249] Also hören Sie auf, Rauchern zu erzählen, rauchen sei schädlich. Und hören Sie auf,

Ihren Kindern zu erzählen, dass Handys süchtig machen. Argumente sind nutzlos. Effektive Änderungsversuche beginnen mit der Identifikation von Auslösereizen und, wenn diese destruktive Verhaltensweisen auslösen, der Elimination der Auslösereize. Wenn die Elimination der Auslösereize nicht geht, ist die zweite Wahl die Entwicklung einer alternativen Verhaltensstrategie. Wenn Sie in der Vergangenheit nachmittags zum Kaffee immer ein Stück Kuchen gegessen haben, überlegen Sie sich, was Sie alternativ essen könnten, statt sich einfach nur den Kuchen zu verbieten. Wie gut das mit dem Verbieten klappt, haben wir ja bereits mehrfach besprochen. Theresa Marteau und Kollegen kommen zu dem Schluss, dass ein Großteil der Krankheiten weltweit verhaltensbedingt ist, dass aber Appelle an ein besseres Denken daran offensichtlich nichts ändern.[250] Wirklichen Erfolg würde nur die Veränderung von Gewohnheitsverhalten bringen. Unterstützung kommt von Wendy Wood, die zu dem Schluss kommt, dass Gewohnheiten wichtige Instrumente sind, mit denen Menschen ihre Selbstkontrolle verbessern und ihre langfristigen Ziele erreichen können.[251] Auch Wendy schlussfolgert, dass Gewohnheiten durch spezifische Interventionen, wie etwa die Elimination von Auslösereizen, geändert werden können.

Den eben bereits erwähnten Aufsatz von Martin Hagger müssen wir uns hier noch viel genauer ansehen, weil der zu den besten Aufsätzen gehört, die bisher über Gewohnheiten geschrieben wurden.[252] Also lassen Sie uns einmal nachschauen, was Martin uns alles mit auf den Weg gibt. Zu den Erkenntnissen gehört, dass wir nicht unbedingt allein versuchen sollten, Gewohnheiten zu verändern. Eine einzige Person, die mitzieht, erhöht die Erfolgschancen bereits drastisch. Es heißt DIE Anonymen Alkoholiker und nicht DER Anonyme Alkoholiker. DIE Wanderer gehen auch häufiger wandern als DER Wanderer. Zur Macht des Kollektivs, im Positiven wie im Negativen, kommen wir später nochmals im Detail zurück. Sodann führt Hagger aus, dass Menschen, die alte Gewohnheiten brechen wollen, anstrengende, bewusste und wohlüberlegte Strategien einsetzen müssen, um sich freizuschwimmen. Die neue, geplante Verhaltensstrategie muss sich nämlich gegen ein sehr effizientes, perfekt eingeübtes Verhalten durchsetzen. Hierfür werden Bewusstheit und ausreichende Motivation benötigt. Genau an dieser Stelle kann man sinnvoll das bisschen Willenskraft einsetzen, das man zur Verfügung hat: für den Aufbau konstruktiver und die Beseitigung destruktiver Gewohnheiten. In der Studie von Jeffrey Quinn und Co-Autoren brachte eine strenge Überwachung der eigenen Verhaltensreaktionen auf Reize inklusive eines vorgefassten »Tu-es-nicht«-Plans die besten Resultate.[253] Falls Sie der letzte Satz an Implementierungsintentionen erinnert, liegen Sie genau auf Kurs. Falls nicht, schauen Sie bitte noch mal ins Kapitel des Werkzeugköfferchens. Wie Quinn und Kollegen ausführen, erfordert die Änderung einer schlechten Gewohnheit die aktive Hemmung des Verhaltens beim Auftreten des Auslösereizes. Die Autoren sagen allerdings auch explizit, dass die Erinnerungsspur einer einmal erworbenen Gewohnheit nicht mehr gelöscht werden kann. Raucher kriegen auch nach zehn Jahren noch mal einen Japp auf eine Fluppe, wenn die Reize passen. Und der trockene Alkoholiker, der nach 20 Jahren mal wieder in seiner alten Eckkneipe vorbeischaut, sollte davon ausgehen, später am Abend als nasser Alkoholiker nach Hause zu gehen.

Will man sich gute Gewohnheiten zulegen, muss man Zeit einplanen.[254] Gehen Sie von mindestens zwei bis drei Monaten aus. Um eine Gewohnheit zu implementieren, sollte man sich einen sehr konkreten Umsetzungsplan machen, der Orte, Zeiten und Kontexte möglichst konstant hält. Montagnachmittags um Punkt 17 Uhr genau 30 Minuten Training auf dem Crosstrainer im Fitnessstudio XY in unmittelbarer Nähe Ihres Wohnortes. Das ist konkret, und wenn Sie es dann konstant so durchziehen, dann haben Sie die Chance, dass es zur Gewohnheit wird. Je mehr Dinge konstant gehalten werden, desto mehr Anknüpfungspunkte kann das Gehirn als Auslösereize speichern.

Als besonders schädlich erweisen sich indessen frühe Unterbrechungen von entstehenden Gewohnheiten.[255] Nehmen wir als Beispiel, dass Sie sich vornehmen, montags nach dem Büro eine 45-Minuten-Runde durch den Stadtpark zu drehen. Wenn Sie dann beim zweiten Mal nicht gehen, weil es regnet, und beim dritten Mal, weil das Meeting länger dauert, und beim sechsten Mal, weil Mama was von Ihnen will, dann wird das nichts mehr mit der neuen Gewohnheit. Auch John Bargh betont, dass man seine Routine einhalten und sich auch nicht einfach selbst freie Tage gönnen sollte, weil das den Wiedereinstieg erschwert und den Schwung aus der Sache nimmt.[256] Daraus können Sie direkt schon einmal den Schluss ziehen, dass Sie Zeiten und Orte genau planen sollten, ehe Sie anfangen. Suchen Sie sich Zeiten, zu denen zumindest in den nächsten Monaten nichts Vorhersehbares dazwischenkommt. Legen Sie sich Ausreden für die unvorhersehbaren Störungen zurecht. Suchen Sie sich Orte aus, die leicht zu erreichen und leicht zugänglich sind. Ein toller Tanzverein in 40 Kilometer Entfernung wird Sie eher nicht zum Tänzer machen. Wenn Sie sich ein Fitnessstudio suchen, nehmen Sie eins, das an den Wegen liegt, die Sie sowieso regelmäßig nutzen. Und nehmen Sie eins, in dem das Publikum so ist wie Sie. Mit Mitte 60 und 25 Kilo Übergewicht zwischen magersüchtigen Teenagern herumzuwerkeln, wird Ihnen kein Heimatgefühl vermitteln.

Mark Twain wird das Zitat zugeschrieben, dass man Gewohnheiten nicht einfach aus dem Fenster schmeißen kann. Vielmehr muss man sie Stufe für Stufe die Treppe runterquatschen. Das dürfte es ziemlich gut treffen. Dabei muss man sich klarmachen, dass auch schlechte Gewohnheiten Problemlösungsverhalten sind und dieses Verhalten Probleme kurzfristig auch tatsächlich löst. Der Fixer, der sich einen Schuss setzt, löst ein Problem. Dass das langfristig schiefgeht, ändert nichts daran, dass der Schuss für den Augenblick einen Lustgewinn fürs Hirn bedeutet und damit ein Problem löst. In diesem Sinne sind selbst Fressattacken erfolgreiche Problemlösungsstrategien. Dass die langfristigen Probleme dadurch größer werden, ändert nichts am kurzfristig lindernden Effekt. Will man hier ansetzen, ist es hilfreich, sich erst mal des eigentlichen Problems bewusst zu werden. Kennt man das eigentliche Problem, kann man eventuell konstruktivere Verhaltensstrategien einsetzen. Ein bekannter Auslöser des Trinkens bei Alkoholikern ist etwa das Gefühl von Einsamkeit. Die Anonymen Alkoholiker setzen dem Alkohol die Gemeinschaft als Lösungsmittel entgegen. Es wird das eigentliche

Problem angegangen, statt mit der Symptomtherapie des Trinkens weiterzumachen. Wir werden später noch sehr viel genauer auf den Zusammenhang zwischen emotionalen Problemen und Ernährungsproblemen eingehen. Dort wird sich zeigen, dass ein Teil der weltweiten Ernährungsprobleme darauf beruht, dass Nahrung als Selbstmedikation gegen negative Gefühle eingesetzt wird. Auch hier ist es vielversprechend, das eigentliche, das emotionale Problem anzugehen, statt Symptome mit falschen Methoden therapieren zu wollen.

Sodann taucht in der Gewohnheitsliteratur ein Rat immer wieder auf, den ich Ihnen an anderer Stelle auch schon gegeben habe. Planen Sie realistisch, will heißen: bescheiden. Das gilt sowohl für den Umfang des geplanten Gewohnheitsverhaltens als auch für die erwarteten Erfolge. Erfolgreiche Gewohnheitsbildung beginnt klein und geht den nächsten Schritt, wenn es so weit ist. Wenn Sie nach 20 Jahren Bewegungsabstinenz jetzt vier Mal pro Woche zwei Stunden im Fitnessstudio in Ihren Terminkalender eintragen, dann können Sie auch planen, in acht Wochen Lottogewinner zu werden. Planen Sie lieber einmal pro Woche für 30 Minuten. In den ersten vier Wochen nutzen Sie Ihre 30 Minuten dafür, dass Sie sich bei jedem Besuch drei Geräte erklären lassen und diese jeweils fünf Minuten ausprobieren. Wenn Sie dann in drei Monaten feststellen, dass Sie tatsächlich jeden Montag Ihre 30 Minuten abgerissen und in diesen 30 Minuten ein von Ihnen selbst entwickeltes Programm abgespult haben, dann können Sie sich auf die Schulter klopfen, dann sind Sie weitergekommen. Wenn dann ein Jahr später aus den 30 Minuten zwei Mal 45 Minuten geworden sind und Sie die komplett in Ihr Leben integriert haben, dann gehören Sie zu den absoluten Siegern der Menschheit. So was schaffen auf Dauer vermutlich weniger als 10 Prozent Ihrer Mitbürger. Wenn Sie trainiert haben, verwenden Sie zum Duschen ein luxuriöses Duschgel, das Sie nur nach dem Training nutzen. Belohnen Sie sich für positives Verhalten. Sehen Sie im Vorfeld zu, dass Sie nicht von Prognosefehlern niedergemäht werden. Ihr Märchen wird nicht sein: Es war einmal ein Mensch, der jede Woche 30 Minuten trainiert hat, nach zwei Wochen wie ein Topmodel aussah und die Titelblätter aller Illustrierten schmückte. Wenn Sie das prognostizieren, werden Sie einen üblen Prognosefehler erleben, der Sie enttäuschen und Ihnen Ihre 30 Minuten verleiden wird. Ihr Märchen sollte sein: Es war einmal ein Mensch, der jede Woche 30 Minuten trainierte. Nach drei Monaten stellte er fest, wie gut ihm das tat, weswegen er dazu überging, zweimal pro Woche 45 Minuten zu trainieren. Dieser Mensch genoss das Gefühl, den eigenen Körper wieder auf eine neue Art zu spüren. Nach dem Duschen genoss dieser Mensch sein wohlriechendes Duschgel. Und wenn er nicht gestorben ist, genießt er all das noch heute.

Zu den Gewohnheiten lassen Sie mich Ihnen noch einen weiteren Rat mit auf den Weg geben. Es gibt eigentlich gar nicht genug, was Sie darüber wissen können. Daher möchte ich Ihnen ans Herz legen, dieses Thema wie ein echter Profi anzugehen. Bevor Sie anfangen, mit Ihren Gewohnheiten intensiver zu experimentieren, würde ich Ihnen gern zwei Bücher ans Herz legen, die ich Ihnen zu lesen auch in dieser Reihenfolge empfehlen würde. Das erste ist »Die Macht der Gewohnheit« von Charles Duhigg. Darin finden sich zwar keine echten Anleitungen, wie man Gewohnheiten baut. Dafür enthält das Buch eine ganze Reihe von wirklich wundervollen Geschichten über die Bedeutung von Gewohnheiten. Das Buch schafft eine großartige emotionale Basis, die man vielleicht mit »voll Bock auf Gewohnheit« bezeichnen könnte. Wenn es danach an die Umsetzung geht, finde ich »Die 1 %-Methode« von James Clear ein wirklich gelungenes Werk.

## Essgewohnheiten

Mit einer Schwäche für alles Süße werden wir geboren. Süß war in der Evolution so lange und verlässlich mit Kalorien verbunden, dass uns der Hang zu Süßem irgendwann in Fleisch und Blut übergegangen ist. Die meisten unserer Nahrungsvorlieben sind allerdings erlernt. Das sieht man unter anderem daran, dass es in Asien Reis zum Frühstück gibt und in Alaska Robben. Wir lernen das Essen anhand von Vorbildern. Wenn

Findelkinder, die allein in der Natur überlebt haben, freche frische Frösche frühstücken und sich an der hüpfenden Konsistenz im Mund erfreuen, dann waren die Vorbilder halt Störche. Wenn Sie so einem Kind seinen Frosch dann plötzlich zwischen zwei Brötchenhälften klemmen wollen, dann werden Sie sehen, dass sich auch Findelkinder ekeln können. Also behalten Sie das Brötchen lieber gleich für sich, Sie tun weder sich noch dem Findelkind einen Gefallen, und dem Frosch hilft es auch nicht. Ob Sie mit Messer und Gabel, mit der Hand oder mit Stäbchen essen, ist auch nicht genetisch programmiert, sondern das machen Sie, weil man es Ihnen so vorgemacht hat. Wir sind zwar prinzipiell Allesfresser, aber was wir individuell fressen, fressen wir aufgrund der Vorbilder, die uns das Fressen beibringen. Wenn Mama und Papa sonntags immer den Schweinebauch in dicker brauner Soße auf den Tisch bringen, dann essen wir eben das; wenn es Müsli ist, essen wir Müsli und wenn es Frösche sind, dann eben auch die. Ober zumindest die Schenkel, n'est-ce pas? Frühstück kann aus Toast mit Orangenmarmelade, Spiegeleiern mit Speck, Würstchen und Bohnen bestehen oder aus einem schwarzen Kaffee. Gelernt. Gewohnheitsessen kann prima sein, wenn wir uns an gutes Essen gewöhnt haben, es kann aber auch ziemlich übel sein. Knödel, Schweinebauch und Co. können ja durchaus auch mal lecker sein, aber als Gewohnheiten gehen die denn doch etwas arg am Ziel vorbei. Falls Sie also immer noch sauer auf Ihre Eltern sind, weil Sie vor 26 Jahren nicht zu dieser Fete durften, vergessen Sie es! Seien Sie sauer wegen der ganzen schlechten Essgewohnheiten, die die Ihnen antrainiert haben. Das Lexikon der Sünden in der Ernährung hat mehr Bände als die Goethe-Gesamtausgabe. Und der hat echt viel geschrieben! Zu süß, zu salzig, zu viel, zu oft? Ständig Sahnesoßen und Frittiertes? Oder kennen Sie Kinder, die alles aufessen sollen, damit es morgen gutes Wetter gibt?

Problematisch ist dabei vor allem der Zwang, aufessen zu müssen, selbst wenn man satt ist oder das Essen nicht schmeckt. Das Aufessen entgegen Hunger, Appetit oder Geschmack zu einer Verhaltensnorm zu erheben, ist eine ziemlich üble Angelegenheit. Ob zu Hause, im Restaurant oder bei einer Essenseinladung bei Freunden: Aufessen zu müssen, ist eine überaus destruktive Verhaltensnorm, insbesondere dann, wenn einem andere den Teller vollpacken. Aber auch wenn man es selbst macht: Man kann sich verschätzen, die Augen mögen größer sein als der Magen.

Wussten Sie, dass man Schokoriegel in Bierteig rollen und dann frittieren kann? Falls Mama Ihnen das immer gemacht hat, wenn wieder mal einer von Ihren Hamstern das Zeitliche gesegnet hat, dann war das vielleicht lieb gemeint, hat Ihnen aber eine eher unglückliche Botschaft mit auf den Lebensweg gegeben: Friss was, wenn du traurig bist, das wird schon helfen! Das wird dann ein rein emotionales Essverhalten. Emotionales Essen ist ein Essverhalten, welches dazu dient, Emotionen zu regulieren, die nichts mit Hunger zu tun haben. Emotionen steuern unser Verhalten. So weit, so gut. Bei Angst wegzurennen, ist eine coole Verhaltensreaktion, wenn ein Löwe auf einen zurast. Aber die Wirkung von Emotionen auf Verhalten ist keine Einbahnstraße. Durch Verhalten können wir auch unsere Emotionen beeinflussen. Und eine Art des Einflusses ist das Essen. Längerer Nahrungsentzug kann sehr gereizt machen, Essen macht dann wieder friedlich. Vielleicht kennen Sie in Ihrem Umfeld auch jemanden, der unausstehlich wird, wenn er nix zu futtern kriegt? Essen hat Auswirkungen auf eine Vielzahl von Emotionen. Daher kann essen als Thermostat für die Einstellung der emotionalen Wohlfühltemperatur benutzt werden. Was im Einzelfall eine gute Idee sein mag, kann als Gewohnheit zu einem echten Problem werden. Wer sich im Laufe seines Lebens eine ganze Liste von Emotionen zugelegt hat, die per Eiscreme und Schokoriegel oder per Hefekloß und Schinkenspeck reguliert werden, hat ein wirklich ernstes Problem. Das werden wir uns später im Kapitel über die Emotionsarchitektur noch genauer ansehen.

Zu diesem Problem kommt in der Regel auch noch eine falsche Denkgewohnheit. Die falsche Denkgewohnheit ist: Ich bin schuld! Nein! Wenn Sie zu den emotionalen Essern gehören, die problematische Emotionen wie Trauer, Wut oder Einsamkeitsgefühle mit Kalorien regulieren, sind Sie daran mit absoluter Sicherheit nicht schuld.

Schuldfähigkeit setzt Verstehen und Handlungsalternativen voraus. Hinreichend lange einstudierte Gewohnheiten werden zu Zwängen, die man nicht per Willenskraft bezwingen kann. Zwänge zwingen, sie werden nicht bezwungen. Sonst hießen sie *Bezwänge*. Ihre Unschuld entbindet Sie jedoch nicht davon, die Verantwortung zu übernehmen, wenn Sie das ändern wollen.

Das große Problem aller schlechten Ernährungsgewohnheiten ist: Die Strafe liegt so weit in der Zukunft, dass man sie weder sehen noch fühlen kann. Hier nur ein Vorschlag, unerwünschte Gewohnheiten loszuwerden: Machen Sie sich die Albernheit der Gewohnheit klar. Sie haben kein angeborenes Bedürfnis nach einem großen Schokocookie an jedem Nachmittag. So ziemlich keine Ihrer Aktivitäten geht direkt auf ein bestimmtes Bedürfnis zurück. Was es vor 30.000 Jahren noch nicht gab, danach haben Sie kein echtes Bedürfnis. Packen Sie also Kekse, Currywurst und Co. an den Platz, an den sie hingehören. In die Kiste der neumodischen Albernheiten, die Ihren Körper auf eine obszöne Art dauerstimulieren. Machen Sie sich klar, dass das ständige Ausleben dieser Albernheiten mit langfristigen Konsequenzen verbunden ist, die es nicht wert sind, die Albernheiten zu begehen. Wollen Sie sich das wirklich weiter abkaufen, dass Sie den Keks jetzt unbedingt brauchen? Das Gefühl des echten Bedürfnisses nach einer Süßigkeit hat etwas von einem Dreijährigen, der sein Spielzeug zurückhaben will. Nein, Albernheiten sind nicht per se schlimm, man kann hin und wieder eine begehen und sich daran auch richtig erfreuen. Sich aber von ihnen ständig regieren zu lassen, sich sogar abhängig davon zu machen, ist selbst eine Albernheit.

Ich gebe zu, dass das durchaus schwer sein kann, da Sie einem industriell aufgerüsteten Feind gegenüberstehen. Wenn man massenhaft Zucker und Koffein zusammenrührt und daraus ein Getränk namens Cola macht, dann zeigt das, wie diese Aufrüstung funktioniert. Solche Mischungen sind dazu da, das Viech richtig heißzumachen. Man will Sie dazu bringen, das Zeug ständig zu konsumieren, ohne jemals wieder darüber nachzudenken. Angefangen hat Cola mit Kokain, schade eigentlich, dass das heute verboten ist. Wenn das legal wäre, wäre in Keksen vermutlich Crack und in Schokoriegeln Heroin.

Werden Sie sich klar, was Sie da tun, und dann steigen Sie aus! Führen Sie für vier Wochen ein Aussteigerbuch und schreiben Sie jeden Tag die Zahl der guten und der schlechten Nahrungsmittel auf, die Sie zu sich genommen haben. Malen Sie so etwas wie Aktienkurscharts, anhand derer Sie die Tendenzen auf einen Blick ablesen können. Buchführung macht gutes und schlechtes Verhalten sichtbar. Und es beugt dem Selbstbetrug durch selektive Wahrnehmung und selektive Erinnerung vor. Sie werden nicht von Rückschlägen verschont bleiben, aber es ist ein großartiges Gefühl, die Trendlinie der guten Lebensmittel ansteigen und die der schlechten fallen zu sehen.

Umgekehrt spricht absolut alles dafür, dass Sie sich auch für Erfolge beim Zurückfahren Ihrer albernen Gewohnheiten belohnen. Wie wäre es mit einem Cookie-Sparschwein? Jeden Tag, an dem Sie keinen Cookie gegessen haben, schmeißen Sie das gesparte Geld in das Sparschwein. Wenn Sie genug angespart haben, gönnen Sie sich eine Massage. Oder was immer Ihnen einfällt, was Ihnen Freude machen würde. Oder Sie laden Ihre beste Freundin zu einem Konzert ein, Ihrem Cookie-nur-noch-selten-Konzert.

Seien Sie sich aber bewusst, dass der Kampf gegen schlechte Gewohnheiten zu den schwierigsten Kämpfen gehört, die man im Leben führen kann. Beim Abgewöhnen schlechter Gewohnheiten können Sie sich selbst helfen, indem Sie die Rückschläge nicht nur ernst nehmen, sondern sich darauf mental vorbereiten. Denn die Versuchung wird kommen. Direkt nach dem Schuss glaubt der Junkie, dass er sofort damit aufhören kann. Das glauben Zuckerjunkies auch. Bis das nächste Verlangen einsetzt. Akzeptieren Sie, dass das nächste Verlangen kommen wird. Also bereiten Sie sich darauf vor, lassen Sie sich nie wieder kalt erwischen. Das Verlangen wird wiederkommen. Garantiert. Doch wenn es kommt, dann haben Sie beim nächsten Mal einen Plan in Ihrem Hirn griffbereit. Erst mal begrüßen Sie das Verlangen: »Na, willst du mir schon wieder ans Leder?« Dann sagen Sie dem Verlangen: »Ne, tut mir

leid, diesmal erwischst du mich nicht kalt, ich füttere dich nicht mehr.«
Und dann belohnen Sie sich selbst. Kaufen Sie sich für Ihren nächsten
Salat eine exotische Zutat, die Sie sich sonst nicht gönnen. Und wenn Sie
die dann essen, dann fragen Sie Ihr Verlangen: »Na, das hättest du nicht
gedacht, oder?« Das wird nicht beim ersten Mal und für alle Ewigkeit
funktionieren, macht aber nichts. Wichtig ist zunächst, dass Sie sich auf
das Verlangen vorbereiten und einen Plan haben. Wenn der nicht funktioniert, dann stellen Sie ihn halt etwas um. Rennen Sie aber nie wieder
unvorbereitet in ein Verlangen, das komplett absehbar ist. Wer glaubt,
dem Viech nach zig Jahren einfach komplett die Nachos und das Popcorn entziehen zu können, ohne einen Suchtschrei zu hören, der hat rein
gar nix von seinem Viech verstanden.

Gewohnheiten werden in Zeiten der Erschöpfung verstärkt, was für
gute und schlechte Gewohnheiten gleichermaßen gilt. Das heißt im Umkehrschluss, dass gute Gewohnheiten in Zeiten der Erschöpfung die besten Freunde und schlechte Gewohnheiten die schlimmsten Gegner sind.
Gewohnheiten kann man trainieren, Willenskraft eher nicht, wie wir inzwischen wissen. Bauen Sie daher gute Gewohnheiten auf. Stecken Sie
die Willenskraft, die Sie haben, in diesen Aufbau. Halten Sie aber bitte
so lange durch, bis die Gewohnheiten das Ruder übernehmen.

Gute Gewohnheiten kann man gar nicht hoch genug loben. Sie reduzieren nämlich nicht nur den Denkaufwand enorm. Sie reduzieren
auch Stress. Gewohnheiten machen die Welt überschaubarer und plan-
barer. Gute Gewohnheiten machen Sie erfolgreicher. Auch beim Essen.

# Mitmenschenfutter

Wussten Sie, dass die Menschen, mit denen wir uns umgeben, ansteckend sind? Nein, ich meine nicht Erkältungen, da ist das ja klar. Ansteckung betrifft aber auch gute Laune, Essverhalten und Autodieb-
stahl gleichermaßen. Es gibt die These, dass wir ziemlich genau der
Durchschnitt der fünf Menschen sind, mit denen wir die meiste Zeit

verbringen. Also achten Sie darauf, mit wem Sie Ihre Zeit verbringen. Nicht nur Vampire machen andere zu ihresgleichen.

Sehen wir uns das mal aus einer konzeptionellen Sicht an. Aus der Sicht des Mimikry-Konzepts. Mimikry bedeutet Nachahmung. Im Tierreich gibt es harmlose Fliegen, die wie Wespen aussehen und sich damit Feinde vom Hals halten. Oder Schmetterlinge, die große Augen auf den Flügeln haben, um Fressfeinde zu erschrecken, wie der Naturforscher Walter Bates bereits Mitte des 19. Jahrhunderts feststellte.[257] Die Nachahmung hat aber auch innerhalb einer Spezies Vorteile. Wenn man wegrennt, sowie man sieht, dass andere auch wegrennen, kann das ein effektiver Schutzmechanismus sein, da man so nicht jede Gefahr selbst wahrnehmen muss. In sozialen Spezies ist die Verhaltensanpassung eine Frage des sozialen Überlebens und der sozialen Akzeptanz.[258] Fangen Sie mal an, im Kino Mundharmonika zu spielen, dann sehen Sie sehr schnell, welche Folgen abweichendes Verhalten auf das Wohlwollen Ihrer Mitmenschen hat. Es gibt von Dale Carnegie einen uralten Klassiker namens »Wie man Freunde gewinnt«. Es ist lohnenswert, sich auch in diesem Kontext damit auseinanderzusetzen.

Mimikry wird auch als Chamäleon-Effekt bezeichnet, da man sich durch Mimikry an die Umgebung anpasst, hier allerdings nicht farblich wie Chamäleons, sondern im Verhalten.[259] Auf der Habenseite der Mimikry steht, dass das Nachahmen von Verhalten, Körperhaltung oder Gewohnheiten soziale Beziehungen sichert.[260] Die Befunde legen nahe, dass Mimikry soziale Beziehungen verbessert, es in besseren Beziehungen aber auch zu mehr Mimikry kommt.[261] Mimikry und Beziehungen beeinflussen sich also gegenseitig, in der Regel geschieht dies vollkommen unbewusst. Mimikry ist der soziale Klebstoff, der Menschen verbindet.[262] Mimikry schafft größere Sympathie und sorgt für ein reibungsloseres Miteinander, wie Tanya Chartrand und Kollegen schreiben.[263]

In der Forschung werden verschiedene Arten von Nachahmung unterschieden, diese kann verbal sein, im Verhalten, emotional oder in den Gesichtsausdrücken.[264] In Gesprächen werden zum Beispiel oft Berührungen des Gesichts oder das Übereinanderschlagen der Beine nachgeahmt. Die Nachahmung kann bis in das Kopieren von Fingerbewegungen gehen.[265] Selbst für die Pupillengröße während einer Interaktion sind Nachahmungseffekte bei Erwachsenen und sogar schon bei Babys nachgewiesen worden.[266]

Wenn man sich die empirischen Studien zu Mimikry-Effekten ansieht, dann kann einem angst und bange werden. Oder man wird euphorisch. Kommt halt darauf an, welche Studien man sich ansieht. Sehen wir uns einfach mal beide Seiten an.

Die Wahrscheinlichkeit, Raucher zu werden, hängt zum Beispiel massiv davon ab, ob Eltern und Geschwister rauchen, wie Lorie Abroms und Kollegen schreiben.[267] Für Jugendliche zeigen die Studien von Wang & Co. sowie von Liu und Kollegen, dass die Wahrscheinlichkeit dafür, Raucher zu werden, davon abhängt, ob im eigenen Freundeskreis geraucht wird.[268] Die Nachahmung des Rauchverhaltens wird dabei nicht bewusst wahrgenommen.[269] Für den Alkoholkonsum findet sich Ähnliches. Brian Borsari und Cate Carey schreiben, dass Alkohol bei gesellschaftlichen Anlässen auch getrunken wird, um sich anzupassen und Teil der Gemeinschaft zu sein.[270] Ebenfalls zeigt sich, dass Kinder das Trinkverhalten ihrer Eltern übernehmen.[271] Selbst der Alkoholkonsum eines einzelnen Freundes erhöht bereits das Risiko des eigenen Einstiegs, je mehr Freunde trinken, desto größer das Risiko.[272] Nach Elissa Weitzman und Kollegen ist auch das Komasaufen zu einem erheblichen Anteil auf Nachahmereffekte zurückzuführen.[273] »Die Kumpels machen es halt auch!« Für Drogen gilt nichts anderes, was nur noch wenig verwunderlich sein dürfte. Auch hier spielen zum Beispiel Suchtprobleme von Eltern eine große Rolle.[274] Aber natürlich auch die sonstigen sozialen Netzwerke.[275]

Jenseits von problematischem Konsumverhalten zeigt sich, dass sich auch Kriminalität über Mimikry überträgt. So führt ein straffälliger Freund zu einer erhöhten Wahrscheinlichkeit dafür, ebenfalls straffällig zu werden.[276] Auch Gallupe und Co-Autoren kommen zu dem Ergebnis, dass kriminelles Verhalten von Bezugspersonen nachgeahmt wird. Bei Jugendlichen ist es besonders der Einfluss der besten Freunde, der zur

Ansteckung mit kriminellem Verhalten führt.[277] Auch einfach nur rüpelhaftes Verhalten ist ansteckend, wie Trevor Foulk und Kollegen in ihrer Studie feststellen.[278] Werden Menschen von ihren Vorgesetzten schlecht behandelt, behandeln sie anschließend ihre Familienmitglieder schlechter.[279] Schlechtes Verhalten ist ansteckend, ob man es nun nur beobachtet oder selbst erleidet.

Und wie sieht es mit dem Essverhalten aus? Eric Robinson und Kollegen stellen in ihrer Studienübersicht fest, dass sich die Essensnormen der Menschen um uns herum auf unser eigenes Essverhalten auswirken. Gibt es eine unausgesprochene Norm des Vielessens, essen wir viel, gibt es eine Norm des Wenigessens, essen wir wenig.[280] In Studien zeigt sich auch immer wieder, dass wir mehr Süßigkeiten oder Knabbersachen konsumieren, wenn wir andere dabei beobachten.[281] Wilhelm Hofmann und Kollegen stellen fest, dass wir umso weniger in der Lage sind, uns an unsere guten Vorsätze zu halten, je mehr wir andere dabei beobachten, wie die ihren Lüsten nachgeben.[282]

In einer Studie zu sozialen Netzwerkeffekten in Bezug auf Körpergewicht finden Zhang und Kollegen, dass Menschen mit ähnlichem BMI eher zu einem Netzwerk (Freundschaften, Beziehungen, Familien) gehören als Menschen mit stark unterschiedlichem BMI.[283] Wenn Sie im Stadtbild zum Beispiel Familien sehen, dann sehen Sie viel eher ähnliche als gemischte BMI-Muster. Das kann natürlich unterschiedliche Ursachen haben. Eine Ursache wäre kausale Verursachung durch Nachahmung. Wenn Familienmitglieder zunehmen und man deren Ernährungsverhalten kopiert, dann nimmt man selbst eben auch zu. Oder wenn der Lebenspartner eine Schwäche für Sahnesoßen entwickelt, dann hängt man auch bald mit drin. In Freundeskreisen können aber auch Auswahlentscheidungen zu Ähnlichkeiten führen. Schlanke Menschen wählen eher schlanke Menschen als Partner und weniger schlanke wählen weniger schlanke Partner. Katie Powell und Kollegen fassen eine Vielzahl von Studien zu unterschiedlichen Netzwerkeffekten zusammen.[284] Dabei stellen sie zunächst fest, dass die Untersuchung solcher Netzwerkeffekte komplex ist, da Menschen gleichzeitig zu verschiedenen

Netzwerken gehören, von der intimen Partnerschaft bis zu Kollegen im Job, in Vereinen oder einfach den Menschen, denen man im Lieblingsrestaurant immer wieder begegnet. Sie bestätigen aber auch die Nachahmereffekte. Übergewicht ist also auch nach diesen Ergebnissen ansteckend. Delyse Hutchinson und Ronald Rapee untersuchten knapp 175 Mädchencliquen daraufhin, ob innerhalb der Cliquen Essverhaltensweisen geteilt werden. Sowohl für Binge-Essverhalten als auch für Versuche des extremen Abnehmens bestätigte sich das.[285] Thomas Valente und Co-Autoren kommen zu dem Ergebnis, dass übergewichtige Jugendliche mit doppelt so hoher Wahrscheinlichkeit übergewichtige Freunde haben wie normalgewichtige Jugendliche.[286] Talea Cornelius und Kollegen schreiben, dass Menschen mit einem übergewichtigen Freund ebenfalls dazu neigen, übergewichtig zu werden.[287]

David Bahr und Kollegen kommen zu dem Schluss, dass viele Maßnahmen zur Gewichtsreduktion daran scheitern, dass das soziale Umfeld der Adressaten nicht berücksichtigt wird.[288] Leahey und Kollegen stellen denn auch fest, dass ein soziales Netzwerk mit Präferenzen für ungesundes Essen die Erfolgsaussichten einer Ernährungsumstellung reduziert.[289]

Die Kenntnis von den oft unbewussten Wirkungen unserer Mitmenschen auf unser eigenes Verhalten kann natürlich auch konstruktiv genutzt werden. Kelsey Ufholz fasst in ihrer Übersichtsarbeit Studien zusammen, die der Frage nachgehen, welchen Einfluss es hat, wenn sich Menschen mit Ernährungsproblemen angeleiteten Selbsthilfegruppen anschließen.[290] Die Studienübersicht zeigt, dass Menschen, die sich solchen Initiativen anschließen, ein Gefühl von Gemeinschaft entwickeln, da man mit Menschen interagiert, die gleiche Ziele verfolgen und sich mit gleichen Problemen herumschlagen. Die Mitglieder solcher Gruppen geben häufig an, dass die Unterstützung durch andere Betroffene wesentlich für die eigenen Erfolge bei Ernährungsumstellungen war. Gareth Dutton und Kollegen untersuchten, ob der Einsatz von Betroffenen als Trainer für andere Betroffene eine Erfolg versprechende Strategie sein könnte. Die Autoren dieser Pilotstudie kommen zu einer vorsichtig optimistischen Einschätzung.[291]

Inzwischen entstehen auch immer mehr solcher Gruppen, die nicht mehr persönlich interagieren, sondern über Internetforen. Alicia Dahl und Kollegen diskutieren die Nützlichkeit sozialer Medien zur Organisation von derartigen Programmen der Gesundheitsverbesserung.[292] Kevin Hwang und Kollegen stellen fest, dass auch bei Teilnehmern von Internetgruppen die Aufmunterungen durch andere als besonders wichtig und wertvoll eingeschätzt werden.[293] Bei der Analyse der Aussagen in einem Internetforum für Patienten von OPs zur Magenverkleinerung kommen auch Atwood und Kollegen zu dem Ergebnis, dass es hauptsächlich um emotionale Unterstützung geht.[294] Es ist beim derzeitigen Stand der Dinge aber noch nicht geklärt, ob der oft anonyme Internetansatz dieselben Wirkungen von Gemeinschaft und Zugehörigkeit erzeugen kann wie persönliche Kontakte. Hutan Ashrafian und Kollegen finden in ihrer Untersuchung einen nur kleinen, aber doch positiven Effekt des Einsatzes sozialer Medien auf den BMI.[295] Aber Achtung: Es geht hier wirklich nur um Aktivitäten von zielorientierten Gruppen, es geht nicht generell um soziale Medien. Wir werden uns später noch ansehen, welche Schäden soziale Medien anrichten können, wenn man damit nicht vorsichtig agiert. Schwebel und Ortan konzentrieren sich auf die Effekte sozialer Foren bei Drogen- und Alkoholproblemen und kommen zu einem tendenziell positiven Ergebnis.[296] Die gleiche Schlussfolgerung ziehen Liliana Laranjo und Kollegen.[297] Mark Leemstra und Kollegen fassen Studien zusammen, in denen die Erfolgsfaktoren von Gewichtsreduktionsprogrammen untersucht werden. Sie kommen zu dem Ergebnis, dass Programme mit externer Überwachung erfolgreicher sind als Programme, die die Betroffenen im Alleingang durchziehen sollen.

Die Idee, bei einem Versuch der Ernährungsumstellung auch aktiv auf die Unterstützung innerhalb des eigenen persönlichen Netzwerks zu bauen, dürfte eine der Erfolg versprechendsten Ideen überhaupt sein. Elfhag und Rössner gehören zu denen, die untersucht haben, was Menschen tun, die erfolgreich abgenommen haben. Eine der Strategien der Erfolgreichen besteht in der Tat darin, die eigenen Sozialkontakte einzubeziehen.[298] Eine schöne Untersuchung, die den Unterschied zwischen

»allein« und »gemeinsam« zeigt, ist die von Wing und Jeffrey.[299] Für diese Untersuchung hat man Probanden eingeladen, an einem Programm zur Gewichtsreduktion teilzunehmen. Der Clou dabei war: Ein Teil der Probanden wurde allein eingeladen, der andere Teil mit drei Freunden oder Familienmitgliedern. Diejenigen, die allein gekommen sind, haben das Programm zu 76 Prozent bis zum Schluss durchgezogen. Diejenigen, die mit Freunden gekommen sind, haben es zu 95 Prozent durchgezogen. Noch dramatischer war der Effekt auf die Gewichtsabnahme. Von denen, die allein gekommen sind, haben nicht mal ein Viertel die anfänglichen Gewichtsverluste gehalten. Von denen, die im Team gekommen sind, haben es zwei Drittel geschafft. Zu ähnlichen Ergebnissen kommen Abbot und Kollegen, obwohl die auf den ersten Blick etwas ganz anderes untersuchten.[300] Sie untersuchten, ob Gruppeninterventionen zur Gewichtsreduktion erfolgreicher sind als Einzelinterventionen. Ja, sind sie. Der Unterschied zur obigen Studie ist, dass die Gruppen hier nicht Menschen sind, die schon vorher befreundet waren. Allein der Effekt, dass man sieht, dass sich andere mit dem gleichen Problem herumschlagen, und die Möglichkeit, sich austauschen zu können, machen bereits einen Unterschied. Wir sind halt soziale Wesen, der Einzelkampf ist uns nicht in die Wiege gelegt.

Das ist bei Freunden und Lebenspartnern auch wenig verwunderlich: Da man gemeinsam isst, steckt man sich mit Essverhalten auch gegenseitig immer wieder an. Wenn aber mehrere Freunde/Familienmitglieder gleichzeitig umstellen, infiziert man sich nicht immer wieder neu mit den alten Essgewohnheiten. Aber Vorsicht: Mit Freunden zusammen Diäten zu machen, funktioniert auch nicht. Das liegt daran, dass Diäten selbst einfach nicht funktionieren. Ich hoffe sehr, dass Ihnen das irgendwie bekannt vorkommt!? Ziel gemeinsamer Umstellungen muss also die nachhaltige Änderung von Ernährungsgewohnheiten sein, nicht kurzfristige Schokoriegelverbote. Vereinbaren Sie etwa, dass bei gegenseitigen Essenseinladungen nicht bis zum Abwinken aufgetischt wird, sondern überschaubare Portionen serviert werden. Wer am Ende meint, noch etwas essen zu müssen, für den steht eine Notration im Kühlschrank. Vereinbaren Sie mit Lebenspartnern, sich nur noch Süßigkeiten im Umfang von maximal 500 Kilokalorien zu Festtagen zu schenken. Seien Sie kreativ, es gibt Myriaden hilfreicher Kleinigkeiten, die Sie gemeinsam erfolgreicher umgesetzt bekommen als allein. Die wichtigsten Menschen Ihres Lebens in Ihre Entscheidungsarchitektur einzubauen, ist kein Missbrauch von Liebe und Freundschaft. Es ist ein Geben und Nehmen auf Augenhöhe, es ist Win-win!

Wenn Sie in Ihrem Ernährungsleben etwas ändern wollen, dann nutzen Sie diese Erkenntnis. Wenn die Menschen um Sie herum in etwa so aussehen wie Sie, dann rekrutieren Sie die als Mitstreiter. Ihre Chancen auf erfolgreiche Änderung sind dramatisch höher, wenn Sie das alles im Team angehen. Falls Sie sich nicht trauen, Ihre Partner oder Freunde um Unterstützung zu bitten: Kaufen Sie einfach noch ein paar Exemplare dieses Buches und verschenken Sie sie an potenzielle Mitstreiter. Wenn Ihre Freunde und Lebenspartner dann an dieser Stelle hier angekommen sind, dann werden die schon von selbst kapieren, was Sie von ihnen wollen.

## Das Fazit aller Entscheidungsarchitekten

Wenn Sie diesem Kapitel hier Glauben geschenkt haben, dann dürften sich zwei Ihrer Glaubenssätze verändert haben. Das betrifft zunächst Ihren Glaubenssatz zur Willensstärke. Ich hoffe, dass Ihnen der zentrale Satz noch so richtig in den Ohren klingelt: Erfolgreiche Menschen setzen weniger Willenskraft ein als die, die scheitern. Was das über den Wert von Willenskraft sagt, ist wohl kaum zu überhören. Machen wir es kurz: Vergessen Sie es! Willenskraft ist eine Batterie, die ab und an für einen Sprint taugt, alles andere können Sie abschreiben! Wenn Sie nicht so diszipliniert sind, wie Sie sich das wünschen, seien Sie bloß froh! Was Spaßfeindlicheres als Disziplin gibt es nun wirklich nicht. Wenn es im Lauf der Evolution nützlich gewesen wäre, diszipliniert zu sein, dann wären wir es.

Wir brauchen keine Disziplin, wir brauchen die Erkenntnis, dass wir keine haben. Wenn man das erst mal kapiert hat, kann man anfangen, sein Leben sinnvoll zu organisieren. Kluge Menschen sind kluge Entscheidungsarchitekten, die ihre Entscheidungen so vorbereiten, dass die guten Entscheidungen einfach und die schlechten schwieriger werden.

Zünden Sie eine Kerze für Kurt Lewin an und senden Sie ihm Ihre Dankgebete. Danach stürzen Sie sich nie wieder in ein offenes Messer der Überforderung. Verzichten Sie darauf, sich mit Disziplin unter Druck zu setzen, sondern eliminieren Sie die Dinge, die Ihnen und Ihrem konstruktiven Verhalten im Weg stehen. Organisieren Sie sich einen Prozess, der aus dem, was Sie vorhaben, ein positives Erlebnis macht. Man springt nicht einfach unter eine kalte Dusche, bloß weil man mal irgendwo gelesen hat, dass das positive Wirkungen hat. Es fühlt sich viel besser an und ist viel Erfolg versprechender, für sich selbst einen positiven Prozess zu organisieren, der gemächlich und mit Freude zum Ziel führt. Einen solchen Prozess zu organisieren, ist Teil einer gelungenen Entscheidungsarchitektur. Nudgen und sludgen Sie sich, wo Sie können.

Denken und planen Sie nicht ständig alles wieder aufs Neue. Das ständige Nachdenken und Planen erhöht die Erfolgschancen nicht, es reduziert sie. Der Denker ist gut darin, einmalige, komplexe Probleme für Sie zu lösen. Er ist aber ein Versager, wenn Sie von ihm im Endlosbetrieb gute alltägliche Entscheidungen erwarten. Identifizieren Sie in Ruhe, was Ihnen wirklich wichtig ist. Und dann sorgen Sie dafür, dass Sie von den passenden Gewohnheiten ins Ziel getragen werden, ohne sich noch weiter abmühen zu müssen. Mittels Gewohnheiten verlagern Sie Entscheidungen in andere Bereiche Ihres Hirns, was das Gewohnheitsverhalten so stark und zuverlässig macht. So entlasten Sie den Denker und verschaffen ihm die Freiräume, die er braucht, um die wirklich großen Fragen des Lebens zu bearbeiten.

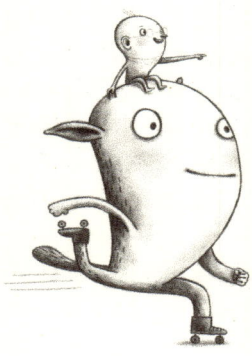

Willenskraft und Disziplin sind im Dauerbetrieb bloß ein paar sehr treulose Vasallen. Bauen Sie nicht zu sehr auf diese Verräter, die Sie spätestens beim dritten Schrei des Schokocookies doch wieder im Stich lassen. Setzen Sie Willenskraft und Disziplin nur ein, um damit konstruktive Gewohnheiten aufzubauen. Sie können Gewohnheiten in ihrer Bedeutung nicht überschätzen! Wenn Sie aufhören, spontanen Impulsen über irgendwelche Verbesserungsmöglichkeiten hinterherzujagen, und sich vielmehr auf die Etablierung konstruktiver Gewohnheiten konzentrieren, dann haben Sie Ihrem Leben eine großartige neue Ausrichtung gegeben.

Machen wir es hier kurz und knapp:

- ☐ Gestalten Sie Prozesse!
- ☐ Machen Sie alles, was Sie tun wollen, angenehmer und bequemer!
- ☐ Nudgen und sludgen Sie sich, sooft Sie können!
- ☐ Erschaffen Sie um sich herum eine fürsorgliche Entscheidungsarchitektur!
- ☐ Werden Sie zum Gewohnheitstier!
- ☐ Spielen Sie sämtliche Karten Ihrer Sozialbeziehungen klug aus!

# SCHOKOLADE UND ANDERE GEFÜHLE

Wenn Sie mir bis zu diesem Punkt gefolgt sind, dann haben Sie mit mir bisher vor allem eine Reise durch den Verstand und die Logik unserer Essgewohnheiten und -begierden gemacht. Das war hoffentlich alles vom Verstand her einigermaßen nachvollziehbar. Nun kommt es beim Essen aber nicht nur zu Problemen, die per Vernunft zu beheben sind. Es kommt auch zu solchen, die sich im Reich von Affekten, Gefühlen und Emotionen tummeln. Den Rest dieses Buches wollen wir uns diesem Reich widmen.

Ich definiere hier mal einen neuen Begriff: »Schokomotion«. Das ist die Emotion, die man hat, wenn man eine richtig leckere Schokolade isst. Schokomotion ist ein Segen und ein Fluch zugleich. Stellen Sie sich vor, dass der Verzehr von Schokolade exakt dasselbe in Ihnen auslösen würde wie der Verzehr derselben Menge an Kalorien in Form von Karotten. Für mich ist Schokomotion leckerer, und ich bin froh, dass ich etwas habe, das leckerer ist als was anderes. Leider kann dieser Unterschied zwischen Schokomotion und Karottomotion aber ziemlich leicht auch zum Problem werden. Es ist nämlich keineswegs ein Zufall, dass Schokomotion den meisten Menschen lieber ist als Karottomotion.

Wie es statt Karottensucht tatsächlich läuft, ist in etwa so: Hochkalorische Lebensmittel erzeugen zumindest kurzfristig positivere Emotionen als weniger kalorische Lebensmittel. Schokoladenverzehr macht glücklicher als Karottenverzehr. In diesem Kapitel wollen wir eine kleine Reise durch das Land der emotionalen Effekte des Essens machen. Essen hat emotionale Effekte, Essen kann glücklich oder unglücklich, fröhlich oder traurig machen. Essen kann Genuss, Therapie oder Sucht sein. Im Gegensatz zu den anderen Kapiteln soll es hier aber nur am Rand darum gehen, was Sie in Ihrem täglichen Essverhalten daraus lernen können. Damit beschäftigen wir uns sehr intensiv dann im nächsten Kapitel, in dem es darum geht, sich ein Gefühlscockpit zu basteln, mit dem man die Achterbahnfahrten des emotionalen Essens besser steuern kann. Hier aber lassen Sie uns zunächst hinaufsteigen in die faszinierenden und blühenden Hochebenen der Essensemotionen. Lassen Sie uns aber auch abtauchen in die teils grausame Tiefsee. Denn auch die Finsternis der Tiefsee ist von Essensemotionen bevölkert.

## Cyberball, duschen und Schokolade

Es gibt da so ein fieses experimentelles Spiel, mit dem man die emotionalen Auswirkungen von sozialer Isolation untersucht hat. Das Spiel heißt Cyberball. Bei dem Spiel spielt ein unwissender Proband mit zwei getarnten Mitgliedern eines Forscherteams. In dem Spiel spielen sich die drei Spieler eine Weile wechselseitig einen Ball zu. Ein ganz einfaches Spiel also, bei dem es nicht um Sieg oder Punkte geht, sondern nur darum, gemeinsam mit Spaß aktiv zu sein. Doch dann plötzlich wird der Proband ausgeschlossen: Er erhält den Ball nicht mehr und wird von den beiden anderen auch nicht mehr angesehen. Das Spiel ist in zig Varianten weltweit wiederholt worden, und das Ergebnis war immer dasselbe: Der Ausgeschlossene hat sich richtig elend gefühlt. In einer Übersichtsarbeit, in der 120 Studien zum Cyberballexperiment ausgewertet wurden, konnten Chris Hartgerink und Kollegen zeigen, dass dieser Effekt unabhängig von Alter, Geschlecht, Land oder Anzahl der Spieler auftritt.[301]

Soziale Isolation führt zudem zu einem physischen Kälteempfinden. Dabei sind einige interessante Effekte dokumentiert worden. Die Probanden haben beispielsweise die Umwelt anschließend als kälter wahrgenommen.[302] In einem Experiment von Hans Ijzerman und Kollegen ist auch die Körpertemperatur der Probanden überwacht worden. Mit dem Ergebnis, dass die Körpertemperatur durch das Ausgeschlossenwerden im Schnitt um 0,4 Grad gesunken ist, was einem schon deutlich fühlbaren Effekt entspricht.[303] Zum Vergleich: Der Unterschied zwischen

Tageshöchst- und nächtlicher Tiefsttemperatur entspricht etwa 1 bis 1,2 Grad Celsius, Körpertemperaturen schwanken also nur sehr wenig. Diese Befunde legen nahe, dass physische und soziale Kälte vom Gehirn annähernd gleich verarbeitet und in körperliche Reaktionen übersetzt werden. In einer anderen Studie fand man heraus, dass Menschen, die allein leben, heißer baden und duschen, sich des Zusammenhangs zwischen Wärme und sozialen Emotionen aber nicht bewusst waren.[304] Die Befunde warfen die Frage auf, ob die kalten Gefühle der sozialen Isolation mittels physischer Wärmezufuhr reduziert werden können. In einem Experiment drückte man den Probanden des Cyberballexperiments eine warme Tasse mit Tee in die Hände und befragte sie dann nach ihren Gefühlen. Erstaunlicherweise war das Gefühl des Ausgeschlossenseins und der Isolation annähernd verschwunden, die Wärme in der Hand hatte die Kälte im Herzen geheilt.[305] Studien mit bildgebenden Untersuchungen lassen sogar den Schluss zu, dass physische und soziale Temperaturen tatsächlich sehr ähnlich vom Gehirn verarbeitet werden.[306] In einer anderen Studie wurden Probanden mehrfach befragt, wie eng sie sich anderen Menschen sozial verbunden fühlen. Gleichzeitig wurde ständig die Körpertemperatur gemessen. Ergebnis: Je höher die Körpertemperatur (innerhalb des gesunden Temperaturbereichs natürlich!), desto stärker das Gefühl der Verbundenheit.[307] Kein Wunder also, dass man auch angefangen hat, darüber nachzudenken, diesen Effekt in der Therapie gegen Depressionen einzusetzen.[308] So haben denn Ärzte stationär aufgenommene depressive Patienten mit Infrarot-Wärmeanwendungen behandelt. Der Effekt: Das wiederholte, langsame »Aufheizen« des Körpers auf Temperaturen zwischen 38 und 39 Grad Celsius hat die Depressionssymptome merklich gemildert.[309] In anderen Studien zeigte sich, dass bereits ein einmaliges Aufheizen über im Schnitt zwei Stunden bereits depressionsmildernde Effekte hatte.[310] Physische Stimulation hat also merkliche Auswirkungen auf unsere emotionale Verfassung. Wenn einem irgendwer ein Messer in den Bauch sticht, hat das meist negative emotionale Auswirkungen, wenn man sich aufwärmt, hat es eben positive.

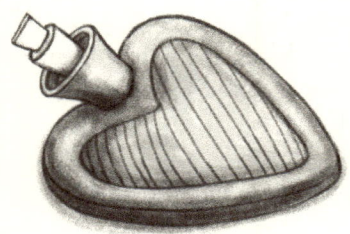

Ein sehr schönes Beispiel für die Reaktion unserer Emotionen auf physische Stimulation ist hier auch eine Studie, in der man Menschen verschiedene Objekte in die Hand gedrückt und sie dann gebeten hat, Urteile über andere Menschen abzugeben. Hat man den Probanden etwas Hartes, Unangenehmes wie etwa einen Ziegelstein in die Hand gegeben, haben sie auch sehr hart über andere Menschen geurteilt.[311] Hat man ihnen hingegen etwas Weiches in die Hand gegeben, fielen die Urteile gleich viel wohlwollender aus. Bringen Sie zu Ihrem nächsten Rendezvous keine stachligen Rosen mit, sondern ein beheiztes Kuscheltier mit Schokofüllung, damit machen Sie Punkte!

Was das mit der Schokolade in der Überschrift dieses Abschnitts soll? Nun, füttert man traurige Probanden mit Schokolade, hellt sich auch deren Stimmung merklich auf. Das zumindest ist das Ergebnis einer zusammenfassenden Überblicksstudie über bisher durchgeführte Studien von Laura Fusar-Poli und Kollegen.[312] Das hält zwar nicht lange, aber es funktioniert. Was daraus folgt, ist unmittelbar klar. Essen ist auch ein emotionaler Akt, der weit über die Gefühle von Hunger und Sättigung hinausgeht. Unsere Emotionen reagieren auf physische Stimulation, sei es mit Wärme oder mit Essen. Essen ist in der Tat ein Tröster, nicht nur ein Sattmacher. Der Spruch, dass Schokolade glücklich macht, ist also zumindest schon mal keine reine Spinnerei. Wobei Schokolade, oder besser: der darin enthaltene Kakao, auch schlau macht, den kognitiven Verfall im Alter bremst und überhaupt ein tolles Zeug ist, wie Astrid Nehlig in ihrer Übersichtsarbeit zeigt.[313] Dabei geht die Wirkung über die reine Wirkung der Inhaltsstoffe hinaus. Denn die Stimmungsaufhellung beim Verzehr von Schokolade setzt schon ein, bevor die Inhaltsstoffe überhaupt irgendwas im Körper bewirken können. Der Geschmack allein macht schon ein wenig glücklicher.

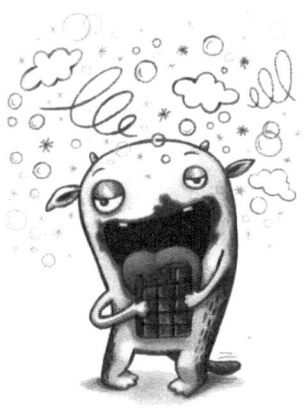

Aber Vorsicht, das mit dem Glück ist kein Automatismus. Michael Macht und Dorothee Dettmer haben in einem Experiment normalgewichtige Frauen in drei Gruppen eingeteilt und ihnen entweder Schokolade, einen Apfel oder gar nichts zu essen gegeben.[314] Ergebnis: Schokolade und Apfel haben das Hungergefühl reduziert, die Stimmung verbessert und wirkten aktivierend. Die Schokoladeneffekte waren allerdings stärker. Das Problem dabei war: Das Essen von Schokolade führte zwar zu Freude, bei manchen der Frauen aber auch zu Schuldgefühlen. Will man das Essen und will man Essprobleme verstehen, muss man sich daher nicht nur Nährwerte und Kalorien ansehen, man muss sich auch die Gefühle ansehen, die sich um das Essen ranken und die vom Essen beeinflusst werden. Wundern Sie sich also nicht zu sehr, dass wir jetzt vor allem über solche Emotionen sprechen, die nichts mit Hunger zu tun haben.

# Salzstangen auf dem Bahnsteig

Vor einigen Tagen bin mit dem Zug von Bochum nach Berlin gefahren. Auf einer Sitzbank auf dem Bahnsteig wartete ein Vater mit seinem etwa fünf Jahre alten Sohn. Der Vater hatte sich komplett in seinem Smartphone verloren. Smartphones heißen übrigens so, weil die smarter sind als unsere eigenen Hirne. Was unter anderem dazu führt, dass unsere Hirne nach den Smartphones süchtig werden, aber nicht umgekehrt. Der Junge war brutal gelangweilt, und jeder Versuch, die Aufmerksamkeit des Vaters zu kriegen, scheiterte an dem smarten Phone des Vaters. Das ist ein Phänomen, das man immer öfter sieht. Auch auf Spielplätzen. Die Kinder sind nicht smart genug, um mit den Phones der Eltern mitzuhalten, also betrachten die Eltern die Phones und nicht mehr die Kinder. Darüber könnte man sich moralisch empören, aber das ist genau das, wozu Smartphones gebaut werden.

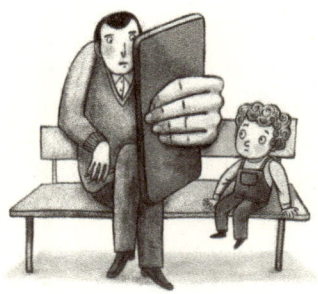

Nach wiederholten Versuchen, die Aufmerksamkeit von Papa zu bekommen, hat der Kleine irgendwann aufgegeben. Er hat die Augen verdreht und sich selbst Geschichten über die Welt erzählt. Das hat nicht so viel am gelangweilten Gesichtsausdruck geändert. Dann hat er angefangen, in seinem kleinen Rucksack zu wühlen, und ein kleines gelbes Auto hervorgezaubert: Kurz betrachten. Langweilig. Zurück in den Rucksack. Doch dann die Erlösung: Salzstangen. Knusprig, salzig, lecker, Futter für das Viech. Und schon war die Langeweile verschwunden. Das Gesicht wechselte von quälender Langeweile auf Seligkeit in der Sekunde des ersten Bissens. Hatte ich bereits erwähnt, wie elend schnell das Viech ist? Die gute Nachricht: Kinder sind doch ganz schön smart, auf die Idee mit den Salzstangen wäre ein gelangweiltes Smartphone nicht gekommen. Die schlechte Nachricht aber: Das Kind hat eine üble Lektion für seinen weiteren Lebensweg mitgenommen. Nämlich die Lektion, dass man Langeweile mit Salzstangen killen kann. Vielleicht war es ja auch nicht nur Langeweile. Vielleicht war es ja auch noch das Gefühl der Wertlosigkeit. Wenn ein Smartphone für Papa interessanter ist als man selbst, was soll man dann als kleines Kind von sich selbst halten? Was der Kleine hier gemacht hat, kann man wohl in die Welt des »Trostessens« packen. Trostessen ist ein Essverhalten, das durch einen negativen Affekt ausgelöst wird und das Negative des Affekts wegtrösten soll. Menschen, die Nahrungsmittel regelmäßig als Trost einsetzen, neigen zu Depressionen und versuchen, mittels Nahrungsaufnahme der Grübelei zu entkommen, wie Leigh Gibson schreibt.[315] Sie bevorzugen dazu Nahrungsmittel mit hoher Kaloriendichte. Ob Schokolade oder Salzstange, ist dann eher eine Frage der persönlichen Präferenz. Oder eine Frage danach, was eben gerade greifbar ist. Trostnahrung erfüllt dabei durchaus auch das Bedürfnis nach sozialer Zugehörigkeit, das Essen wird zum Ersatz für Zuwendung, wie Jordan Troisi und Shira Gabriel schreiben.[316] Zugleich werden durch den Verzehr von Trostessen positive Beziehungsvorstellungen aktiviert. In einer Folgestudie kommen die beiden Autorinnen zu dem Befund, dass beim Auftreten von Isolationsgefühlen mehr Trostnahrung konsumiert wird.[317]

Aber Langeweile und Trost sind nur ein Teil des Problems. Das vermutlich noch größere ist die Belohnung. Die westliche Welt hat eine gesundheitlich fatale Tradition entwickelt, die die Schäden durch Alkoholmissbrauch, Drogen und Co. um ein Vielfaches übertreffen dürfte. Diese Tradition ist das Verschenken von Süßigkeiten an Kinder zur Belohnung oder zu Feiertagen. Zucker allein genommen heizt das Viech schon extrem an. Kinderhirne sind noch nicht voll entwickelt, die kleinen Hirne können sich gegen Zucker also noch viel weniger wehren als erwachsene Hirne. Durch die ständigen Geschenke werden sie bereits in jungen Jahren physisch zu Junkies gemacht. Wenn die Kids das Zeug dann aber von Eltern und anderen Bezugspersonen sogar als Belohnung erhalten, dann wird der Verzehr von Süßigkeiten gleich noch mit dem Gefühl von Erfolg und Belohnung gekoppelt, sodass zur physischen auch gleich noch die psychische Abhängigkeit dazukommt. Was es denen auch als Erwachsene annähernd unmöglich macht, diese Sucht jemals wieder loszuwerden. Das Verschenken von Süßigkeiten an Kinder sollte zumindest öffentlich als das behandelt werden, was es ist: grob fahrlässige Körperverletzung in Kombination mit psychischem Missbrauch. Waren auch Sie Opfer?

Wir sind also noch mal beim Zusammenhang zwischen Gefühlen und Essen angekommen. Hunger und Essen ist eine prima Kombination. Ohne diese Kombi hätten wir es nicht durch die Steinzeit geschafft. Langeweile und Essen ist als Kombi eher nicht so toll. Einsamkeit und Essen auch nicht. Oder das Gefühl von Wertlosigkeit und Essen. Leider gibt es eine Menge Gefühle, die man mit Essen besänftigen kann. Das ist kein Zufall. Essen war in der Evolution das Wichtigste, was man überhaupt machen konnte. Daher muss sich Essen richtig gut anfühlen, damit man das bloß nicht vergisst. Und wenn sich irgendwas richtig gut anfühlt, dann kann man damit eben Sachen überlackieren, die sich nicht so gut anfühlen. Hätte es in den letzten 500.000 Jahren immer und überall ein Nahrungsüberangebot gegeben, dann würde uns vermutlich übel, wenn wir eine Kalorie mehr zu uns nehmen würden als unbedingt notwendig. Gegen Langeweile würde dann vielleicht Fasten helfen, und wir würden unsere Mitmenschen bestechen, damit die unsere Schokoriegel essen. Nun gut, es ist anders gekommen, wie Sie wissen. Essen fühlt sich gut an und hilft gegen so ziemlich jedes Gefühl, das sich nicht so toll anfühlt. Das ist das emotionale Problem des Essens. Eigentlich würde man sich wünschen, dass Essen nur gegen ein negatives Gefühl hilft: gegen Hunger. Tut es aber nicht, es hilft gegen fast alles. Zwei Becher Eiscreme machen sogar Liebeskummer etwas erträglicher.

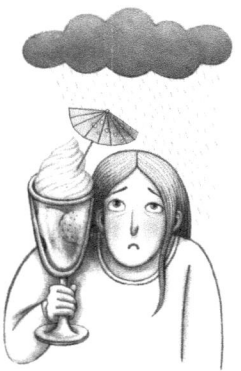

Und wenn man die ganze Eiscreme dann noch in Eierlikör ersäuft und ein Pfund Schokostreusel drüberkippt, kann man der Trennung sogar wieder was Gutes abgewinnen. Und die Lösung?

Nun, negative Emotionen haben einen Grund. Zum Beispiel liegt Langeweile in der Regel daran, dass es langweilig ist. Also hilft außer Essen auch alles, was die Langeweile vertreibt. Gegen Einsamkeit hilft außer Essen auch alles, was die Einsamkeit vertreibt. Und gegen X hilft außer Essen auch alles, was X vertreibt. Hier können Sie Ihr eigenes X einsetzen. Das Fiese daran ist, dass Sie erst dann Ihr eigenes X in den Satz einbauen können, wenn Sie wissen, was Ihr X ist. Schauen Sie auf der Suche am besten mal so weit in Ihre Vergangenheit, wie Sie können. Schnappen Sie sich Ihr Notizbuch und notieren Sie, ob Sie als Kind mit Süßigkeiten und Lebensmitteln belohnt wurden. Wenn ja, womit und wofür. Oder wurden Sie damit ruhiggestellt oder abgewimmelt? Haben Sie vielleicht schon selbst angefangen, sich mit Schokolade und Co. zu trösten? Wozu dienen Ihnen Süßigkeiten und Lebensmittel heute, außer dazu, Hunger zu bekämpfen? Je mehr Sie darüber herausbekommen, warum Sie was in welcher Situation essen, desto mehr Möglichkeiten haben Sie, daran etwas zu ändern. Wie gesagt, wenn Essen gegen X hilft, hilft auch alles andere, das gegen X hilft. Genau dieses X zu finden, ist Ihr Escape-Room-Spiel. Erst wenn Sie es gefunden haben, kommen Sie aus dem Raum heraus.

# Körpergucken!

Haben Sie sich schon mal ernsthaft gefragt, was der Hauptjob Ihres Gehirns ist? Eine mögliche Antwort: Interozeption. Das ist die Überwachung und Steuerung Ihrer Körperfunktionen. Ihr Gehirn hat vor allem die Aufgabe, Sie am Leben zu halten. Es überwacht, ob Ihre Muskeln genug Energie und Sauerstoff kriegen, ob die Versorgung mit essenziellen Fettsäuren gewährleistet ist, ob Ihre Körpertemperatur im grünen Bereich liegt. Und, und, und. Damit hat Ihr Gehirn nicht nur ziemlich viel zu tun. Es ist damit auch ununterbrochen beschäftigt. Es gibt keine Tausendstelsekunde Ihres Lebens, in der Ihr Hirn sich nicht darum sorgt, ob alles in Ordnung ist und wie es Sie am Leben halten kann. Wenn Sie morgens aufwachen, dann pumpt es Cortisol in Ihren Körper, damit Sie munter werden. Abends stellt es anhand des Adenosinspiegels in Ihrem Blut fest, dass Sie müde sind. Sie haben etwa 100.000.000.000.000 (in Worten: verdammt viele!) Zellen in Ihrem Körper, die alle was tun sollen, Treibstoff benötigen, Hormone brauchen, zusammenspielen sollen und was nicht alles. Da gibt es für Ihr Hirn sehr, sehr viel zu überwachen und zu steuern.

Dieses ganze Überwachen und Steuern hat nun auch erhebliche Auswirkungen auf Ihre Emotionen. Haben Sie sich jemals gefragt, wie lustig Sie eine tolle Komödie finden würden, während Sie gerade ersticken? Oder wie gut Ihre Lieblingseissorte schmecken würde, während Sie gerade erfrieren? Nun stellen wir uns üblicherweise solche Fragen im Alltag eher selten, was nichts daran ändert, dass man aus den Antworten eine Menge lernen kann. Was man hier als Erstes lernen kann, ist, dass man keine positiven Emotionen haben kann, wenn man grade über die Klinge springt. Jetzt passiert das im Leben der meisten Menschen erfreulich selten. Aber selbst bei einem Vorgang, der meist nicht tödlich ist, wie etwa Schüttelfrost und Fieber, hält sich zum Beispiel der Grad des Verliebtseins eher in Grenzen. Wenn das Hirn registriert, dass irgendwas nicht in Ordnung ist, dann tut es sich enorm schwer damit, gute Emotionen auszuspucken. Das muss nicht einmal eine Krankheit sein. Wenn

Sie nach einer langen Wanderung gut gelaunt, aber körperlich kaputt an dem Bahnhof ankommen, von dem aus Sie heimfahren wollten, und dann feststellen, dass wegen einer Weichenstörung heute kein Zug mehr fährt, welche Emotionen werden sich dann in Ihnen breitmachen? Nun, Sie geben mir sicher recht, dass die meisten Menschen nicht amüsiert reagieren würden. Wenn Ihr Hirn registriert, dass Sie jetzt noch weitere 20 Kilometer laufen müssen, obwohl Sie jetzt schon Schmerzen in den Füßen haben und der Blutzuckerspiegel im Keller ist, dann produziert Ihr Hirn keine besonders schönen Emotionen.

Damit ist die Geschichte aber noch längst nicht zu Ende. Die Interozeption läuft ununterbrochen in Ihnen ab. Ihr Hirn erstellt eine Karte Ihres Körpers und seines Zustandes in jeder Sekunde Ihres Seins. Dabei registriert Ihr Hirn auch kleine Abweichungen vom Soll, auch wenn Ihnen diese Abweichungen nicht bewusst werden. Wenn Sie eine Treppe hochhetzen, um einen Zug noch zu erwischen, dann merken Sie erst oben auf dem Bahnsteig, dass Ihr Herz viel schneller schlägt und die Atmung viel schneller geht. Jede Abweichung vom Soll, auch die kleinste, hat jedoch Auswirkungen auf Ihre Emotionen.

Emotionen sind also nicht irgendwelche objektiven Reaktionen auf die äußere Welt, Emotionen sind immer auch Reaktionen auf den Zustand Ihres Körpers. Stefan Wiens schrieb bereits 2005 in einem Übersichtsartikel, dass bildgebende Verfahren der Hirnforschung zeigen, dass die Rückmeldungen des Körpers an das Gehirn emotionales Erleben beeinflussen.[318] Dieselbe Komödie erzeugt vollkommen andere emotionale Reaktionen in Ihnen, wenn Ihr Hirn sagt, dass in Ihrem Körper alles okay ist im Vergleich zu einer Situation, in der vieles im Argen liegt. Wenn es aber überhaupt keine Emotion gibt, die von Ihrem körperlichen Zustand unabhängig ist, dann gibt es auch keine Emotion, die unabhängig von dem ist, was Sie wann in welchen Mengen essen. Denn das, was Sie essen, beeinflusst, welche Rückschlüsse Ihr Gehirn über Ihren körperlichen Zustand zieht. Ihre Nahrungsaufnahme beeinflusst damit jede Emotion, die Sie haben. Nahrungsaufnahme beeinflusst also sehr, sehr viel mehr als nur Hungergefühle. Das gilt nicht nur für das

Essen, das gilt für alles, was das Ergebnis der Interozeption Ihres Gehirns beeinflusst. Und damit faktisch für alles, was Sie tun oder denken können. Wir hatten oben beim Blick auf die Cyberballexperimente bereits gesehen, dass Wärmezufuhr Einsamkeitsgefühle und sogar Depressionen mildern kann. Die Wärme verändert, welche Schlussfolgerungen Ihr Gehirn über Ihren Zustand zieht. Ein warmer Körper sagt zu Ihrem Hirn: »Mach dir keine Sorgen, es ist warm, wir brauchen wenig Kalorien, also sind wir nicht in Gefahr.« Ihr Hirn zieht ebenfalls Schlussfolgerungen aus der Art der Sauerstoffversorgung. Diverse Studien zeigen, wie positiv sich Atemübungen auf Emotionen und Körperempfindungen auswirken. Cicek und Basar weisen nach, dass der gezielte Einsatz von Atemtechniken das Angstempfinden schwangerer Frauen reduzierte und die Abfolge der Wehen beschleunigte.[319] In einer anderen Studie zeigte sich, dass bereits ein sechstägiges Atemtraining die Prüfungsangst von Studenten signifikant reduzieren konnte und die Studenten zusätzlich von mehr positiven Gedanken berichteten. Dasselbe Ergebnis zeigte sich in einer Studie von Kiat Hui Khng mit Schulkindern.[320] Neben der Verringerung der Prüfungsangst und der Aufhellung des Denkens wurden sogar noch die Noten besser. Jede Veränderung des körperlichen Zustands hat Konsequenzen für die Schlussfolgerungen, die Ihr Hirn darüber zieht, wie es Ihnen geht. Das wiederum beeinflusst, welche Emotionen Sie haben.

Helen Weng und Kollegen diskutieren in ihrem Aufsatz, wie die Interozeption zielgerichtet zu therapeutischen Zwecken bei einer Vielzahl gesundheitlicher Probleme eingesetzt werden kann.[321] Die Autoren schreiben, dass es beim Informationsaustausch zwischen Gehirn und Körper keine Einbahnstraßen gibt, sondern sich Körper und Geist gegenseitig informieren und beeinflussen. Die Autoren nennen zum Beispiel die oben bereits erwähnten Atemtechniken und achtsamkeitsbezogenen Techniken. Wärmezufuhr hatten wir oben ebenfalls bereits erwähnt.

Im nächsten Kapitel werden wir uns noch detaillierter ansehen, wie man das Wissen über die Interozeption nutzen kann, um gute Emotionen zu erzeugen. Was Sie hier jedoch schon einmal mitnehmen können:

Emotionen sind keine unvermeidlichen Reaktionen Ihres Hirns auf Dinge, die Ihnen passieren. Sie können aktiv einen erheblichen Einfluss darauf nehmen, welche Emotionen Ihr Hirn produziert.

Dass Emotionen keine objektiven Reaktionen auf äußere Umstände sind, kann man auch aus einer ganz eigenen Klasse von Experimenten ablesen. Morten Kringelbach und Kent Berridge berichten über eine Reihe von Experimenten, in denen Menschen oder Tieren Elektroden ins Gehirn gepflanzt wurden.[322] Mit dem Ergebnis, dass die Einleitung von Strom zu teils massiven Veränderungen der Emotionen führte. Das für sich genommen ist nicht so verwunderlich, da das Gehirn Stromimpulse und Chemikalien namens Neurotransmitter benutzt, um Berechnungen anzustellen. Ändert man eines davon, ändert das Gehirn seine Berechnungen. In einem Fall zeigte sich, dass schwer depressive Patienten wieder lachen und an Gesprächen teilnehmen konnten, nur weil man ihnen geringste Mengen Strom ins Hirn geleitet hat. Obwohl sich an den äußeren Bedingungen überhaupt nichts geändert hatte, waren die Emotionen dennoch andere. Wenn Emotionen aber nichts anderes als Stromimpulse und Neurotransmitter sind, dann ist klar, dass sie weder auf eine äußere Realität angewiesen noch eindeutige Reaktionen auf solche Bedingungen sind. Wie schon gesagt: Wenn Sie satt sind, können Sie über eine gute Komödie lachen, wenn Sie am Verhungern sind, ist nichts an der Komödie lustig. Dabei reagieren Emotionen eben nicht nur auf solche drastischen Unterschiede, sondern bereits auf die kleinsten. Und damit reagieren Ihre Emotionen auf das, was Sie tun.

## Zusammenhänge

Emotionen steuern Verhalten, Verhalten steuert Emotionen. Der Zusammenhang läuft in beide Richtungen. Das gilt auch für das Essen. Stress kann über das Vollstopfen des Magens gedämpft werden. Schokolade reduziert Frust. Einsamkeit kann mit einem großen Eimer Eiscreme für eine Weile verscheucht werden.

Hat man andererseits was gegessen, von dem einem übel wurde, merkt sich das Gehirn das. Das rührt man nicht wieder an. Essen speichert Gefühle und verknüpft die Art der Nahrung mit dem jeweiligen Gefühl. In der positiven Fassung: Isst man etwas Leckers und das dazu noch in einem schönen Zusammenhang, dann entstehen Esserinnerungen, die ein Leben lang halten können.

Lassen Sie uns das mal etwas genauer unter die Lupe nehmen. Cynthia Stifter und ihre Kolleginnen haben untersucht, welche Strategien Mütter einsetzen, um ihre Babys zu beruhigen.[323] Dabei zeigte sich, dass manche Mütter öfter Nahrung als Beruhigungsmittel einsetzen als andere. Das Ergebnis: Kinder, die häufiger mit Nahrung beruhigt werden, werden dicker. In Folgestudien kamen Cynthia Stifter und Kameron Moding zu demselben Ergebnis.[324] In einer Studie mit Vorschulkindern zeigte sich, dass das Fütterungsverhalten der Mütter dann auch einen Einfluss auf Essensentscheidungen der Kinder selbst hat. In der Studie von Jackie Blisset und ihren Co-Autorinnen zeigte sich, dass die Kinder, deren Mütter häufiger Nahrungsmittel zur Steuerung von Emotionen einsetzen, auch dann selbst häufiger zu Süßigkeiten greifen, wenn sie gar keinen Hunger haben.[325] Lean Birch und ihre Co-Autoren argumentieren, dass Kinder von sich aus dazu neigen, ihre Nahrungsaufnahme am Hunger auszurichten. Diese natürliche, gesunde Ernährungsstrategie kann jedoch durch elterliche Einflüsse zerstört werden.[326] Essensverbote, Essen als Belohnung oder der Zwang, aufessen zu müssen, zerstören die natürlich gesteuerte Nahrungsaufnahme. Hat diese Zerstörung erst stattgefunden, haben die Kinder eine lebenslange Last mit sich herumzuschleppen.

Das bringt uns zu der Frage, ob man aus emotionalen Gründen essen darf, wenn die Emotion nichts mit Hunger zu tun hat. Nun, hier gilt, was für alle Einzelaspekte des Essens gilt: Die Menge macht das Gift. Das gilt für die Menge des Essens genauso wie für die Menge der Verbote. Sehen wir uns das mal an einem Extrembeispiel an: Wenn jemand mit 41 Grad Fieber ins Krankenhaus kommt, legt man ihn im Extremfall in eine Badewanne mit kaltem Wasser und Eiswürfeln. Das ist keine Therapie, aber es sorgt dafür, dass man genug Zeit gewinnt, um rauszufinden, was das Problem ist und was eine Therapie sein könnte. Nun kann es sein, dass man die Ursache nicht gleich findet und man die Prozedur bei weiteren Fieberanfällen wiederholen muss. Das geht vermutlich nicht lange gut, aber es bietet erst mal die Chance, die Ursachen zu klären. Was man in keinem Fall tun sollte, ist, die Eiswasserbehandlung bei jedem Fieberanfall zu wiederholen und ansonsten einfach nichts zu machen. Was man aber noch viel weniger tun sollte, wäre, auf die Eiswasserbehandlung zu verzichten, nur weil die selbst nicht die Lösung bringt.

Wenn Essen zur Notfallbehandlung geworden ist und als hochkonzentriertes Psychopharmakon eingenommen wird, dann ist das die Eiswasserbehandlung. Die ist nicht toll, nein, gar nicht. Insbesondere ist sie keine echte Behandlung, sondern Symptomtherapie. Aber sie kann notwendig für das kurzfristige Überleben sein. Wenn Sie zu den Menschen gehören, für die Burger, Pizza, Eis und Schokolade Psychopharmaka sind, ist ein erster wichtiger Schritt, diese Funktion des Essens zu durchschauen und anzuerkennen. Ein Becher Cookie Dough kann ein Genussmittel sein oder eine Form der Selbstmedikation. Der nächste Schritt besteht dann darin, die tatsächlichen Gründe des Essens zu klären. Was nicht funktionieren wird, ist die plötzliche Beendigung der Selbstmedikation ohne jegliche Begleit- oder Ersatzmaßnahmen. Selbst wenn man psychotherapeutisch betreut wird, setzt man Psychopharmaka nicht einfach ab, sondern schleicht sie langsam aus. Daher erlegen Sie sich bitte keine Sofortverzichtsversprechen von jetzt für immer auf. Erfolgreiches Herunterfahren ist langsames Herunterfahren. Erfolgreiches Herunterfahren ist problemlösendes Herunterfahren. Das psychische Problem, das bisher per Pommesinfusion behandelt wurde, ist nicht weg, wenn man die Infusionen einstellt. Daher setzt eine erfolgreiche Problemlösung an der Lösung des Problems an und nicht an der Beschimpfung von Fritteusen und schon gar nicht an der Beschimpfung des Essers. Das Essen ist NIE das Problem, das Essen ist IMMER nur ein Symptom.

Verzeihen Sie mir bitte die Wortwahl des letzten Satzes. Dieser Satz bringt zwar die eigentliche Nachricht korrekt auf den Punkt. Der Satz ist aber trotzdem unglücklich, weil er Essen als Symptom bezeichnet. Wer aber wollte nicht lieber symptomfrei sein? Will man aber wirklich nichts essen? Nein, sicher nicht! Essen kann großartig sein, auch wegen der guten Gefühle, die es schaffen kann. Daher haben Sie, wenn Sie ein ernstes Gewichtsproblem haben, eine wichtige Entscheidung zu treffen. Nämlich die Entscheidung, ob Sie wirklich alles Essen und all das Großartige, Genussvolle, Sinnliche am Essen psychisch für sich selbst vergiften wollen, indem Sie das Essen selbst zum Problem erklären. Wollen Sie das? Die Sonne dreht sich nicht um die Erde, nur weil es so aussieht. Das Essen ist nicht das Problem, nur weil es so aussieht.

Essprobleme sind fast immer psychische Probleme, egal, wie wenig man das wahrhaben will. Das Nichtwahrhabenwollen ist einer der bedauerlichsten, weil unnötigsten Gründe für das Scheitern einer Veränderung. Was ist das Schlimme an der psychischen Verursachung? Das Gefühl, zu den Versagern zu gehören? Nicht intelligent genug zu sein? Nun, fangen wir mal mit Letzterem an: Psychische Erkrankungen sind unter hochintelligenten Menschen signifikant überrepräsentiert. Genie und Wahnsinn sind tatsächlich verwandt. Das beschränkt sich nicht einmal auf psychische Erkrankungen, auch Immunerkrankungen von Allergien bis hin zu Autoimmunerkrankungen sind überrepräsentiert. So weit zumindest die Ergebnisse einer Untersuchung von Ruth Karpinski und Kollegen, die knapp 4.000 Mitglieder von American Mensa, einer Vereinigung hochintelligenter Menschen in den USA, zu Krankheiten befragt haben.[327] Psychische Probleme haben also nichts mit Intelligenzmängeln zu tun. Und mit Schuld oder Versagen schon mal gar nichts. Psychische Probleme entstehen annähernd immer in der Kindheit durch Lieblosigkeit des Umfelds, Gewalt, Gleichgültigkeit, Gnadenlosigkeit. Sehen wir uns auch hierzu mal ein paar Befunde an. Kelly Allison und Co-Autoren haben drei Gruppen von Menschen befragt, nämlich Menschen mit Binge-Essstörung (Fressattacken), Menschen mit nächtlichen Essanfällen und »normal« übergewichtige/adipöse Menschen.[328] Alle drei Gruppen berichten von einem erheblichen, weit überdurchschnittlichen Grad an Vernachlässigung und emotionalem Missbrauch in der

Kindheit. Die Menschen mit Binge-Störung oder nächtlichen Essanfällen berichten von besonders hohen Raten an Vernachlässigung und emotionaler Vernachlässigung. Manuela Caslini und Kollegen finden in einer Zusammenfassung von 32 Studien, dass sowohl Bulimie als auch die Binge-Essstörung eng mit Missbrauch (Gewalt, sexuell oder emotional) in der Kindheit zusammenhängen. Madowitz und Kollegen finden einen Zusammenhang zwischen sexuellen Traumata und Essstörungen.[329] Nicht kindgerechte Behandlung geht dann leider einher mit einer Verankerung des Gefühls, selbst schuld zu sein. Ein Kind hat keine andere Wahl, als sich selbst die Schuld zu geben, wenn es verprügelt oder missachtet wird. Nichtbeachtung als Strafe ist für Kinder grausam und wird in den kleinen Gehirnen als Gefühl der Wertlosigkeit lebenslang abgespeichert. Das wächst später nicht einfach heraus. Im Gegenteil: Je öfter das Gefühl der Wertlosigkeit vom Hirn aufgerufen wurde, desto stärker kann es werden. Ebenso wie alle anderen positiven und negativen Gefühle. Gute Gefühle machen gute Gefühle stärker und leichter abrufbar, negative machen das mit negativen Gefühlen.

In einer Übersichtsarbeit über Studien aus ganz verschiedenen Lebensbereichen kommen Giovanni Luca Palmisano und Kollegen zu dem Ergebnis, dass traumatische Erlebnisse unabhängig von ihrer Ursache die Wahrscheinlichkeit für das Entstehen von Adipositas und Essstörungen erhöhen.[330] In einer Studie zur Auswirkung eines Erdbebens auf das Essverhalten zeigte sich, dass diejenigen, die durch das Beben besonderem Stress ausgesetzt waren, mehr zum Überessen neigten.[331]

Auch jenseits traumatischer Erlebnisse hat Stress einen Einfluss auf das Essverhalten. Dallmann und Co-Autoren vermuten, dass der Verzehr von hochkalorischer Trostnahrung dazu dient, Aktivitäten in den stressbetroffenen Hirnbereichen zu beruhigen und damit auch Ängste zu dämpfen.[332] In einer Befragung von Studenten fanden Georgina Oliver und Jane Wardle, dass bei Stress mehr Snacks eingeworfen werden.[333] In einer weiteren Studie mit Studenten stellten Michael Macht und Kollegen fest, dass Studenten in Prüfungsphasen von höheren Stressniveaus berichten. Das höhere Stressniveau war verbunden mit einer höheren

Essensneigung, wobei das Essen darauf abzielte, vom Stress abzulenken.[334]

Das, was wir hier besprochen haben, ist nur ein kleiner Teil der Befunde, die Emotionen, Erfahrungen der Vergangenheit und Essverhalten in Beziehung zueinander setzen. Bereits dieser kleine Ausschnitt reicht aber vollkommen aus, um zu zeigen, wie wenig im Normalfall irgendein freier Wille darüber entscheidet, was wir wann in welchen Mengen essen. Wer ein Ernährungsproblem hat, ist daher gut beraten, den emotionalen Ursachen und auch den Prägungen der Vergangenheit nachzugehen. Lösungen liegen im Verständnis der Ursachen, nicht im Herumschrauben an Kalorien.

## Schäm dich!

Im Zusammenhang mit Ernährungsproblemen tauchen zwei unterschiedliche negative Emotionen immer wieder auf. Das sind Schuld und Scham. Scham zum Beispiel in Form von Körperscham. Schuld zum Beispiel in Form von Schuldgefühlen, wenn man mal wieder viel zu viel gegessen hat. Kommen wir aber erst mal zur generellen Unterscheidung. In der umgangssprachlichen Behandlung wird zwischen Schuld und Scham meist nicht unterschieden. In der wissenschaftlichen Diskussion sind jedoch deutliche Unterschiede herausgearbeitet worden, wobei June Tangney hierbei eine Vorreiterrolle in der modernen Forschung gespielt hat. Tangney führt dazu aus, dass sich Schuldgefühle auf Handlungen beziehen, die als falsch wahrgenommen werden und für die der Schuldige die Verantwortung übernimmt.[335] Im Fall von Schuld steht also nicht das Individuum am Pranger, sondern sein Verhalten.[336] Genau Letzteres ist jedoch bei Scham der Fall, bei der sich das Individuum als schlechte Person erlebt. Bei Scham wird fehlerhaftes Verhalten direkt darauf zurückgeführt, dass das eigene Ich verwerflich und defekt ist.[337] Drastisch ausgedrückt besteht der Unterschied zwischen Schuld und Scham also darin, im Fall von Schuld Scheiße gebaut zu haben, im Fall von Scham aber scheiße zu sein.

Helen Lewis schreibt dazu, dass Schuld sehr viel weniger verheerend wirkt als Scham, da die negative Bewertung nur dem Verhalten gilt, nicht aber dem eigenen Selbst.[338] Da sich Schuld auf Verhalten bezieht, kann das, was schiefgelaufen ist, eventuell wiedergutgemacht werden, sodass der entstandene Schaden auch nachträglich noch verringert werden kann.[339] Im Gegensatz dazu neigt die sich schämende Person eher dazu, sich zu verstecken oder wegzulaufen.[340] Scham geht einher mit dem Gefühl von Wertlosigkeit und Machtlosigkeit. Das Fatale an Scham im Vergleich zu Schuld ist, dass man sich entschuldigen kann, man kann sich aber nicht entschämen. Es gibt bei Scham nicht irgendetwas, was man unmittelbar tun kann, um die Welt wieder ins Lot zu bringen. In Teilen der Literatur wird Scham als stabile und unkontrollierbare Negativbewertung des eigenen Ichs interpretiert.[341] Die durch Scham bewirkten Verhaltenstendenzen des Weglaufens, Verheimlichens oder Versteckens sind dann leider destruktive Anpassungsreaktionen, da sie nicht helfen, irgendein Problem zu lösen.

In diversen empirischen Untersuchungen ist der Frage nachgegangen worden, wie sich Schuld- und Schamgefühle auf das Verhalten auswirken. Beziehen sich Schuldgefühle auf Verhaltensweisen, mit denen andere geschädigt wurden, empfinden die Schädiger oft das Bedürfnis zur Wiedergutmachung.[342] Voraussetzung hierfür ist natürlich, sich den Fehler im eigenen Verhalten einzugestehen. In einer Befragung kommt Janice Lindsay-Hartz zu dem Ergebnis, dass Menschen, die Schuldgefühle haben, den Drang zu Wiedergutmachung und Sühne verspüren.[343] Dieses Ergebnis bestätigte sich in einer Vielzahl von weiteren Studien. Scham hingegen führt eher zu den oben bereits angesprochenen Rückzugs- und Fluchttendenzen.[344] Sich zu verstecken, beruht auf dem Wunsch, dass eigene, wertlose Selbst vor der Öffentlichkeit zu verstecken.[345] In einer Untersuchung von Grundschulkindern zeigte sich, dass die Kinder, die Scham empfinden, Angst davor hatten, ausgelacht zu werden. Daher wollten sie fliehen und sich vor den Blicken anderer verstecken.[346] Die Rückzugstendenz als Reaktion auf Scham ist empirisch durch eine Vielzahl von Studien belegt, wie Berti und Kollegen feststellen.[347] Ebenfalls wird mehrfach davon berichtet, dass Scham vermehrt zu Aggressionen und Wut führen kann.[348] Das wird unter anderem damit begründet, dass der durch Scham verursachte Rückzug in die Isolation führt. Das wiederum führt zu sinkenden sozialen Kompetenzen, wodurch auch das Gefühl für die Angemessenheit des eigenen Verhaltens in sozialen Kontexten verloren geht. Dem Ausleben von Aggressionen stehen dann weniger Widerstände entgegen. Verschiedene Studien wie die von Julien Deonna und Kollegen oder die von Steven Allan und Kollegen kommen zudem zu dem Ergebnis, dass Schamgefühle und Depressionen zusammenhängen.[349]

Wie kommt es nun aber dazu, dass manche Menschen Scham entwickeln, sich also selbst verurteilen, während es andere gegebenenfalls bei der Verurteilung von Verhaltensweisen belassen, sich aber nicht mit ihrem Verhalten gleichsetzen? Nun, eine Verursachung für Scham wird in traumatischen Erlebnissen gesehen, wie Deborah Lee und Co-Autoren schreiben.[350] Werden durch traumatische Erlebnisse, zum Beispiel durch Missbrauch oder die Opferrolle in anderen Formen der Gewaltkriminalität, intensive Gefühle der Wert- und Hilflosigkeit ausgelöst, kann das die Entstehung von Scham bewirken. So konnten zum Beispiel Hoglund und Nicholas aufzeigen, dass Scham eng mit elterlicher emotionaler Misshandlung verbunden ist, wobei die Misshandlung nicht unbedingt physisch sein muss.[351] Für ein Kind sind radikal herabwürdigende Aussagen à la »Ich kann nicht glauben, wie dumm du bist« absolute Brandbeschleuniger der Wertlosigkeit.[352] Die Listen elterlicher Verfehlungen, die Kinder in die Scham treiben können, lesen sich wie ein Horrorkabinett der Unmenschlichkeit. Liebesentzug, die Äußerung von Verachtung oder gar Ekel; Demütigung und öffentliche Bloßstellung; Gleichgültigkeit; Gewaltanwendung. Autoritäre, überkritische und vernachlässigende Erziehungsstile sind prädestinierte Schamproduzenten.[353] Dabei ist die Entstehung natürlich nicht auf das Elternhaus beschränkt. Auch frühe Erfahrungen mit anderen Erwachsenen oder Gleichaltrigen können zur Schamentstehung beitragen.[354] Hierbei kann Kritik, eventuell sogar bereits lediglich eingebildete Kritik, zur

Entstehung von Scham beitragen.[355] Vor allem öffentliche geäußerte Kritik kann die Schamentstehung beschleunigen.[356]

Auch Schuldgefühle – oder besser gesagt: die Fähigkeit zu Schuldgefühlen – entstehen überwiegend in der Kindheit. Da Schuldgefühle nach verletzendem Verhalten durchaus angemessen sind, ist vor allem elterliches Disziplinarverhalten förderlich, welches sich auf falsches Verhalten und nicht auf Persönlichkeitseigenschaften der Kinder bezieht.[357] Schuldgefühle und die dadurch ausgelösten Wiedergutmachungsversuche und Entschuldigungen erhöhen die sozialen Kompetenzen von Menschen. Sie tragen zu stabileren Sozialbeziehungen bei. Vor allem vorgelebte, absolute Verhaltensnormen wie »Niemand wird geschlagen!« wirken sich sehr positiv auf kindliche Tendenzen zur Wiedergutmachung von Fehlverhaltensweisen aus, wie Karen Caplovitz Barrett schreibt. Ein Satz wie »Niemand wird geschlagen« transportiert gleichzeitig die Nachricht, dass es eine absolute Grenze im Wert von Menschen gibt, die von nichts und niemandem unterschritten werden darf. Derartige Prinzipien lassen schlicht keinen Raum für Wertlosigkeit. Schuldgefühle setzen unter anderem voraus, dass man nachempfinden kann, andere geschädigt oder ihnen wehgetan zu haben. Es ist daher wenig verwunderlich, dass Schuld und Empathie zusammenhängen und empathische Menschen eher Schuldgefühle entwickeln als unempathische.[358]

Fasst man die bisherigen Überlegungen zusammen, so lässt sich zunächst erkennen, dass sowohl Scham als auch Schuld erlernte Konzepte sind. Wir werden nicht mit Scham oder Schuld geboren, sondern wir erlernen sie. Dabei wird Scham vor allem durch erniedrigendes Verhalten des Umfelds erlernt. Die Empfindung von Scham spiegelt also keinerlei echte Wertlosigkeit wider. Die gibt es überhaupt nicht. Scham ist eine durch psychische oder physische Gewalt erzeugte Fehlwahrnehmung des eigenen Ichs. Wenn man Glück hat, lernt man ein Schuldkonzept. Wenn man Pech hat, lernt man ein Schamkonzept. So erschreckend, so einfach. Kinder, die für ihr *Handeln* gelobt oder getadelt werden, entwickeln Schuld- beziehungsweise Verantwortungskonzepte von sich selbst.

Kinder, die für ihre *Eigenschaften* gelobt und getadelt werden, entwickeln ein Schamkonzept.

Scham soll gelernt sein? Nun, das Hirn muss alles erst lernen. Alles. Auch das Sehen und Hören zum Beispiel. Wenn Sie auf die Welt kommen, haben Sie zwar schon Augen und Ohren, Sie können aber deswegen noch lange nicht sehen oder hören. Jedenfalls nicht in dem Sinne, in dem Sie und ich das Sehen und Hören heute als Erwachsene verstehen. Mit dem Sehen ist das recht leicht einzusehen. Wenn Sie das erste Mal die Augen aufmachen, dann fällt das Licht der Dinge, die Sie »sehen«, durch Ihre Augen in Ihren Kopf. Aber nicht sehr weit. Nur bis zur Rückseite Ihrer Augen. Auf der Augenrückseite passiert dann was Erstaunliches. Dort werden die Lichtsignale nämlich in Stromimpulse umgewandelt und dann in tiefere Gehirnregionen weitergeleitet. In Ihrem Gehirn kommt also gar kein Bild an, sondern nur ein paar Stromstöße. Und da Sie vor Ihrer Geburt mit Sicherheit noch nicht wissen, wie die Dinge da draußen in der Welt aussehen, sind die ersten Stromimpulse, die von Ihren Augen ausgehend in Ihrem Hirn ankommen, für Ihr Hirn definitiv noch nicht interpretierbar. Ihr Hirn muss diese Interpretationen erst lernen. Ihr Hirn muss sogar den Unterschied zwischen Hören und Sehen erst lernen. Das sieht man daran, dass bei kleinen Kindern, die einen Ton hören, im Gehirn sogar in den Gehirnarealen Feuerwerk ist, die für das Sehen zuständig sind. Das hört mit zunehmendem Alter langsam auf und ist irgendwann komplett weg: Das Gehirn hat den Unterschied zwischen Hören und Sehen endlich richtig gelernt. Erst nach vielen Übungsstunden weiß das Hirn, welche Stromimpulse welches Bild bedeuten und welche Impulse welchen Ton. Sehen muss das Gehirn lernen. Hören muss das Gehirn lernen.

Von allem, von dem Sie sich eine Vorstellung machen, also auch von sich selbst, haben Sie nur eine gelernte Vorstellung. Wenn selbst Sehen und Hören erst gelernt werden müssen, dann müssen wir erst recht lernen, wer wir sind. Jede Ihrer Vorstellungen, von was auch immer, ist gelernt. Es spiegelt das wider, was Sie gelernt haben, und nicht eine objektive Realität. Die Menschen haben einst geglaubt, die Erde sei eine

Scheibe. Das haben sie als Kinder gelernt und dann fest daran geglaubt. Die Menschen haben einst geglaubt, die Sonne würde sich um die Erde drehen. Das haben sie als Kinder gelernt und dann fest daran geglaubt. Viele Menschen glauben, dass sie wertlos sind. Das haben sie als Kinder gelernt und dann fest daran geglaubt. Was die meisten nicht gelernt haben, ist, dass vieles von dem, was sie mal gelernt haben, kompletter Stuss ist. Leider gibt es Stuss, der so ausgeprägt ist, dass man den erst mal loswerden muss, ehe man was Richtiges lernen kann. Hier wäre wieder eine gute Gelegenheit, Ihr Notizbuch herauszuholen. Kriegen Sie das noch zusammen, wofür und wie Sie als Kind gelobt und getadelt wurden? Ging es eher um Verhalten oder um angebliche Eigenschaften?

Nun, egal, welches Konzept Sie in Ihrem Leben gelernt haben, Sie werden das nicht dadurch ablegen können, dass Sie diese paar Zeilen lesen. Dennoch hat die Unterscheidung zwischen Schuld und Scham eine große Bedeutung. Hat man Sie per Schamtechnik erzogen, dann steht einer besseren Ernährung möglicherweise ein übermächtiger Gegner entgegen. In diesem Fall dürfte es sinnvoll sein, das Schamproblem anzugehen, ehe Sie sich mit dem Ernährungsthema befassen. Wenn Sie ein Schamproblem haben und Ihr Schamproblem Sie niederdrückt, weil Sie eine halbe Ewigkeit zu verstehen bekommen haben, dass Sie wertlos sind, und das jetzt sogar selbst glauben, dann kümmern Sie sich bitte erst mal um dieses Problem. Und mit »*kümmern Sie sich bitte erst mal um dieses Problem*« meine ich, dass Sie sich einen Psychotherapeuten suchen und das Problem ernsthaft angehen. Tun Sie sich dabei den Riesengefallen und suchen Sie sich einen echten Therapeuten, eine echte Therapeutin. So sind Fachärzte für psychosomatische Medizin, Psychotherapeuten und Psychiater angemessene Ansprechpartner. Scham verursacht unterschiedlichste emotionale Probleme und Verhaltensstörungen. Je nach Ausprägung sind dafür auch unterschiedlichste Therapieansätze entwickelt worden. So gibt es zum Beispiel Ansätze, die sich mit Wut- und Aggressionsbewältigung auseinandersetzen.[359] Sodann kann es aber auch darum gehen, Rückzugs- und Fluchttendenzen zu bekämpfen oder die fehlerhaften Selbstwahrnehmungen zu korrigieren.[360]

In diesem Kapitel geht es um den Zusammenhang zwischen Emotionen und Ernährung. Bei unseren bisherigen Betrachtungen zu Schuld und Scham hatten wir diesen Zusammenhang ausgeklammert, dazu kommen wir jetzt. Begleiten Sie mich bitte auf einer kurzen Reise auf die Insel der Körperscham. Scham ist eine Emotion. Emotionen sind Aktivitäten, die sich aus dem Zusammenspiel von Chemikalien, den Neurotransmittern und elektrischen Impulsen im Hirn ergeben. Emotionen sind also Neurotransmitter und Stromstöße, sie sind keine Abbildungen einer äußeren, objektiven Realität. Von daher ist ein gesundes Grundmisstrauen gegenüber dem Realitätsanspruch von Emotionen schon generell ratsam. Glauben Sie bloß nicht alles, was Sie denken, fühlen oder wahrzunehmen meinen.

Lassen Sie uns also der Körperscham mal etwas näher auf den Grund gehen. Zunächst ist Körperscham ja eine Art von Enttäuschung: Der eigene Bauch sieht nicht so aus wie der Sixpackbauch der Unterwäsche- und sonstigen Models. Das wird aber erst dadurch zur Enttäuschung, dass man glaubt, der eigene Bauch müsste so aussehen wie der der Models. Wie aber kommt das Hirn auf diese Idee? Nun, genau genommen kommt das Hirn auf solche Ideen, weil es Aufgabe des Hirns ist, auf solche Ideen zu kommen. Wenn Ihr Hirn immer mit allem zufrieden wäre, wären Sie völlig apathisch, weil es ja keinen Grund zum Handeln gäbe. Das Hirn erstellt vielmehr ununterbrochen zu allem und jedem eine Prognose. Diese Eigenschaft des Hirns läuft in den Neurowissenschaften unter dem Stichwort »Prognosehirn« (predictive brain). In dieser Sichtweise ist das Gehirn eine Prognosemaschine. Andy Clark schreibt in seinem viel beachteten Übersichtsartikel über das Prognosehirn, dass diese Sichtweise des Hirns als Prognosemaschine die beste Erklärung für eine Vielzahl von Hirnaktivitäten sein dürfte.[361] Dieses Prognostizieren geht so weit, dass Ihr Hirn nicht nur prognostiziert, was Sie tun sollten, damit es Ihnen besser geht. Selbst das, was Sie sehen, wird, bevor Sie es sehen, von Ihrem Gehirn prognostiziert. Dabei kann es zu merkwürdigen Phänomenen kommen, wenn sich das Hirn zum Beispiel weigert, die Nichtexistenz von Farben anzuerkennen. Das kann etwa in Form der

Synästhesie auftreten, die es in mehreren Varianten gibt. Bei einer Synästhesie sind mehrere Sinneswahrnehmungen aneinandergekoppelt, die eigentlich nichts miteinander zu tun haben. Ein Beispiel hierfür ist Kopplung von Farbwahrnehmungen an Zahlen. So kann es sein, dass die Zahl vier bei den Betroffenen eine blaue Farbwahrnehmung auslöst, obwohl weit und breit nichts Blaues zu sehen ist.[362] Das Hirn hat irgendwie gelernt, Blau zu prognostizieren, wenn eine Vier in Sicht ist. Es glaubt so sehr an Blau, dass es sich das nicht mehr abgewöhnen lässt, auch nicht durch eine etwas lästige Realität, in der es kein Blau gibt. Der Bereich der Schätzungen, wie viel Prozent aller Menschen von Synästhesie betroffen sind, ist relativ breit. Simon Baron-Cohen und Kollegen kommen auf lediglich 0,05 Prozent, während Julia Simner und Kollegen zu einer Schätzung von etwa 4,4 Prozent aller Menschen kommen.[363] Daniel Yon und seine Co-Autoren sprechen vom Hirn als starrköpfigem Wissenschaftler, der die Welt nur durch seine verzerrte Linse wahrnehmen kann.[364] Motto: Es kann nicht sein, was nicht sein darf! Eine Vier muss blau sein, basta!

In der Sichtweise des Prognosehirns bedeutet eine Enttäuschung nichts anderes als ein Auseinanderfallen der Wahrnehmung dessen, was ist, und der Prognose des Hirns, was sein sollte. Wobei das Auseinanderfallen allein noch nicht reicht, um eine richtig schöne Enttäuschung zu produzieren. Das Auseinanderfallen muss zusätzlich noch negativ bewertet werden, damit man richtig schön enttäuscht sein kann. Wer also besonders enttäuscht sein möchte, kann daher entweder den Sollzustand auf den Altar des Ultrabegehrenswerten hieven oder den Istzustand als absolutes Desaster der Unerträglichkeit ausschmücken. Am besten funktioniert das natürlich, indem man beide Tricks kombiniert. Wenn Sie von Ihrem Lebenspartner lange nicht mehr so richtig enttäuscht waren, denken Sie doch mal darüber nach, wie viel jünger, schöner, netter und reicher der sein könnte, und subtrahieren Sie alle liebenswerten Eigenschaften, die dieser Mensch im realen Leben hat. Schon haben Sie sich eine ganz wundervolle, beeindruckende Enttäuschung verschafft, die sich sicher sogar verfilmen lassen würde. Etwa in diese Kategorie fällt

Köperscham. Eine Kombination einer meist äußerst traurigen, aber dennoch komplett verzerrten Selbstwahrnehmung des Istzustands, verbunden mit der Annahme, dass das Leben so wunderbar wäre wie das von Marilyn Monroe, würde man nur aussehen wie sie. Dass die sich mit Schlaftabletten und Alkohol selbst gekillt hat, ändert ja schließlich nichts dran, dass sie toll ausgesehen hat. Und tolles Aussehen ist ja schließlich das, was zählt, oder?

Nur als Tipp: Sich intensiv mit dem Luxus und all dem Großartigen im Leben von Celebritys zu beschäftigen, ist ein ziemlich zuverlässiges Verfahren, sich selbst herabzuwürdigen und damit stets für einen ausreichenden Nachschub an Enttäuschungen über sich selbst zu sorgen. Dabei muss man sich nicht mit Enttäuschung über den eigenen Körper begnügen. Sehr schön könnte man auch am eigenen Einkommen verzweifeln, wenn man den eigenen VW Golf mit den Privatjets der Hollywood-Schickeria vergleicht. Schauen Sie sich mal ein wenig um, Sie finden sicher noch Tausende anderer Vergleichsmöglichkeiten.

Oder vielleicht doch lieber eine Alternative? Unter dem Label der »Körperpositivität« (body positivity) ist eine Bewegung entstanden, die dem gängigen Schönheitsideal der genormten Schlankheit Alternativen entgegenstellt und diese Alternativen feiert. Aleksandra Sastre merkt dazu zwar kritisch an, dass bisher unklar sei, ob eine solche Bewegung wirklich etwas Positives bewirkt. Sie kam vor annähernd zehn Jahren zu der Schlussfolgerung, dass bis zum damaligen Zeitpunkt diese Bewegung hinter dem zurückgeblieben ist, was möglich wäre.[365] Rebecca Lazuka und ihre Co-Autorinnen untersuchten Stellungnahmen von Nutzerinnen auf Instagram zur Körperpositivität. Dabei zeigte sich in den Stellungnahmen zunächst ein Plädoyer für mehr Akzeptanz für Körperformen und -erscheinungen, die vom gängigen Schönheitsideal abweichen.[366] Es zeigten sich aber auch Widersprüche in den Stellungnahmen, indem zum Beispiel auch extreme Schlankheit angepriesen oder dann doch wieder Tipps zum Abnehmen verbreitet wurden. Rachel Cohen und Kollegen argumentieren, dass die Debatte um Körperpositivität positive und negative Effekt hat, die positiven aber überwiegen würden.[367] Zu den positiven Wirkungen gehört, dass ein positives Körperbild vor Essverhaltensweisen schützt, die zu Essstörungen führen können. Zu den negativen Wirkungen könnte indessen gehören, dass einerseits weiterhin das Aussehen betont wird, wie Webb und Kollegen anmerken, oder dass gar Adipositas trotz der negativen Gesundheitsfolgen »schöngeredet« und damit gefördert wird, wie Muttarak kritisiert.[368] In einer weiteren Arbeit findet Rachel Cohen mit ihren Co-Autoren, dass Fotos auf den entsprechenden Internetseiten dann tatsächlich häufig doch wieder darauf hinauslaufen, Anzüglichkeiten darzustellen, nur eben mit anderen Körpermaßen.[369] Schließlich wird auch kritisiert, dass die Körperpositivitätsbewegung eine Art Zwang aufbaut, den eigenen Körper lieben zu müssen, selbst wenn man es nicht tut.

Das alternative Konzept der Körperneutralität setzt demgegenüber eher darauf, die Wichtigkeit des Aussehens generell infrage zu stellen, wie Anushka Rees in ihrem Plädoyer für ein Lebensglück jenseits des Aussehens bemerkt.[370] In einer Welt, in der vor allem Frauen aber weiter ununterbrochen mit dem Aussehen ihrer Körper und entsprechenden Optimierungsvorschlägen konfrontiert werden, dürfte ein Neutralitätsansatz nach dem Motto »Kümmere dich nicht darum, wie du aussiehst« wohl eher schwer umzusetzen sein. Aus dieser Perspektive ist die Körperpositivitätsbewegung eben doch hilfreich, weil sie zwar die Fokussierung auf das Aussehen nicht aufhebt, dafür aber wenigstens alternative Schönheitsideale zur Verfügung stellt. Zumindest ein Teil der Körperpositivitätsbewegung ist schon deswegen zu begrüßen, weil sie auch zu mehr Bewegung und Aktivität auffordert. Wir hatten uns ja bereits weiter vorn im Buch Studien angesehen, die zeigen, dass es vor allem Bewegungsmangel ist, der krank macht und Sterblichkeitsrisiken erhöht, und nicht vornehmlich das Gewicht.

Ich fasse das Gesagte wie folgt zusammen: Körperscham ist eine Inszenierung Ihres Hirns. Diese Inszenierung ist keine Abbildung irgendeiner Realität, es ist eine antrainierte Inszenierung auf Basis von Hirnströmen und Neurotransmittern. Das führt natürlich nicht dazu, dass diese Inszenierung für Sie weniger real wird, nur weil Sie wissen, dass es eine Inszenierung ist. Im Kino weiß man auch, dass man bloß einen Film sieht, doch er nimmt uns trotzdem mit, wenn er gut gemacht ist. Ich schlage Ihnen auch nicht vor, Sie sollten Ihren Körper gefälligst so lieben und so lassen, wie er ist. Ich schlage Ihnen aber schon vor, sich wenigstens ein wenig Richtung Neutralität zu bewegen. Dazu gehört zunächst, Erwartungshaltungen zu korrigieren. Überzogene Erwartungen werden unter anderem in manipulativer Absicht durch die Schönheitsideale der Kosmetik- und Bekleidungsindustrie produziert. Erwartungshaltungen sind keineswegs etwas, was eine objektive Realität eines Sollzustands abbildet, es ist meist einfach nur manipulativer Mist, gegen den sich das Hirn nur schwer wehren kann. Neben dem Herunterschrauben überzogener Erwartungen kann man zusätzlich aktiv nach Gründen suchen, auch den Istzustand etwas freundlicher betrachten zu können.

Sodann schlage Ihnen vor, Scham durch Schuld zu ersetzen. Wenn Sie einen Körper haben, der Ihnen so ganz und gar nicht zusagt, dann gibt es dennoch keinen Grund, sich zu schämen. Fühlen Sie sich lieber schuldig. Und dann entschuldigen Sie sich und sorgen für Wiedergutmachung. Beim eigenen Körper entschuldigen geht unter anderem ganz hervorragend mit regelmäßiger Bewegung. Und Wiedergutmachung geht ganz hervorragend mit gesünderem und leckererem Essen. Und hin und wieder einer Zimtschnecke.

## Das Unglück des Übergewichts

Hört man Menschen zu, die über ihr Gewicht reden, sind annähernd alle unglücklich. Wenn das Frauen mit Konfektionsgröße 36 tun, ist das meist alberne Koketterie. Bei Größe 56 muss man das aber sehr wohl ernst nehmen. Sollten auch Sie zu denjenigen gehören, die wegen ihres Gewichts unglücklich sind, dann gehen Sie bei den nächsten Zeilen bitte in sich. Auch wenn Sie das als erste Reaktion zurückweisen mögen.

Es stellt sich nämlich beim Zusammenhang zwischen Übergewicht und Unglück die Frage, was Ursache und was Symptom ist. Ist ein Mensch unglücklich, weil er übergewichtig ist, oder ist er übergewichtig, weil er unglücklich ist? Es spricht annähernd alles für die letztere Variante. Es mag ja mal den einen oder anderen Menschen gegeben haben, der glücklich vor sich hin lebte, dabei aber ständig ein wenig zu viel aß. Und der dann eines Tages feststellte, dass er ein ziemliches Übergewicht angesammelt hatte, und daran verzweifelte. Sehr plausibel scheint das aber nicht.

Die plausiblere Geschichte ist die umgekehrte. Jemand ist unglücklich. Das kann ein tief verborgenes Unglück sein, dessen sich der Betroffene überhaupt nicht bewusst ist. Er glaubt vielleicht sogar selbst felsenfest, ein fröhlicher und ausgeglichener Mensch zu sein, und kommt auch anderen gegenüber genau so rüber. Das Essen ist dann seine Kompensationshandlung. Das Essen stiftet Trost. Es bringt das Viech im Hirn zum Tanzen. Es macht in jedem einzelnen Augenblick das Leben schöner. Aber dieses Schöner-Machen, das von außen kommt und das gut schmeckt, ist nötig, weil innen etwas ist, das so gar nicht gut schmeckt und das im Verborgenen das Viech quält. Und das sich vor dem Denker versteckt.

Wenn dann irgendwie – man hat es gar nicht wirklich mitgekriegt – das Übergewicht plötzlich da ist, dann trägt das durchaus zum Unglück bei. Das, was die Sache so schwer zu durchschauen macht, ist, dass das Übergewicht eben nicht verborgen ist. Das sieht man bei jedem Blick in den Spiegel. Also entsteht der Eindruck, das Übergewicht sei die Ursache des Unglücks. Die tatsächliche Ursache liegt aber immer noch irgendwo tief verborgen. Und da beginnt das Problem. Wenn die eigentliche Ursache des Übergewichts ein tief verborgenes Unglück ist, dann hilft es nichts, gegen das Übergewicht anzugehen. Denn wenn das dank ungeheurer Kraftanstrengung tatsächlich mal eine Weile in die Schranken gewiesen werden kann, dann kommt es dennoch schnell zurück. Weil das Gewicht nicht die Ursache war, sondern nur ein Symptom. Und weil es als Lösung eines Problems entstanden ist und selbst eigentlich kein Problem ist.

Wenn Sie also Ihr Gewicht analysieren, dann gibt es zwei mögliche Theorien. Das Lebensglück folgt dem Gewicht. Reduziert man das Gewicht, ist das Glück da. Oder das Gewicht folgt dem Lebensglück. Ist das Lebensglück da, dann folgt auch die Wunschfigur. Was würde das für Sie heißen, wenn Sie schlanker werden wollen? Nun, wenn die erste Theorie stimmt, dann wären Diäten eine tolle Sache. Sie nehmen ein paar Kilo ab und werden ein paar Einheiten glücklicher. Wie wir inzwischen wissen, funktionieren Diäten aber überhaupt nicht. Das allein spricht schon gegen die Theorie, dass das Glück dem Gewicht folgt. Viel plausibler ist die zweite Theorie. Das Gewicht folgt dem Glück.

Lassen Sie uns doch einmal nachsehen, was es bedeuten würde, wenn diese Annahme stimmen würde. Dann wäre jedes echte Glücksverbesserungsprogramm eine hervorragende Gewichtsreduktionsmaßnahme. Eine, die überhaupt nichts mit Kalorien, Fett oder Kohlehydraten zu tun hat. Vielmehr wäre dann alles, was Sie tun würden, um wirklich glücklicher zu werden, Teil eines äußerst raffinierten Ernährungsplans.

Obwohl das Thema in diesem Buch immer wieder auftaucht, müssen wir es auch hier ansprechen. Wenn Ihr Gewichtsproblem eigentlich ein Unglücksproblem ist, dann wäre es natürlich ratsam, das Unglücksproblem zu lösen. Da die meisten Unglücksprobleme in der Kindheit entstehen, wäre das dann auch der Ort, um mit der Suche zu beginnen.

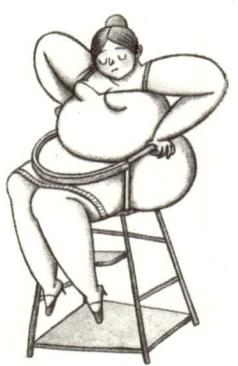

Das klingt vielleicht ein wenig absurd, ist aber gut begründet: Wenn Sie mit Ihrem Partner streiten, dann hängen die Streitthemen und die Art, wie Sie miteinander streiten, vor allem davon ab, wie Sie beide als Babys und Kleinkinder von Ihren Eltern behandelt wurden. In dem Alter entsteht das Gefühl, wertvoll oder wertlos zu sein, in dem Alter entsteht das Gefühl, ob man anderen vertrauen kann oder nicht. Falls Sie glauben, dass Sie sich wirklich darum streiten, wer die Geschirrspülmaschine ausräumen muss, dann gehen Sie lieber davon aus, dass das nur die sichtbare Oberfläche ist und es eigentlich um etwas ganz anderes geht. Die Tatsache, dass Sie sich darüber überhaupt streiten, ist das Interessante, nicht das blöde Geschirr. Die Gefühlsausrüstung, die Sie aus der sehr frühen Kindheit mitnehmen, begleitet Sie dann Ihr ganzes weiteres Leben und steuert Ihr Verhalten. Das Gemeine daran ist, dass man sich an nichts aus dieser Zeit erinnern kann. Praktisch alles, was man bis zum Alter von vier bis fünf Jahren erlebt hat, wird im späteren Leben aus den Erinnerungen gelöscht. Sie haben also keine Erinnerung daran, wie das war, als Sie ein Jahr alt waren.

Sollte Ihr Gewichtsproblem also in Wahrheit ein Unglücksproblem sein, dann liegt in der Lösung des Unglücksproblems auch die Lösung des Gewichtsproblems. Die Lösung liegt dann mit Sicherheit nicht in einer Sammlung von Diätkochbüchern. Daher auch hier noch mal ein Vorschlag, den Sie an einigen anderen Stellen auch schon gelesen haben und noch lesen werden. Suchen Sie sich eine Psychotherapeutin (oder einen Psychotherapeuten), die Ihnen hilft, das Unglücksproblem zu lösen. Das erfordert Mut und Geduld, weil das schon wieder keine Zauberstabmethode ist, aber es lohnt sich tausendmal mehr als alle vergeblichen Diätratschläge der Welt. Falls Ihr Problem nicht so ausgeprägt ist, dass Sie es therapeutisch lösen müssen, finden Sie hoffentlich im nächsten Kapitel einiges an Ideen, was Ihnen hilft, für Ihr Glück zu sorgen.

# Ein Schokoladenfazit

Worum ging es in diesem Kapitel? Nun, eigentlich ganz einfach: Es ging darum, den Zusammenhängen zwischen unserer Ernährung und unseren Emotionen nachzuspüren. Schaut man in die Fachliteratur, sieht man schnell, dass Emotionen und Ernährung so viele Verbindungen haben, dass man mit der entsprechenden Literatur ganze Bibliotheken füllen kann.

Gehirne produzieren Prognosen von dem, was sein sollte. Ständig. Diese Prognosen vergleichen die Gehirne mit dem, was tatsächlich da ist. Je weiter beides auseinanderfällt, desto größer ist der Prognosefehler. Bleibt der Istzustand deutlich hinter dem Sollzustand zurück, erlebt das Hirn eine Enttäuschung und wird unglücklich. Dieses Wissen kann man erfreulicherweise einsetzen, um weniger unglücklich zu sein. Ein Weg besteht darin, die meist medial drastisch und absichtlich verzerrten Prognosen auf ein vernünftiges Normalmaß zurückzustutzen. Die ständige Konfrontation mit idealisierten und dann auch noch digital nachbearbeiteten Körpern von Models erzeugt Erwartungen an den eigenen Körper, die nicht erfüllbar sind. Wir werden ständig mit Bildern konfrontiert, die nur den Zweck haben, uns mit uns selbst unglücklich zu machen, damit man uns per Heilsversprechen etwas unterjubeln kann. Eingehalten werden die Versprechungen natürlich nicht, sonst könnte man uns danach ja nichts Neues mehr unterjubeln. Neben dem Herunterschrauben überzogener Erwartungen kann man selbstverständlich auch die Interpretation des Istzustandes heraufschrauben. Glauben Sie mir, das »Ist« ist nicht die Katastrophe, die unsere Hirne uns immer wieder mal vortanzen. Das sind einfach nur ein paar falsche Verkabelungen im Oberstübchen und keine objektive Realität.

Die vermutlich wichtigste Erkenntnis ist, dass vor allem hochkalorische Nahrungsmittel hochwirksame Psychopharmaka sind, die praktisch gegen jede negative Emotion eingesetzt werden können. Die Zuckerinfusion vertreibt Langeweile genauso wie Traurigkeit oder Frust. Wer aus emotionalen Gründen isst, betreibt Selbstmedikation. Solange das nicht exzessiv wird oder gar völlig außer Kontrolle gerät, ist gegen eine kleine Dröhnung ab und an absolut nichts zu sagen. Wenn Sie ein prima Leben haben, aber mal einen komplett verhunzten Tag zwischendrin, dann ist es definitiv eine feine Sache, den Tag mit ein paar Quarkbällchen wieder ins Gleichgewicht zu bringen. Leichter geht's nun wirklich nicht. Leider sind emotionale Ernährungsprobleme selten von dieser Art. Und Menschen, die bloß ab und an mal von Quarkbällchentagen heimgesucht werden, kaufen auch keine Bücher über Ernährung.

Realistischer sind also die Situationen, in denen tiefer sitzende psychische Schmerzen das Essverhalten ganz fundamental in eine problematische Richtung lenken. Wenn man andauernde Traumata mit Ernährung behandelt, dann wird die Ernährung von der kurzfristigen Problemlösung zum langfristigen zusätzlichen Problem. Aber selbst dann ist es wichtig, Ursache und Wirkung auseinanderzuhalten. Wer sich für seinen Körper schämt, dem ist diese Scham antrainiert worden. Gefühle von Wertlosigkeit wachsen auf dem Boden von Missachtung, Erniedrigung und Missbrauch. Das Gefühl von Wertlosigkeit wird per psychischer oder physischer Gewalt oder Vernachlässigung ins Hirn implantiert. In Ruhe gelassen, wächst es sich dort zu einer Geschwulst aus, die ein ganzes Leben von Grund auf vergiften kann. Wenn man sehr stark übergewichtige Menschen sieht, sieht man fast immer sehr stark verletzte Menschen. Es ist die Verletzung, die geheilt werden muss, nicht das Essverhalten. Probleme, die aus emotionalem Essverhalten resultieren, sind nicht durch eine isolierte Veränderung des Essverhaltens zu lösen. Sie sind lösbar durch eine Lösung des emotionalen Problems. Die Veränderung der Ernährung folgt dann von allein. Wenn Sie also essen, weil Sie unglücklich sind, konzentrieren Sie sich auf die Beseitigung des Unglücks, nicht auf die Beseitigung des Essens.

Wenn Sie dazu therapeutische Hilfe benötigen, dann holen Sie sich diese. So wenig man mit gebrochenen Knochen durchs Leben gehen muss, so wenig muss man mit einer gebrochenen Seele durchs Leben gehen. Schon gar nicht, wenn man vorher nicht alles, was helfen könnte, ausprobiert hat. Ausgeprägte Scham ist ein verlässlicher Indikator dafür, dass etwas sehr im Argen liegt. Etwas, für das Sie nichts können und an das Sie möglicherweise keinerlei Erinnerung haben. Treten Sie der Scham mit allen Mitteln entgegen. Das ist ein Dämon, den man nur besiegen kann, indem man ihn ans Licht zerrt. Wenn Sie das getan haben, bleibt bestenfalls noch etwas Schuld übrig. Dann entschuldigen Sie sich bei Ihrem Körper, indem Sie in Zukunft gesund und lecker essen. Und vielleicht das Kapitel über die Entscheidungsarchitektur nochmals genau unter die Lupe nehmen.

Wir hatten weiter vorne im Buch bereits gesehen, dass eine willentliche Steuerung des Essverhaltens nicht funktioniert. Kommen stärkere emotionale Probleme hinzu, gilt diese Aussage in ganz besonderem Maße. Lassen Sie uns im nächsten Kapitel zusammen nachsehen, was Sie vielleicht selbst in den nächsten Wochen und Monaten unternehmen könnten, um Ihr emotionales Grundgerüst standfester zu machen.

# IHRE EMOTIONS-ARCHITEKTUR

Erinnern Sie sich an die Schilder vor den Fahrstühlen, die Menschen daran erinnern, dass das Treppensteigen gut ist für Gesundheit und Figur? Kaum stellt man solche Schilder auf, benutzen mehr Menschen das Treppenhaus. Das Konzept dahinter ist das der Entscheidungsarchitektur: Bereite Entscheidungssituationen so vor, dass du im Augenblick der Entscheidung eher die richtige als die falsche triffst. Gehe also nicht hungrig einkaufen, habe immer eine tiefgekühlte mediterrane Gemüsepfanne griffbereit und räume alle Süßigkeiten aus deinem Sichtfeld. Und vieles andere mehr.

Diese Grundidee der Entscheidungsarchitektur werden wir jetzt einfach klauen und auf Emotionen übertragen: Bereite deine Emotionen so vor, dass du im Augenblick der Emotion eine positive und keine negative erlebst. Emotionen sind keine unvermeidbaren Reaktionen auf äußere, unabänderliche Zustände der Welt. Wenn Familienfeste jedes Mal wieder in Tränen und Geschrei enden, dann nehmen Sie Ihren Mut zusammen und gehen Sie nicht mehr hin. Schicken Sie stattdessen allen eine individuelle Einladung zu sich nach Hause, in der Sie darlegen, dass Sie sie alle richtig lieb haben, aber den ständigen Streit und das Geschrei nicht mehr verkraften. Das fällt nicht leicht, eliminiert aber einen Dorn, der Ihnen über Jahrzehnte weiter im Fleisch stecken würde. Und es ist nur ein Schritt, die eigene Emotionsarchitektur zu bereinigen.

Lassen Sie uns nun nachsehen, was Sie alles im Vorfeld tun können, um Ihre Emotionen positiv zu beeinflussen. Eine Zielsetzung der folgenden Betrachtungen besteht natürlich darin, das Essen von den Rollen im Leben zu befreien, für die es nicht gut taugt. Hochkalorische Lebensmittel sind zwar wirksame Psychopharmaka, haben aber im langfristigen Einsatz zu starke Nebenwirkungen. Wir werden sehen, dass es bessere Seelentröster gibt. Oder zumindest tolle ergänzende Begleitmaßnahmen.

Und wenn Sie sich schon vom Essen trösten lassen müssen, dann essen Sie Ihren Schokopudding mit Sahne im heißen Schaumbad bei Kerzenlicht mit Ihrer Lieblingsmusik. So maximieren Sie den Trostwert pro Kalorie und brauchen für die gleiche Menge an Trost weniger Kalorien. Wenn Badewanne und Kerzenlicht nicht funktionieren, dann probieren Sie Kuscheldecken und -tiere, ABBA-Kostüme mit Waterloo als Soundtrack oder was immer Ihnen Trost spenden könnte.

Machen wir uns nichts vor: Essen ist natürlich ein Seelentröster. Das verursacht aber erst dann Probleme, wenn man einen sehr hohen Bedarf an Trost hat. Statt am Essen herumbauen zu wollen, liegt ein offensichtlicher Ansatz dann darin, den Trostbedarf zu senken. Daraus folgt auch, dass alles, was Sie tun, um Ihre Emotionen zu verbessern, ein Fitnessprogramm für Ihre Hüften ist. Aktivitäten, die Sie glücklich machen, sind Aktivitäten, die Ihren Bedarf an Trost- oder Antistressnahrung senken. Eine Emotionsarchitektur, die mehr positive Emotionen erzeugt und mehr negative Emotionen verhindert, ist DAS Rezept der Wahl gegen psychopharmazeutische Kartoffelchips.

In der Fach- und Ratgeberliteratur zu Problemen des emotionalen Essens finden Sie vor allem Ratschläge zum achtsamen Umgang mit dem Essen selbst. Sich damit auseinanderzusetzen, ist klug und richtig. Das allein greift aber zu kurz. Denn wenn das Essen eingesetzt wird, um negative Emotionen zu dämpfen oder positive zu erzeugen, dann ist es ratsam, sich grundsätzlich mit der Steuerung von Emotionen zu beschäftigen. Ihrem Hirn ist es nämlich egal, ob es sich wegen eines tollen Erlebnisses oder eines tollen Schokokuchens großartig fühlt. Für Ihren Körper kann das aber einen erheblichen Unterschied machen. Sie finden daher auf den nächsten Seiten sehr viel zur Architektur von Emotionen, was rein gar nichts mit dem Essen direkt zu tun hat. Jedes Glücksprogramm ist ein Hüftprogramm, egal ob in dem Programm Kalorien vorkommen oder nicht. Daher greift die Konzentration auf die reine Veränderung des Essverhaltens und der Essensemotionen zu kurz.

Meine Empfehlung dieses Kapitels: Bauen Sie sich eine Emotionsfestung, deren Architektur den Stürmen des Lebens trotzt. Bauen Sie sich eine Architektur, die Sie vor negativen Emotionen schützt und die die positiven Emotionen nicht einfach nach außen verpuffen lässt.

## Obacht!

Lassen Sie uns also beginnen, eine Blaupause für eine stabile Emotionsarchitektur zu entwerfen. Auch wenn das beileibe nicht alles ist, gehören dazu natürlich auch konstruktive Essensemotionen. In der Fachliteratur zu diesem Thema spricht man vom »achtsamen Essen« oder inzwischen auch häufiger vom »intuitiven Essen«. Janet Warren, Nicola Smith und Margaret Ashwell stellen in ihrer Übersichtsarbeit zunächst fest, dass es kein einheitliches Bild davon gibt, was man unter »achtsamem Essen« genau zu verstehen hat.[371] Die Autorinnen führen aber weiter aus, dass es dennoch einige Grundideen dazu gibt, die sich durchgängig in der Fachliteratur finden. Demnach umfasst die Idee des achtsamen Essens, Lebensmittel bewusst auszuwählen, das Bewusstsein für physische und psychische Hunger- und Sättigungssignale zu schulen und auf diese Signale mit gesundem Essverhalten zu reagieren. Zum achtsamen Essen gehört dann auch, sich der Situation bewusst zu sein, in der man isst, und genau darauf zu achten, welche Effekte das Essen auf die körperlichen und emotionalen Reaktionen von Körper und Geist hat. Wie die Autorinnen weiter ausführen, orientiert sich das alternative/ergänzende Konzept des »intuitiven Essens« hingegen stärker an einer Reihe von expliziten Denk- und Verhaltensmustern. Dazu gehört, Diäten konsequent abzulehnen, keinerlei Lebensmittel als grundsätzlich schlecht zu bezeichnen, Hunger als positives Gefühl zu bewerten und sich auch zu erlauben, Essen als befriedigend und genussvoll zu erleben. Die hier beschriebenen Denk- und Verhaltensmuster kommen Ihnen an dieser Stelle des Buches hoffentlich nicht mehr neu vor!?

Die Studienlage legt nahe, dass das achtsame Essen bei der Binge-Essstörung, beim emotionalen Essen und bei solchen Essern effektiv ist, die sich stark von äußeren Essensreizen leiten lassen. Kimberly Carrière,

Nellie Siemers und Bärbel Knäusper führen allerdings aus, dass die Studienlage unter anderem auch deswegen kein einheitliches Bild zeichnet, weil unter der Rubrik »achtsames Essen« sehr unterschiedliche Interventionen durchgeführt werden.[372] Die Teilnehmer an Programmen zum achtsamen Essen bekommen teils sehr unterschiedliche Anweisungen. Entsprechend unterschiedlich sind auch die Ergebnisse dieser Studien. So gibt es dann auch Studienergebnisse wie die von Ashley Mason und Kollegen, in denen sich zumindest am Gewicht nichts geändert hat.[373] Die Autorinnen führen weiter aus, dass das Konzept des achtsamen Essens nach ihrem Verständnis aus zwei Grundbausteinen besteht, nämlich der Aufmerksamkeitslenkung und einer dem Essen entgegengebrachten Haltung, die auf Urteilen und Verurteilen verzichtet. Empfohlen wird eher eine Haltung der Neugier, Offenheit und Akzeptanz. Die Studienlage lässt erkennen, dass die reine Aufmerksamkeitslenkung nicht hilft, sondern erst in Kombination mit einer annehmenden Haltung Verbesserungen zu erwarten sind.[374] Das ist inhaltlich leicht nachvollziehbar. Wenn sich ein Mensch, der zu viel gegessen hat, dafür massiv selbst verurteilt, dann wäre es für ihn besser, gar nicht zu merken, sich überfressen zu haben. Erst in Kombination mit einer annehmenden Haltung sind Verbesserungen möglich. Erst wenn die Reaktion kommt: »Hey, wieso habe ich gerade so viel gegessen, obwohl ich das nicht wollte?«, dann taucht am Horizont die Möglichkeit einer Lösung auf.

Jessica Monroe hat einen sehr schönen, sehr praxisorientierten Aufsatz zum achtsamen Essen geschrieben.[375] Sie schreibt, dass man auf innere Signale hören, aber auch äußere Signale gestalten soll, dass man also zum Beispiel kleinere Teller und Portionen vorbereiten sollte. Sie führt ferner aus, dass zum achtsamen Essen erst mal der Genuss des Essens mit allen Sinnen gehört. Auch Jessica Monroe betont, dass man das Urteilen und vor allem das Verurteilen bleiben lassen soll. Machen Sie das zur ersten Regel Ihres Essverhaltens: Keinerlei Verurteilung des Essens oder des Essers. Egal, welchen BMI Sie haben, egal wie und was Sie essen: Verurteilen Sie nicht. Nehmen Sie zur Kenntnis, fragen Sie sich selbst nach

Ursachen und suchen Sie nach Veränderungsmöglichkeiten. Aber urteilen Sie nicht. Wir haben im vorangehenden Kapitel über Ursachen von Ernährungsproblemen gesprochen. Individuelles Versagen und Co. gehören nicht dazu. Punkt. Wenn Ihr Hirn Ihnen so etwas vorgaukelt, dann liegt das daran, dass es irgendwann mal falsch verkabelt wurde, und nicht daran, dass Sie tatsächlich ein wandelnder Fehler auf Füßen sind. Kümmern Sie sich besser um die Verkabelung. Vielleicht brauchen Sie dazu Hilfe. Aber urteilen Sie nicht.

Stellen Sie einfach fest, warum Sie essen. Wenn es Gründe gibt, aus denen Sie in Zukunft nicht mehr essen wollen, dann suchen Sie für die Zukunft nach einem entsprechenden Weg. Das ist alles, was notwendig ist, und das ist auch alles, was hilft. Sich selbst am Galgen der Selbstvorwürfe zu erhängen, hilft nicht nur nicht, es verletzt Sie bloß und rückt Lösungen weiter von Ihnen weg. Stressbedingtes oder emotionales Essen führt grundsätzlich zu überhöhter Kalorienaufnahme, das ist nicht Ihr Fehler, es ist nur Ihr Problem. Zwischen »Fehler sein« und »Problem haben« ist ein Riesenunterschied.

Die Selbstverurteilung mit teils drastischen Urteilssprüchen spielt eine enorme Rolle bei der Verhaltenssteuerung. Auch bei der Steuerung des Essverhaltens, wie wir oben gesehen haben. Wer derart vernichtende Urteile über sich und sein Verhalten verhängt, kommt aus dem Problem nicht raus.

Lassen Sie uns daher hier einen kleinen Exkurs zur menschlichen Urteilsfindung einschieben. Beginnen wir mit der Frage, wie wir die Welt und uns selbst kennenlernen. Das grundlegendste Lernkonzept des menschlichen Gehirns ist das sogenannte statistische Lernen. Wie haben Sie sprechen gelernt? Diese Frage ist alles andere als trivial, weil uns Sprache ganz anders vorkommt als das, was man sieht, wenn man Schallpegelmessungen betrachtet. Wenn wir miteinander reden, haben wir den Eindruck, dass wir da einzelne Worte mit Pausen zwischen den Worten hören. Die Pausen trennen das eine Wort vom nächsten. Wenn man sich hingegen Schallpegelmessungen ansieht, wird klar, dass es beim Sprechen überhaupt keine Pausen gibt. Wie soll da das Hirn eines

Babys kapieren, was ein Wort vom anderen trennt, dass es überhaupt verschiedene Worte gibt? Hier kommt das statistische Lernen ins Spiel. Statistisches Lernen heißt nichts anderes, als dass das Hirn diejenigen Dinge als Einheit begreift, die immer wieder zusammen auftauchen. Wenn das Kind also mehrere Hundert Mal das Wort »Mama« allein für sich gehört hat und dann irgendwann»Mama ist hier« hört, dann kapiert es, dass »Mama« die eine Sache ist und »isthier« eine andere Sache. Und mit mehr und mehr Übung kapiert das Kind dann auch, dass »isthier« in Wirklichkeit »ist hier« bedeutet. Das Gehirn konstruiert die Pause zwischen »ist« und »hier«, weil das »ist« manchmal auch als »ist« auftaucht, ohne dass da ein »hier« dranhängt. Umgekehrt taucht das »hier« auch mal ohne »ist« auf, daher kann »isthier« nicht zusammengehören. So versteht das Kind auch irgendwann, dass mit »Mama« ein bestimmtes Wesen gemeint ist. Denn das Wort »Mama« taucht im Gehör des Kindes meistens dann auf, wenn das betreffende Wesen auch ins Sichtfeld rückt. Also müssen das Wort und das Wesen irgendwie zusammengehören. Wenn Mütter ihren kleinen Kindern jedes Mal »Papagei« zurufen würden, wenn sie auf sich selbst zeigen, dann dürfen Sie jetzt raten, wie Kinder ihre Mütter bezeichnen, wenn sie sprechen können.

Über statistisches Lernen lernen wir aber nicht nur, was unterschiedliche Worte sind. Darüber lernen wir zum Beispiel auch, was unsere eigene Hand ist und was die Hand von Mama ist. Es ist keineswegs so, dass Sie von Geburt an genau wissen, was Ihre Hand ist. Das wissen Sie nicht einmal als erwachsener Mensch so genau, wie Ihnen das vielleicht erscheint. Sehr schön sieht man das am sogenannten Gummihandexperiment.[376] Bei dem Experiment macht man Folgendes: Man zieht Probanden eine Jacke über, aus deren einem Ärmel eine Gummihand herausragt. Durch den anderen Ärmel stecken die Probanden dann ihren einen Arm so, dass ihre echte Hand herausragt. Die beiden Hände in den Ärmeln, also die eine echte Hand und die Gummihand, werden jetzt vor den Probanden so auf den Tisch gelegt, dass das auch die beiden echten Hände sein könnten. Die übrig gebliebene echte Hand wird seitlich abgelegt, außerhalb des Blickfeldes des Probanden. Jetzt sagt man den

Probanden, sie sollten auf die Gummihand sehen. Dabei wird die Gummihand zum Beispiel ganz leicht mit einem weichen Pinsel gestreichelt. Die echte, außerhalb des Blickfeldes liegende Hand wird simultan ebenfalls mit einem weichen Pinsel gestreichelt. Jetzt stimmt das optische Signal von der Gummihand mit dem gefühlten Signal des Pinsels der echten Hand überein. Mit der Folge, dass das Gehirn die Gummihand sofort als eigene Hand ansieht. Das erkennt man unter anderem daran, dass die Probanden zusammenzucken, wenn plötzlich jemand so tut, als wollte er mit einem Hammer auf die Gummihand einprügeln. Messungen von Gehirnaktivitäten zeigen, dass die Gummihand vom Gehirn tatsächlich als eigene Hand adoptiert wird.[377]

Das funktioniert nicht nur mit der Hand, das funktioniert auch mit dem ganzen Körper. Dazu setzt man Menschen eine Brille auf, die virtuelle Realitäten überträgt. Jetzt werden die Probanden aufgefordert, mit der Brille an sich selbst herunterzusehen. Sie sehen dabei aber nicht ihren eigenen Körper, sondern den Körper eines anderen Menschen oder einer Puppe, allerdings aus der gleichen Blickperspektive. Dann streichelt man die Puppe und den Probanden an der gleichen Stelle. Im Ergebnis kriegt das Hirn des Probanden dann das Gefühl des Streichelns von der eigenen Haut und die Ansicht des Streichelns der Puppe. Daraus baut das Hirn die Schlussfolgerung zusammen, dass die Puppe der eigene Körper ist. Nähert man sich der Puppe jetzt zum Beispiel mit einer Schlange oder einem Messer, wird das in die Brille des Probanden übertragen. Da der Proband die Puppe inzwischen für seinen eigenen Körper hält, reagiert er mit Abscheu oder Panik. Durch die kurze vorangehende Synchronisation von optischen Reizen und physischer Stimulation adoptiert das Hirn die Puppe als eigenen Körper.

Was unsere Hand und was unser Körper ist, lernt unser Gehirn durch den Abgleich verschiedener Datenströme, Hand und Körper sind also nicht fest und unveränderlich im Hirn verankert. Beim Gummihandexperiment kann man sehr schön sehen, wie schnell sich das Hirn von der echten Hand lossagt und dafür eine Gummihand adoptiert. Wenn nun aber sogar das Bild, das sich unser Hirn von unserem Körper macht, derart leicht durch geänderte Datenströme verändert werden kann, was heißt das dann für die Zuverlässigkeit von psychischen Selbsteindrücken? Wie zuverlässig ist also eine Selbstverurteilung à la »Ich bin so wertlos«? Wie viel Realität kann da noch drinstecken, wenn das Gehirn sogar bereit ist, sich in wenigen Sekunden von der eigenen Hand oder gar dem eigenen Körper zu trennen?

Solche Selbsturteile, genauso wie alle anderen Inhalte eines Gehirns, werden aus Datenströmen konstruiert, die im Hirn ankommen oder dort selbst erzeugt werden. Wenn in der Vergangenheit mehrfach oder in besonders kritischen Situationen negative Rückmeldungen über das eigene Selbst angekommen sind, zieht das Ich die Schlussfolgerung, wertlos zu sein. Übertragen auf das Gummihandexperiment: Diese Schlussfolgerung ist aber bloß eine Täuschung, in diesem Fall eine Gummihand. Das ist nur etwas, was dem Hirn untergeschoben wurde – allerdings so geschickt, dass das Ich diese Gummihand akzeptiert.

Nehmen wir ein drastisches Beispiel: Opfer von Gewaltverbrechen erleben das eigene Ich in der Folge oft als wertlos. Daraus schlussfolgert das Hirn: Wenn man so etwas mit mir machen kann, wie viel kann ich dann wohl wert sein? Was danach kommt, ist dann meist ein Teufelskreis der selbsterfüllenden Prophezeiung. Ein Gehirn, das ein wertloses Ich konstruiert, sucht im Anschluss nach Bestätigungen und meidet gegenteilige Befunde. Es wird zum parteiischen Richter. Vor einem ordentlichen Gericht würde eine solche Sammlung von einseitig bestätigenden Befunden nicht zugelassen. Und ein Richter, der solche »Gummihandbeweise« zulassen würde, würde wegen Befangenheit suspendiert. Wenn Sie zu den Betroffenen gehören, wird Ihnen das an dieser Stelle sicher noch nicht helfen. Solche Analysen können helfen zu verstehen, aber sie können nicht jahre- oder jahrzehntelange Qualen ungeschehen machen. Aber vielleicht hilft es für die Zukunft ein wenig dabei, Gummihandurteile nicht einfach weiter anzuerkennen. Ob Sie nun in der Kindheit oder durch spätere Traumata ein Wertlosigkeitsimplantat ins Hirn gepflanzt bekommen haben: Es gehört da nicht hin. Leben Sie bitte nicht mit Urteilen über sich selbst, die in Wahrheit gar nicht Ihre eigenen Urteile sind.

Beenden wir hier die Überlegungen zum Urteilen und kommen nochmals zu anderen Komponenten des achtsamen Essens zurück, der Achtsamkeit in Bezug auf innere und äußere Essensreize. Ganz wichtig dabei: Essen Sie ungestört! Kein Essen während des Fernsehens oder Zockens! Elliott Blass und Kollegen haben folgendes Experiment mit Studenten gemacht[378]: Jeder Proband hat an zwei Sitzungen teilgenommen, an einer Fernsehsitzung und einer Sitzung mit klassischer Musik. Ergebnis: Gab es in beiden Sitzungen Pizza, wurde vor dem Fernseher 36 Prozent mehr Pizza gegessen. Gab es in beiden Sitzungen Käsemakkaroni, wurden vor dem Fernseher sogar 71 Prozent mehr Makkaroni gegessen im Vergleich zu klassischer Musik. Andere Studien kommen zum gleichen Ergebnis, wobei es letztlich egal zu sein scheint, was man nebenbei macht.[379] Jede Aufgabe, die das Hirn parallel bearbeitet, reduziert die Kapazität des Hirns, die Essenssignale richtig verarbeiten zu können, das Essen schmeckt dann nicht einmal mehr richtig.[380] Sie stimmen mir vermutlich zu, dass es nicht sehr clever ist, Kalorien zu sich zu nehmen, die man nicht einmal richtig schmeckt. Der Effekt, dass paralleles Fernsehen das Essverhalten verhunzt, findet sich übrigens bereits bei kleinen Kindern, wie unter anderem Studien von Ford und Co-Autoren oder die von Avery und Co-Autoren feststellen.[381] Letztere Übersichtsstudie berichtet von größerem Konsum süßer Limonaden, größerer Fett- und Zuckerdichte der Lebensmittel und reduziertem Obst- und Gemüsekonsum der Kinder vor dem Fernseher. Das Gesamtergebnis für alle Altersgruppen ist also eindeutig und steht bereits im dritten Satz dieses Absatzes: Kein Essen vor dem Fernseher! Oder noch allgemeiner: Irgendwas zu machen, was das Hirn fordert oder ablenkt, während man isst, nimmt einem den Genuss und stopft einen mit fiesen Kalorien voll. In der Steinzeit haben die Menschen beim Essen auch nicht vor Bildschirmen gehockt. Ziemlich clever, diese Neandertaler!

Lassen Sie uns nochmals zurückkommen zu dem bereits erwähnten Aufsatz von Jessica Monroe.[382] Sie schlägt als eine Maßnahme des achtsamen Essens vor, Aromen und Geschmack zu genießen und aus dem Essen eine Sinnesfreude zu machen. Das ist für mich eine der besten

Ideen des achtsamen Essens. Alle Sinne einzusetzen, hilft, Genuss zu stiften.[383] Selbst wenn Sie allein essen, gestalten Sie das Essen als schönes Erlebnis. Essen Sie nicht stehend in der Küche am Spülbecken, das die Krümel auffangen soll. Setzen Sie sich an den Tisch, auf einen bequemen Stuhl. Untersuchungen zeigen, dass die Art der Präsentation den Geschmack und den Genuss beeinflusst.[384] Am besten schmeckte den Probanden das Essen jeweils, wenn es in einem schön eingerichteten Restaurant serviert wurde. Geschmack ist keine objektive Reaktion Ihres Gehirns auf physische Eigenschaften des Essens. Geschmack ist eine Wahrnehmung, die Ihr Hirn aus allen Informationen zusammenbastelt, die da oben gerade verfügbar sind. Sollten Sie sich also schon mal gewundert haben, dass der tolle Wein aus dem Urlaub zu Hause überhaupt nicht mehr schmeckt: Der Wein hat im Urlaub tatsächlich anders geschmeckt, weil Ihr Hirn zur Konstruktion des Geschmacks noch den Sonnenuntergang, das Meer und die gute Laune dazugemixt hat. Geschmack ist das Resultat von dem, was Milliarden von Neuronen in Ihrem Hirn anstellen. Wenn ein paar Hundert Millionen von denen anders geschaltet sind, weil die sich gerade über einen Sonnenuntergang freuen, dann schmeckt der Wein eben anders. Weder der Geschmack des Weins im Urlaub noch der bei Ihnen zu Hause ist der »wahre« Geschmack des Weins. Den wahren Geschmack gibt es nämlich gar nicht, der ist eine reine Fantasie.

Malika Auvray und Charles Spence argumentieren, dass die verschiedensten Wahrnehmungssignale aller Sinnesorgane im Hirn gleichzeitig verarbeitet werden, wenn wir essen.[385] Diese Signale werden dann zu einem Wahrnehmungsinhalt zusammengebaut, den wir als Geschmack interpretieren. Das, was wir als Geschmack erleben, besteht aus Geruch, Aussehen, Temperatur, Klang des Umfelds und vielleicht sogar dem Schmerz bei sehr scharfen Gerichten, wie Jeannine Delwiche bemerkt.[386] Sehr gut belegt ist hierbei etwa die enorme Bedeutung des Geruchs auf die Geschmackswahrnehmung.[387] Die Geschmackswahrnehmung von Eis hängt indessen stark an der Temperatur. Lassen Sie Eis mal schmelzen, bevor Sie es essen, dann werden Sie vermutlich feststellen, dass das geradezu eklig süß ist. In ihrem Experiment zeigen Anne-Sylvie Crisinel und ihre Co-Autoren, dass der Geschmack auch durch Hintergrundmusik gezielt verändert werden kann.[388] In dem Experiment gelingt es den Wissenschaftlern, durch geeignete Wahl der Hintergrundmusik bittere Lebensmittel in der Geschmackswahrnehmung noch bitterer zu machen. Etwas Ähnliches haben Qian Wang und Charles Spence mit professionellen Weinexperten gemacht.[389] Auch hier zeigte sich, dass die Bewertung von Weinen von der Hintergrundmusik abhing – unabhängig davon, wie viel Erfahrung die Weinexperten hatten. Betina Piqueras-Fiszman und Kollegen haben hingegen untersucht, welche Rolle die Farbe und Form der Teller bei der Geschmackswahrnehmung spielen.[390] Ergebnis: Die Form spielte keine Rolle. Die servierte Erdbeermousse schmeckte den Probanden auf weißen Tellern aber intensiver, süßer und insgesamt besser als auf schwarzen Tellern.

Martin Yeomans und Kollegen zeigen in ihrem Experiment, dass auch Erwartungen an den Geschmack das Geschmackserleben beeinflussen.[391] Die haben aus Räucherlachs Eiscreme gemacht. Wenn das einfach ohne Informationen als Eiscreme angeboten wurde, fanden die Tester das Zeug scheußlich. Wenn man es als gefrostete Lachsmousse angekündigt hatte, schmeckte es viel besser.

Wenn man erst mal weiß, dass Geschmack keine objektive Wahrnehmung ist, dann muss man sich auch nicht mehr so sehr wundern, dass angebliche Geschmacksexperten bei Tests oft ziemlich schlecht abschneiden. Robert Ashton kommt bei der Untersuchung von Weinbeurteilungen von Weinexperten zunächst zu dem Schluss, dass die Weinbeurteilungen von Experte zu Experte deutlich abweichen.[392] Okay, kann man verstehen, Geschmäck ist halt Geschmackssache. Wichtiger ist aber, dass auch die Reliabilität der Weinbewertungen nicht besonders beeindruckt. Bei Reliabilitätstests müssen Weinexperten Weine blind verkosten und bekommen dabei auch manche Weine doppelt untergeschoben. Dabei zeigt sich, dass ein und derselbe Wein innerhalb einer Probensitzung von derselben Person teils sehr unterschiedlich bewertet wird. Gawel und Godden kommen zu dem Ergebnis, dass die Fähigkeiten der Weinexperten, Weine konsistent zu bewerten, stark schwankt.[393] In anderen Worten: Es gibt Weinexperten und solche, die bloß behaupten, Experten zu sein. In einer seiner Studien kam Robert Hodgson zu dem Ergebnis, dass weniger als 30 Prozent aller angeblichen Weinexperten wirklich in der Lage waren, Weine halbwegs vernünftig wiederzuerkennen. Was Pseudoexperten dann zu Weinexperten macht, ist lediglich ihre Fähigkeit, sich so gewählt über den Wein auszulassen, dass Normalsterbliche kein Wort mehr verstehen. Helene Hopfer und Hildegarde Heymann drücken das freundlich so aus, dass Weinexperten besser als Laien in der Lage seien, ihre Sinneseindrücke verbal zu schildern.[394] Victor Ginsburgh formuliert es weniger höflich: Weinbewertungen sind oft Bullshit, und zwar im strengen philosophischen Sinne des Princeton-Philosophen Harry G. Frankfurt, dem Begründer der modernen Bullshitforschung. Frankfurt definiert Bullshit als Aussagen, die von Leuten gemacht werden, die sich nicht im Mindesten für den Wahrheitsgehalt ihrer eigenen Aussagen interessieren.[395] Sie können sich ja mal ein wenig in Weinbewertungen vertiefen und dann selbst entscheiden, ob Sie es eher mit Hopfer/Heymann oder mit Ginsburgh halten.

Die relative Unfähigkeit, Sinneswahrnehmungen zu reproduzieren, zeigte sich auch in einer sehr schönen Studie, die sich nicht mit dem Geschmack, sondern mit dem Gehör beschäftigt hat. In der Studie von Claudia Fritz und Kollegen zeigte sich nämlich, dass mit renommierten internationalen Musikpreisen ausgezeichnete Profigeiger in Blindtests den Klang der berühmten Geigen von Stradivari und Guarneri nicht vom Klang neuer Geigen unterscheiden konnten.[396] Das ändert allerdings nichts daran, dass eine Stradivari tatsächlich besser klingt, wenn man weiß, dass es eine ist. Das liegt eben daran, dass das Hirn das Wissen darüber, dass man einem sehr seltenen und wertvollen Instrument lauscht, in die Konstruktion der Klangwahrnehmung einbaut. Daniel Levitin erklärt in seinem Fachaufsatz, wie das Ganze auf der neuronalen Ebene funktioniert.[397]

Das heißt unter anderem für Sie: Wenn Sie sich mal einen teuren Wein kaufen, weil ein Weinexperte den hoch bewertet, dann schreiben Sie die Bewertung und den Preis des Weins auf das Etikett, damit beides nicht verloren geht. Wenn Sie den Wein dann in dem Wissen um den hohen Preis und die gute Bewertung trinken, schmeckt er besser. Auch Ihr Hirn baut solche Art von Informationen mit ein, wenn es den Geschmack konstruiert. Seien Sie hemmungslos: Alles, was die Wahrnehmung von Geschmack und Genuss verbessert, dürfen und sollten Sie nutzen, um mehr Lebensfreude aus dem Essen herauszuholen. Der Geschmack aller Menschen wird durch Dinge beeinflusst, die mit dem Lebensmittel selbst nichts zu tun haben. Kluge Menschen wissen das und nutzen dieses Wissens zur Geschmacksmaximierung.

Wenn Sie, wie oben bereits vorgeschlagen, Ihren Schokopudding im Schaumbad mit Kerzenlicht und Ihrer Lieblingsmusik im Ohr inhalieren, dann ist der Genusswert pro Kalorie um ein Mehrfaches erhöht. Schließen Sie die Augen und lassen Sie bei jedem Löffel ein lang gezogenes wohliges »Mhhhhh« ertönen. Und nein, die Sahne auf dem Schokopudding ist keineswegs ein schlechtes Lebensmittel. Sie müssen dafür weder sich selbst noch die Sahne verurteilen.

Zusätzlich dazu können Sie auch an Verbesserungen der Architektur des Essverhaltens auf der Mikroebene selbst arbeiten. Dazu gehört, das Essen nicht schon halb zerkaut runterzuschlucken, sondern gut zu kauen, um da jedes Quäntchen Aroma herauszuholen. Das gilt auch für Schokopudding, also immer gut kauen! Dazu gehört aber auch, lieber mehr, aber kleinere Bissen zu nehmen und sich zwischen den Bissen etwas Zeit zu lassen. Zeit zum Nachspüren, Zeit für Ihr Hirn, wirklich alles mitzukriegen, was Sie da machen. Ihr Gehirn braucht auch eine Weile, um ein Gefühl des Sattseins zu produzieren. Wenn Sie aus diesem Abschnitt über das achtsame Essen nur eine Nachricht mitnehmen dürften, dann schlage ich allerdings vor, Sie nehmen die Nachricht mit, das Urteilen über das Essen und sich selbst einzustellen. Gelingt vielleicht nicht auf Anhieb, aber daran zu arbeiten, ist ein wahrhaft schönes Ziel.

# Innenansichten

Die Interozeption haben wir im letzten Kapitel ja bereits am Wickel gehabt. Interozeption ist die Überwachung Ihres physischen Zustands durch das Gehirn. Lisa Feldman Barret benutzt für ihre Erläuterungen der Interozeption das schöne Bild des »Körperbudgets«.[398] Das Hirn beschäftigt sich demnach mit der Frage, ob das Budget ausgeglichen ist. Stehen genug Energie zur Verfügung, genug Sauerstoff, genug Elektrolyte? Wenn nicht, wie lässt sich der Mangel beseitigen? Dieser Kontroll- und Steuerungsprozess läuft ununterbrochen in Ihrem Hirn ab. Es gibt keine Sekunde Ihres Lebens, in dem das Hirn diese Aufgabe links liegen lassen würde. Und ganz egal, was bei diesen Kontroll- und Steuerungsprozessen herauskommt, das beeinflusst, welche Emotionen Ihr Hirn ausspuckt. Wenn Ihr Hirn mit dem Zustand Ihres Körpers voll und ganz zufrieden ist, spuckt es positive Emotionen aus. Wenn es aber gemeldet bekommt, dass Ihr Herz rast und Sie Schüttelfrost haben, dann sind Ihre Emotionen eben auch entsprechend. Obwohl es ein paar Ausnahmen gibt. Bei massivem Sauerstoffmangel (Hypoxie) kann sich auch Euphorie einstellen. Emotionen und Körperzustände sind so eng verbunden, dass man sie letztlich nicht auseinanderrechnen kann.[399] Emotionen sind das Ergebnis von Muskelbewegungen, Atmung, Herzschlag und allem, was da sonst noch im Körper los ist. Die Hirnareale, die die Signale aus dem Körper verarbeiten, beschäftigen sich auch mit der Produktion und Ausbreitung von Emotionen. Schädigungen dieser Hirnbereiche machen es dem Verletzten eventuell sogar unmöglich, Emotionen anderer Menschen wahrzunehmen oder zu interpretieren.[400] Es wird also nicht nur das eigene Emotionserleben beschädigt.

Das Wissen um diese Zusammenhänge ist eine mächtige Waffe im Kampf gegen Übellaunigkeit, Trauer, Wut und ähnliche emotionale »Zustände«, die sich immer wieder mal bei uns einschleichen und uns die Lebensfreude nehmen. ABSOLUT ALLES, was Sie tun, um die Signale zu verbessern, die Ihr Körper Ihrem Hirn schickt, verbessert Ihre Emotionen. Wir hatten über die Hyperthermiebehandlungen von Depressiven gesprochen: Werden depressive Menschen langsam »aufgeheizt«, verbessern sich die depressiven Symptome. Wir hatten über die Cyberballexperimente gesprochen. Die »Opfer« dieser Experimente haben sich durch den sozialen Ausschluss schlecht gefühlt. Das Schlechtfühlen war auch verbunden mit einem Gefühl der Kälte und sogar einem messbaren Rückgang der Körpertemperatur. Hat man den Probanden etwas Warmes gegeben, hat sich die Symptomatik verbessert. Singles duschen und baden heißer. Warum wohl? Wärme, richtige durch- und durchgehende Wärme, ist Ihre Verbündete. Rennen Sie nicht barfuß über kalten, nackten Steinboden. Was Großmutter sagte, ist wahr: Halten Sie Ihre Füße warm!

Wenn Sie denken, dass die gehetzte Atmung ein Resultat von Stress oder Angst ist, dann liegen Sie vermutlich falsch. Die gehetzte Atmung IST die Angst, die gehetzte Atmung IST der Stress. Es ist die Atmung, aus der Ihr Hirn die Schlussfolgerung zieht, was los ist. Die Myriaden von Atemstudien zeigen, dass es praktisch keine einzige negative Emotion (bis hin zu starken körperlichen Schmerzen!) gibt, die sich nicht durch ruhigere, tiefere Atmung verbessern lässt.

Hautkontakt ist super. Wenn Sie in einer Beziehung leben, massieren Sie sich gegenseitig. Nehmen Sie ein duftendes Öl, sorgen Sie für angenehme Musik, ein warmes Zimmer. Absolut alles, was Sie tun, um positive Signale in Ihr Hirn zu transportieren, verbessert Ihre Emotionen. Wenn Sie Single sind, gönnen Sie sich ab und an mal eine Thai-Massage. Sie werden zwar nach meiner Erfahrung kein Wort verstehen, aber die Massage tut trotzdem gut. Wenn Sie traurig sind, nehmen Sie zum nächsten Meeting ihren lebensgroßen, heizbaren Plüschteddy mit und lassen Sie sich von dem während Ihres Vortrags umarmen!

Wenn Sie Schmerzen haben, leben Sie nicht einfach damit. Lassen Sie die Ursache klären und beheben, wenn das möglich ist. Ist eine Behebung nicht möglich, machen Sie eine Schmerztherapie. Jeder Schmerzimpuls, den Sie Ihrem Hirn nicht zumuten, ist ein Impuls, der nicht mehr für die Produktion negativer Emotionen eingesetzt wird.

In tiefem und festem Schlaf verarbeitet Ihr Hirn die Emotionen des Tages und macht Sie fit für den nächsten Tag. Im Schlaf laufen

Reparaturprozesse, Schlaf wirkt entzündungshemmend und hungerreduzierend. Wenn Sie ausgeschlafen sind, produziert Ihr Hirn bessere Emotionen als unausgeschlafen. Machen Sie ausreichenden Schlaf zum festen und einem der stabilsten Bausteine Ihrer Emotionsarchitektur. Netflix, Computerspiele und Co. haben nichts, absolut überhaupt nichts zu bieten, was den Verzicht auf die tollen Schlafemotionen rechtfertigen würde.

Machen Sie keine Stadtbummel, gehen Sie lieber im Wald spazieren. Das, was Sie im Wald einatmen, interpretiert Ihr Hirn sehr viel freundlicher als das, was Sie in der Stadt einatmen. Was Sie im Wald hören, interpretiert Ihr Hirn freundlicher als den Verkehrslärm. Auch Müll und Graffiti mag Ihr Hirn viel weniger als Bäume und einen Blick, der über weites, grünes Land schweift. Gregory Bratman und Co-Autoren haben die Hirnaktivitäten von Menschen gemessen, die 90 Minuten spazieren gegangen sind.[401] Entweder in der Natur oder in der Stadt. Ergebnis: Ein Spaziergang in der Natur hat die Grübelei reduziert und die Hirnaktivitäten beruhigt, ein Spaziergang in der Stadt nicht. In einer Studie über die Gestaltung von Wartezimmern in einer Klinik zeigte sich, dass ein paar echte Pflanzen oder sogar nur Bilder von Pflanzen das Stressempfinden der Patienten reduziert haben.[402] Natur tut uns einfach gut, Verkehrslärm und Betonwüsten nicht. Begrünen Sie Ihre Wohnung. Mit ein wenig Nachforschen werden Sie Pflanzen finden, die die Luft besonders gut filtern, oder Pflanzen, die nachts Sauerstoff abgeben. Grünzeug ist nicht nur auf dem Teller besonders gut fürs Gemüt, sondern auch zum Anschauen und Atmen.

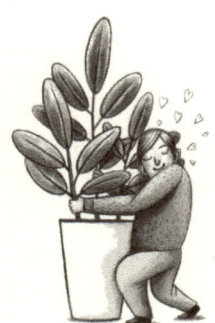

Es gibt in der Welt der Programmierer einen Spruch, der hervorragend passt: Garbage in, Garbage out! Steckt man Mist in ein Computerprogramm hinein, kommt auch nur Mist heraus. Diese Weisheit gilt gleichermaßen für Ihr Hirn. Je mehr Mist Sie reinstecken, desto härter schlägt es mit schlechten Gefühlen zurück. Sind Sie aber freundlich zu Ihrem Hirn und füttern es ständig mit positiven Signalen, dann lächelt es Sie an und wedelt vergnügt mit dem Schwanz.

Zu den positiven Signalen gehört auch gesundes Essen. Essen Sie, was Sie essen müssen, wenn Sie es nicht lassen können. Aber sorgen Sie dafür, dass Sie Ihre Mahlzeiten mit guten Lebensmitteln beginnen. Überernährung ist fast immer auch Mangelernährung. Die ganzen Kohlehydrate lassen Sie vielleicht kurz den Hunger vergessen, nicht aber den Mangel an Vitaminen, Ballaststoffen und was Ihr Körper sonst noch alles braucht. Wenn Ihrem Körper Proteine fehlen, ungesättigte Fettsäuren oder was auch immer, dann produziert Ihr Hirn so lange schlechte Emotionen, bis Sie Ihrem Körper geben, was er braucht. Wenn er das dann hat, funkt er ins Hirn, dass alles im grünen Bereich ist. Und dann funkt Ihr Hirn an Ihre Emotionen, dass Sie sich großartig fühlen. Fangen Sie also morgens mit dem gesunden Frühstück einer Königin oder eines Königs an, um Ihrem Körper eine Tagesbasis und Ihren Emotionen ein Fundament zu geben! Wenn Sie danach irgendwann ein Käsekuchen heimsucht, ist das nicht halb so schlimm, als wenn Sie sich das erste Stück davon schon statt eines Frühstücks einwerfen. Aus einem Käsekuchen kann Ihr Körper nichts ziehen außer Kalorien. Und Ihr Hirn nichts als den kurzen Zuckerschuss eines glücklichen Glukosefixers im Vollrausch. Richtig gute Emotionen, die dann auch noch ein paar Stunden halten, springen dabei nicht raus. Vergleichen Sie das mit dem Konsum von Omega-3-Fettsäuren (Leinöl, Rapsöl ...): Sie verbessern die Stimmung, dämpfen Entzündungsprozesse und machen noch eine Menge anderer cooler Sachen, wie Janice Kiecolt-Glaser schreibt.[403] Hatte ich schon erzählt, dass ich den Tag mit einer Scheibe grob vermahlenem Vollkornbrot beginne, das in Leinöl fast ersäuft und mit einer Gemüsepfanne aus Tiefkühlfach und Mikrowelle überschüttet wird? Dazu

kommt für den Geschmack noch eine Gewürzmischung vom Wochenmarkt und eine Vinaigrette aus meinem Lieblingssenf, Balsamico und
Rapsöl. Noch Stunden später sagt mein Körper: »Danke!«

## Bewegte Innenansichten

Eine aktive Gestaltung der eigenen Emotionen kann zwei Ziele verfolgen: Negative Emotionen zu verhindern, abzuschwächen oder zu verkürzen. Oder positive Emotionen zu erzeugen, zu intensivieren oder zu
verlängern. Es gibt sogar Aktivitäten, die beides gleichzeitig tun. Die sind
nur leider sehr schwer zu verstehen, weil unsere Fähigkeit, etwas zu verstehen, sehr viel beschränkter ist, als unsere Gehirne uns das weisma-
chen wollen.

Ein erstes großes Hemmnis für echtes Verstehen besteht darin, dass
wir uns Dinge nie durch das erklären, was nicht passiert ist. Lassen Sie
uns anfangen mit einem schönen Beispiel aus Nassim Talebs wunder-
barem Buch über die Welt des Extremen.[404] Taleb schreibt, dass das
20. Jahrhundert massiv von drei Personen beeinflusst wurde: Hitler, Sta-
lin und Mao. Bei den Akten der Zeugung dieser drei betrug aber die
Wahrscheinlichkeit dafür, dass sie Jungen oder Mädchen werden, jeweils etwa 50 Prozent. 50 Prozent mal 50 Prozent mal 50 Prozent macht
eine Wahrscheinlichkeit von 1/8 dafür, dass alle drei Männer werden.
So, wie die Zeiten damals waren, hätten sie als Mädchen keine Chance
gehabt, sich zu Staatsführerinnen zu entwickeln. Nehmen Sie noch ein
halbes Dutzend prägender Persönlichkeiten des 20. Jahrhunderts dazu,
dann betrug vor der Geburt all dieser geschichtsprägenden Personen die
Wahrscheinlichkeit dafür, dass die alle werden, was sie dann geworden
sind, annähernd null. Die Geschichte des 20. Jahrhunderts, wie auch aller anderen Jahrhunderte, resultiert somit aus einem unfassbar unwahr-
scheinlichen Zufall. Die Geschichte des 20. Jahrhunderts beruht eben
unter anderem darauf, dass viele Staatsführer nicht als Mädchen auf die
Welt gekommen sind. Wenn wir versuchen, etwas zu verstehen, sehen

wir uns üblicherweise nur an, was passiert ist – nicht das, was hätte passieren können. Der Hauptgrund dafür aber, dass etwas so gelaufen ist, wie es gelaufen ist, ist der, dass es nicht anders gelaufen ist, obwohl es ganz leicht anders hätte laufen können.

Genauso fatal für das Verstehen ist unsere Neigung, uns nicht mit der Frage zu beschäftigen, warum etwas nicht passiert ist. Ursachen für Nichtereignisse interessieren unsere Hirne nicht, obwohl man aus diesen Ursachen genauso viel oder sogar mehr lernen könnte. Nehmen Sie als Beispiel die Untersuchungen zur Entwicklung des menschlichen Gehirns. Das ist seit den Zeiten der Australopithecinen von einem halben Liter auf mehr als 1,3 Liter Hubraum im Durchschnitt gewachsen. Dafür hat man Gründe gesucht. Die genauso spannende Frage wäre aber, warum es nicht auf fünf Liter gewachsen ist. Das fragt allerdings niemand, weil wir nicht daran gewöhnt sind, Nichtereignisse zu erforschen. Das hat unmittelbare Auswirkungen auf unsere Fähigkeit, Lebensglück zu gestalten.

Nehmen wir an, dass Sie gestern NICHT wütend waren. Woran hat das gelegen? Sie sehen sicher sofort, dass hier vollkommen neue Fragestellungen auftauchen, nicht wahr? Zunächst ist folgendes Szenario wahrscheinlich: Wenn Sie nicht wütend waren, ist Ihnen vermutlich nicht aufgefallen, dass Sie nicht wütend waren. Das ist schon mal deswegen ungünstig, weil Sie viel, viel mehr negative Emotionen NICHT hatten, als Sie hätten haben können, und Ihnen allein das schon mehr Freude verschaffen könnte. Noch bedauerlicher ist aber, dass Sie nicht danach suchen, was die negativen Emotionen verhindert hat.

Womit wir beim leidigen Thema Sport und Bewegung angekommen wären. Sport wird unter anderem deswegen nicht so wertgeschätzt, wie er sollte, weil sich die ganze Debatte vornehmlich um »Gesundheit« dreht. Das klingt schon mal gleich nach Karotten und Spaßfeindlichkeit. Da passt dann auch der Kabarettspruch, dass man mit Sport zwar länger lebt, dass man aber die Lebenszeit, die man hinten dranhängt, vorne mit dem Sport ja wieder verliert. Ist zwar lustig, stimmt aber nicht. Was dabei aber vor allem übersehen wird, ist, dass Sport und Bewegung wie

Staubsauger negative Emotionen aus dem Hirn saugen. Sport macht etwas mit Ihrem Körper, und das sorgt dann dafür, dass Ihr Körper viel freundlichere Signale ins Hirn funkt.

Lassen Sie uns aber mal etwas genauer die Wirkungen von Bewegung auf der Ebene der Interozeption ansehen. Sport reduziert Entzündungsprozesse im Körper und reduziert damit unter anderem Stoffwechsel- oder Herz-Kreislauf-Erkrankungen.[405] Entzündungsprozesse und Krankheiten beantwortet Ihr Hirn mit negativen Emotionen. Und hier kommt es nun aber zu Rückschlussproblemen: Wenn Sie Sport machen, reduziert das Ihre Entzündungswerte. Die Folge ist, dass Ihr Hirn in den nächsten Tagen und Wochen weniger negative Emotionen produziert. Da Sie aber das Fehlen der negativen Emotionen nicht bemerken und Sie dieses Fehlen auch nie auf den Sport vor ein paar Tagen oder Wochen zurückführen würden, fehlt Ihnen DER entscheidende Hinweis zum Wert von Sport und Bewegung für Ihr Leben. Sport verhindert in enormem Umfang negative Emotionen, nur merkt man das eben nicht, weil die Wirkung nicht sofort und nicht in vollem Umfang direkt beim Sport auftritt. Sport ist dabei sogar hochwirksam als Therapeutikum gegen Depressionen.[406] Umgekehrt ist Bewegungsarmut aber auch ein relevanter Risikofaktor für Depressionen.[407] Sport und Bewegung helfen zudem gegen Stress und Ängste.[408]

Wenn Sie aber die Interozeption begriffen haben, dann können Sie sich das jetzt zumindest zusammenreimen. Ob man in 40 Jahren noch zwei Jahre länger lebt oder nicht: Was soll's? Es liegt in der Natur des Menschen, sich darum nicht zu sehr den Kopf zu zerbrechen. Aber das ist eben auch nicht die zentrale Wirkung des Sports. Die zentrale Wirkung ist, dass Sie über den gesamten Verlauf der 40 (oder 42?) Jahre deutlich weniger negative Emotionen erleben werden. Anfangen könnten Sie damit heute. Das größte Problem dabei ist halt nur, dass Sie an keinem einzigen Tag, an dem eine negative Emotion nicht auftaucht, genau sagen können, dass das exakt auf Ihre letzte Bewegungseinheit zurückführen ist. Wegen dieser völlig verzerrten Datenlage werden Sport und Bewegung so maßlos unterschätzt. Dabei tut Sport noch viel mehr.

Erikson und Co-Autoren kommen zum Beispiel zu dem Befund, dass Training das Volumen des Hippocampus im Inneren des Hirns vergrößert und das Erinnerungsvermögen verbessert.[409] Laura Mandolesi und Kollegen weisen darauf hin, dass Sport die Genaktivitäten des Körpers verbessert.[410] Stellen Sie sich Ihre Gene wie ein Klavier vor. Was dieses Klavier tut, hängt davon ab, welche Tasten man drückt. Die Gene, die man hat, kann man nicht beeinflussen. Aber man kann beeinflussen, was die tun. Man kann beeinflussen, welche Tasten gedrückt werden und welche nicht. Mandolesi und Co. argumentieren, dass Sport die Genaktivitäten stark verbessert, was zu verbesserten kognitiven Fähigkeiten und größerem Wohlsein führt. Sport macht im wahrsten Sinne des Wortes schlauer und verhindert oder verlangsamt Alterungsprozesse im Gehirn. Alicia Garcia-Falgueras schreibt, dass Sport das Immunsystem stärkt, die Laune verbessert und sogar die Schmerzempfindlichkeit reduziert.[411] Was weniger Infekte und weniger Schmerzen für die Interozeption bedeuten, muss wohl nicht weiter diskutiert werden. Der Aufsatz von McKee und Co-Autoren liest sich wie eine Werbebroschüre:[412] Sport reduziert Herz-Kreislauf-Probleme, reduziert Bluthochdruck, Diabetes, Herzinfarktrisiken und Übergewicht. Sport fördert die psychische Gesundheit, reduziert altersbedingte Verschleißerscheinungen des Hirns, reduziert Demenzrisiken. Und, und, und.

Wenn Sie sich mehr bewegen wollen, machen Sie es sich einfacher, denken Sie an Kurt Lewin! Musik bei der Bewegung bringt mehr Freude. Peter Terry und Kollegen fanden heraus, dass das Musikhören während des Sports den Sport selbst sympathischer macht. Dass man viele Jogger mit Kopfhörern sieht, ist also kein Zufall. Neben Musik hilft auch soziale Interaktion. Mannschaftssport ist für das psychische Wohlbefinden tendenziell besser als Einzelsport. Die Wandergruppe ist besser als das Alleinwandern. Das schließen zumindest Rochelle Eime und Kollegen aus ihrer Synthese der Fachliteratur.[413] Auch Wankel und Berger argumentieren, dass neben persönlichem Wachstum und der Freude an der Bewegung die soziale Interaktion zu den positiven Wirkungen des Sports zählen kann.[414] Eisenberger und Cole gehen der Frage nach, welche

Prozesse im Hirn dafür verantwortlich sein könnten, dass sozial verbundene Menschen länger leben und gesünder sind.[415] Sie argumentieren unter anderem, dass die soziale Verbundenheit Stressantworten des Gehirns auf wahrgenommene Bedrohungen reduziert. In der Gruppe fühlt man sich weniger verwundbar, was sich positiv auf das Wohlbefinden auswirkt. Mannschaftssport. Wandergruppe. Gemeinschaft. Marie Hostrup Andersen und ihre Co-Autorinnen kommen gar zu dem Schluss, dass Mannschaftssport eigentlich immer die bessere Wahl ist, unabhängig von Sportart, Alter oder anderen Faktoren.[416] Die Vorteile können allerdings dann ins Negative kippen, wenn in den betreffenden Mannschaften der Wettkampfgedanke dominiert. Wenn es mehr um den Sieg und die Leistung geht, dann fallen die Vorteile der Gemeinschaft auch leicht einem zusätzlichen Leistungsdruck zum Opfer. Der Wettkampfgedanke ist auch dem Individualsport nicht unbedingt zuträglich. Wenn man plötzlich nur noch joggen geht, um die Stoppuhr zu schlagen, und frustriert ist, wenn man es nicht geschafft hat, die Zeit zu verbessern, dann verkommt Sport zu einem zusätzlichen Stressor, den kein Mensch braucht.

Die Zukunft der Emotionssteuerung wird auch auf der technischen Seite auf die Signale setzen, die Ihr Hirn bei der Interozeption nutzt. Sensoren können bereits seit Langem Atmung, elektrischen Hautwiderstand, Puls und vieles andere mehr messen. Das wird derzeit jedoch nur zur Überwachung des Körpers eingesetzt. Aus den Daten lässt sich allerdings frühzeitig auch ableiten, dass sich emotionale Belastungen aufbauen könnten. Entsprechende Apps würden einem dann sagen, was einem da emotional ins Haus steht und was man tun sollte, um das zu verhindern. So weit jedenfalls der Ausblick von Ravinder Jerath und Connor Beveridge.[417] Bis es aber so weit ist, dass Ihnen Sensoren von morgens bis abends sagen, was mit Ihren Emotionen los ist und was Sie für deren Verbesserung tun sollten, können Sie einfach schon mal selbst aktiv werden.

Sie können eben erheblichen Einfluss darauf nehmen, welche Emotionen Sie erleben. Bleiben Sie also nicht bei der Entscheidungsarchitektur der vorherigen Kapitel stehen, legen Sie sich auch eine passende Emotionsarchitektur zu. Einen meiner essensbezogenen Emotionsbausteine habe ich Ihnen bereits verraten. Ich esse zum Frühstück als Erstes ein Vollkornbrot mit einem guten Öl und Gemüse. Das gibt meinem Körper viele gute Dinge, die er braucht. Der meldet dann ans Hirn: »Hier ist alles okay, mach dir keine Sorgen!« Zusätzlich sorge ich dafür, dass ich morgens nicht gestresst aus dem Haus gehe. Im Zweifel stehe ich eben früher auf, aber ich hetze nicht. Wenn der Tag für das Hirn schon mit Stresssignalen, massenhaft Cortisol, Herzrasen und Nährstoffmangel losgeht, wie soll es dann noch gute Emotionen produzieren?

Sorgen Sie hemmungslos für positive Signale, die in Ihrem Hirn ankommen. Warme Socken und Kuscheldecken, entspannte, tiefe Atmung, Spaziergänge und Wanderungen in der Natur, eine Wohnung voller Grünpflanzen, ausreichend Schlaf, Musik, Hautkontakt und Massage, Sauna und Dampfbäder. Bewegung und Sport senden positive Signale ins Hirn, weil unsere Körper für Bewegung gebaut sind und nicht für acht Stunden vor dem Computerbildschirm und drei weitere vor Fernsehern oder schon wieder Computerbildschirmen. Die Liste der Dinge, die Sie tun können, um Ihr Hirn mit positiven Impulsen zu fluten, ist annähernd unbegrenzt. Legen Sie los, auch körperlich! Direkt hier könnten Sie schon mal wieder ein ganzes Notizbuch vollschreiben, damit Ihre eigenen tollen Ideen nicht verloren gehen. Schreiben Sie am besten auch gleich Zeit und Ort dazu. Machen Sie aus konstruktiven Verhaltensweisen, die Ihre Emotionen pflegen, Gewohnheiten. Dass Ihre Haut irgendwann Falten kriegt, können Sie nicht verhindern. Faltige Emotionen schon.

## Werbefutter

Schlechte Luft einzuatmen, tut dem Körper nicht gut. Wenn man bei Google Scholar »Smog Gesundheitseffekte« (smog health effects) eingibt, um Dokumente zu finden, die sich mit den Gesundheitswirkungen von Smog auseinandersetzen, bekommt man 114.000 Treffer. Tit-Yee Wong stellt fest, dass Smog oxidativen Stress im Körper auslöst und die Darmbakterien schädigt.[418] Im Dezember 1952 gab es durch eine ungünstige Wetterlage fünf Tage schweren Smog in London, dem 12.000 Menschen akut zum Opfer gefallen sind.[419] Noch ungeborene Kinder und Kleinkinder, die diesem Smog ausgesetzt waren, entwickelten eine höhere Asthmaneigung. Was man hingegen nicht findet, sind Studien, die irgendwelche positiven Wirkungen von Smog auf das Wohlergehen feststellen.

Verbleites Benzin wird, wie unverbleites, in Motoren verbrannt. Das Problem ist, dass das Blei nicht verbrennt, sondern in die Luft geblasen wird. Von dort wird es eingeatmet. Oder landet im Boden, von da ausgehend in Pflanzen und Tieren und Menschen. Valerie Thomas zeigt, dass das Blei im Benzin eine der Hauptquellen von Blei im Blut von Menschen ist und war.[420] Ab Latif Wani und Kollegen argumentieren, dass es praktisch keine Körperfunktion gibt, die nicht durch Blei geschädigt wird.[421] Herb Needleman, der sein Leben dem Kampf gegen die Bleivergiftung der Welt gewidmet hat, schreibt unter anderem, dass es von schlechteren Schulnoten bis hin zur Erhöhung krimineller Neigungen nichts an Bösem gibt, das Blei nicht im menschlichen Gehirn anrichtet.[422] Was man hingegen nicht findet, sind Studien, die irgendwelche positiven Wirkungen von Blei auf das Wohlergehen feststellen.

Das mit dem Blei und dem Smog ist uns unmittelbar verständlich. Es gibt aber bei der Vergiftung des Gehirns eine Art von Gift, das trotz höchster Giftigkeit irgendwie nicht wirklich auf dem Radar der Menschheit auftaucht. Das ist das Informationsgift, mit dem wir im Alltag ständig unsere Gehirne vermüllen. Lassen Sie uns also ein wenig eintauchen in die Welt der Toxine moderner Informationsgesellschaften.

Welche Informationen haben menschliche Gehirne in den Zeiten bekommen, in denen Menschen zu Menschen geworden sind? Das waren zunächst Informationen, die durch persönliche Wahrnehmung generiert wurden. Wo finde ich Beeren, Pilze oder Fische? Was sagen die Wolken über die Regenwahrscheinlichkeit? Wo verstecke ich mich vor

Bären oder dem Nachbarclan? Diese Informationen waren zum überwiegenden Teil lebens- und entscheidungsrelevant. Dann kamen als Nächstes Informationen aus Erzählungen und Gesten unserer Clanmitglieder hinzu. Diese Informationen bezogen sich auf Organisation und Kooperation, wie zum Beispiel gemeinsame Jagden. Oder sie bezogen sich auf die Weitergabe von Wahrnehmungsinhalten: Wo findest du Beeren, Pilze, Fische? Wo kannst du dich vor Bären oder dem Nachbarclan verstecken? Das Leben in den Clans beruhte auf einem hohen Grad an Kooperation. Man war schon aus Eigeninteresse am Wohlergehen der anderen Clanmitglieder interessiert. Kommunikation war wohlwollend. Der Sprecher war daran interessiert, einen Beitrag zum Wohlergehen des Hörers zu leisten. Natürlich ist das eine idealisierte Vorstellung. Falls es vor 50.000 Jahren bereits Eifersucht gab, hat man dem Nebenbuhler vielleicht auch mal den Tipp gegeben, sich bei Gefahr in der Höhle des Bären zu verstecken. Aber die persönlichen Kosten absichtlicher Fehlinformationen dürften durch den direkten, von anderen zudem auch beobachteten Kontakt sehr hoch gewesen sein. Wir dürfen daraus wohl folgern, dass das menschliche Hirn darauf ausgelegt ist, vor allem entscheidungsrelevante Informationen zu verarbeiten. Und es ist darauf ausgelegt, denen, die uns etwas erzählen, zu glauben.

Welche Probleme stellen sich einem nun in den Weg, wenn man in der modernen Informationswelt mit einem solchen Hirn unterwegs ist? Schauen wir uns als Beispiele Werbung und Nachrichten an, wobei wir den Nachrichten weiter unten genauer auf den Zahn fühlen werden. Als Vorbemerkung sei hier nur gesagt, dass beide, Werbung und Nachrichten, einige Gemeinsamkeiten aufweisen, die sich einem nicht unmittelbar aufdrängen. Die aber da sind. Beide Welten produzieren Informationen mit dem Ziel, etwas zu verkaufen. Beide Welten produzieren Informationen ohne Interesse am Wohlergehen des Informationsempfängers. Nachrichten machen nicht handlungsfähiger, und Werbung führt Handlungen gegebenenfalls absichtlich in die Irre. Nachrichten und Werbung konstruieren schon allein dadurch Scheinwelten, dass extrem selektiv ausgewählt wird, was als Information gilt und somit angeboten wird. Im Fall der Werbung wird eine Positivität verkauft, die nicht existiert und die mit dem Erwerb der Produkte auch nicht gekauft werden kann. Im Fall der Nachrichten wird eine Negativität verkauft, die so nicht existiert und die mit dem Konsum der Nachrichten auch nicht beseitigt werden kann.

Beginnen wir mit einer kleinen Reise in die Welt der Werbung. In der Werbung geht es zunächst darum, im Hirn des Empfängers Spuren einzugravieren. Gefühlserfahrungen, die per Werbung mit einer Marke verbunden werden (du bist schön, du wirst geliebt, du), werden im emotionalen Gedächtnis gespeichert.[423] Werbung versucht daher, möglichst viele positive Gefühlsstempel ins Hirn zu drücken, um den Lernprozess zu fördern und den Betrachter in Richtung Kauf zu konditionieren.[424] Positive Werbeanreize bewirken im Hirn ein dopamingetriebenes Belohnungsgefühl. Hirnstudien zeigen, dass die positive Reaktion auf eine Werbebotschaft eine Vorhersage von Kaufentscheidungen ermöglicht, wie Benjamin Touchette und Seung-Eun Lee schreiben.[425] Emotionale Werbung funktioniert besonders gut bei »Lust«-Produkten, deren Konsum Genuss und Freude bereiten soll, wie Maggie Geuens und Co-Autoren anmerken.[426]

Dabei werden diverse emotionale Wünsche von Menschen mit Produkten verknüpft. Das grundlegende menschliche Bedürfnis nach Anerkennung wird dann etwa dadurch angesprochen, dass man Müttern erzählt, sie wären nur liebenswert, wenn die Wäsche mit dem richtigen Weichspüler behandelt wird und dann eine »dezente Aprilfrische« verströmt. Und wer abends nicht die richtigen Kartoffelchips auf den Tisch stellt, ist natürlich der totale Loser. Werbung gaukelt uns ständig vor, dass grundlegende menschliche Bedürfnisse durch geeigneten Konsum befriedigt werden können. Das ist jedoch nie der Fall. Vielmehr kann diese Implikation, durch Konsum emotionale Bedürfnisse zu befriedigen, zu dysfunktionalen Verhaltensweisen bis hin zur Abhängigkeit führen, indem man versucht, über Konsum Lebenssinn zu finden. Je mehr die eigene Zukunftsplanung zur Einkaufsliste verkommt, desto mehr Unglück sammelt sich am Wegesrand. Wie bereits beim Essen kann jedes beliebige Produkt als Seelentröster eingesetzt werden – aus dem dann Abhängigkeit entstehen kann.

Problematisch werden Werbebotschaften insbesondere auch durch den weitverbreiteten Irrglauben von Menschen, sie seien gegen Werbebotschaften immun, wie Victor Danciu ausführt.[427] Wir werden uns gleich ein paar Werbebotschaften ansehen, die sich in Ihrem Hirn mit Sicherheit in irgendeiner Form festgefressen haben. Und zwar in einer Form, die Ihnen, mir und unseren Mitmenschen nicht guttut. Dabei zeigt sich zudem, dass Werbung auch Botschaften unterhalb der Wahrnehmungsschwelle transportiert, die dennoch starke emotionale Reaktionen auslösen, wie Paulo Baroso aus MRT-Studien des Gehirns folgert.[428] Der Glaube, man hätte die vollständige Kontrolle darüber, was 86 Milliarden Neuronen im Hirn mit durchdesignten Bildern und durchdesignten Botschaften so anfangen, ist doch sehr naiv.

Sodann gibt es einen Gewöhnungseffekt. Den sogenannten Mere-Exposure-Effekt. Der besagt, dass wir anfangen, Dinge lieber zu mögen, je häufiger wir in Kontakt mit ihnen kommen.[429] Irgendwann fangen wir dann an, komplett überflüssige Produkte zu schätzen, einfach weil sie uns ständig vor die Nase gehalten werden. Auch positive Werbestimuli werden uns immer vertrauter und sympathischer, wie Senka Zekan und Ivonne Zekan schreiben.[430]

Ziemlich fatal kann sich Werbung für Nahrungsmittel auswirken. Untersuchungen zeigen, dass durch die Verarbeitung von Nahrungsreizen starke Reaktionen im Gehirn ausgelöst werden können, egal ob es sich um Gerüche, Geschmäcker oder optische Reize handelt. Das sagen unter anderen Dana Small und Kollegen.[431] Die durch Werbereize losgetretene Belohnungsaktivierung im Gehirn ist bei übergewichtigen und adipösen Menschen besonders hoch, wie Yvonne Rothermund und Kollegen berichten.[432] Entsprechend hoch ist dann der Enttäuschungswert im Hirn, wenn dem visuellen Reiz kein Einwerfen echter Nahrung folgt. Bereits Bilder von appetitlichen Lebensmitteln regen unser Geschmacksempfinden an, das Hirn bastelt sich also schon mal vorsorglich eine Prognose, wie das schmecken wird, was wir da sehen.[433]

Unsere Ernährungswelt ist nicht nur durch die Allgegenwärtigkeit hochkalorischer Nahrung verseucht, sondern auch durch hochtoxische Lebensmittelwerbung.[434] Geworben wird für Zucker und Fett. Oder erinnern Sie sich noch an Ihre letzte Rosenkohlwerbung? Setzen Sie Ihrem Viech aber ständig hochkonzentrierte visuelle Futteranreize vor die Nase, dann schreit es nach Kalorien, bis Ihnen die Ohren klingeln. Die Friss-Alles-In-Sicht-Maschine läuft dann sofort auf Hochtouren. Dabei suggeriert die Werbung, dass der Verzehr von dem ganzen Zeug zu positiven Emotionen führen würde.[435] Noch toxischer wird das Ganze dadurch, dass nicht nur der einzelne Werbespot Propaganda für einen Zuckerkrieg gegen Ihren Körper führt. Es wird auch ein kollektives Bild erzeugt, dass darauf ausgerichtet ist, Ihr grundsätzliches Ernährungsmuster umzustellen. Werbung für Schokoriegel zeigt ja keine Familien, die sich am Sonntag nach dem Braten einen Riegel zum Nachtisch teilen. In der Studie von Jennifer Harris und Kollegen zeigte sich, dass nur 11 Prozent aller Spots für Lebensmittel Szenen am Esstisch oder im Restaurant zeigen.[436] 58 Prozent hingegen zeigen Szenen des Essens zwischendurch. Wenn man das ein paar Tausend Mal gesehen hat, dann glaubt das Hirn irgendwann, dass das Essen zwischendurch normal und unproblematisch sei. Ist es nicht. Diese versteckte Botschaft, dass das Essen zwischendurch normal sei, hat eine Spur in Ihnen hinterlassen. Ganz gleich, was Sie denken, wie resistent Sie gegen Werbung sind. Selbst wenn die Werbung Sie selbst nicht beeinflusst hätte: Wenn die Menschen um Sie herum plötzlich anfangen, Kekse auf Besprechungstische zu stellen oder Ihnen während der Arbeit am Bildschirm etwas vorzuessen, spätestens dann hängen Sie doch mit drin.

Die nächste Werbebotschaft, die sich Ihnen eingräbt, ob Sie wollen oder nicht, ist die Botschaft der Werbung über die Attraktivität realer Menschenkörper. Ihren und meinen. Die versteckte Nachricht lautet: Du bist hässlich! Für Werbezwecke werden nicht nur überdurchschnittlich attraktive Menschen eingesetzt. Die werden zusätzlich grafisch »aufgearbeitet«. Es werden Pickel wegretuschiert, Beine verlängert, Zähne geweißt, gerötete Augen zu leuchtenden Sternen frisiert und was die

Technik sonst noch alles hergibt. Wenn wir attraktive Menschen betrachten, wird das Belohnungszentrum im Hirn aktiviert. Es hat schon seinen Grund, warum in Zeitschriften und Werbespots die Menschen auftauchen, die da eben auftauchen. Zum echten Problem wird das dadurch, dass die Werbung die Anspruchshaltung unserer Gehirne bei der Frage, was denn attraktiv ist, ständig weiter nach oben schraubt. Das wird vermutlich bereits in den nächsten Jahren zum noch größeren Problem, weil man inzwischen per Computer virtuelle Menschen erschaffen kann, die dann noch perfekter sein werden. Noch größere und strahlendere Augen, noch längere Beine, noch mehr Sixpack und noch größere Brüste.

Wir hatten bereits über Prognosefehler unserer Gehirne gesprochen. Unsere Gehirne produzieren ununterbrochen Prognosen über das, was da draußen ist und sein wird. Das hatten wir bereits besprochen. Wahrnehmung hat die Aufgabe, Daten zu liefern, mit denen die Prognosen verglichen werden können. Ein positiver Prognosefehler sagt: »Hey, die Welt da draußen ist cooler als erwartet.« Ein negativer Prognosefehler sagt: »Hey, die Welt da draußen ist übler als erwartet.« Wenn das Hirn seine Erwartungen auf Basis von Werbebildern kalibriert, kann der Anblick eines realen Menschen nur noch Enttäuschung sein: Negativer Prognosefehler. Reale Menschen rennen eben mit realen Gesichtern und realen Körpern durch die Gegend und nicht mit solchen, die per Photoshop auf übernormal hochfrisiert wurden.

Susie Orbach kommt zu der Schätzung, dass Europäer pro Woche mit bis zu 5.000 Bildern von überwiegend weiblichen, idealisierten Körpern konfrontiert werden, die zudem noch grafisch nachbearbeitet sind.[437] Die Werbung baut hier ein Körperkultideal auf, dass systematisch Unzufriedenheit mit dem eigenen Körper produziert. Die massive Forcierung von Bildern idealisierter weiblicher Körper bewirkt insbesondere bei Frauen, dass diese selbst ihren eigenen Körper als Enttäuschung erleben, was zu Scham- und Schuldgefühlen führt, wie Kristen Harrison und Veronica Hefner feststellen.[438] Dianne Neumarkt-Sztainer kommt zu dem Befund, dass 80–90 Prozent der Mädchen und Frauen mindestens hin und wieder unzufrieden mit dem eigenen Körper sind, wobei auch bei Männern der Trend inzwischen in diese Richtung geht. Vor allem der Vergleich zu den sehr schlanken Models bewirkt erhöhte Unzufriedenheit mit dem eigenen Körper, wie Lisa Groesz und Kollegen schreiben.[439] Es dürfte Sie kaum überraschen, dass diese Studie von Lisa Groesz zur Ästhetik von Models in einer Fachzeitschrift über Essstörungen erschienen ist.

Was machen wir nun mit diesen Befunden im Kontext dieses Kapitels? Nun, in diesem Kapitel geht es um Ihre Emotionsarchitektur. Informationen erzeugen Emotionen. Bereinigen Sie Ihr Informationsumfeld, dann bereinigen Sie Ihre Emotionen. Es gibt Myriaden von Studien, die die negative Wirkung von Werbung auf das Wohlbefinden von Menschen nachweisen. Daher tun Sie Ihrer emotionalen Gesundheit einen Riesendienst, wenn Sie Werbung meiden wie die Pest. Grund: Werbung ist die Pest. Im öffentlichen Raum wird Ihnen das nicht gelingen, aber in Ihren eigenen vier Wänden können Sie den Schund aussperren. Wenn Sie irgendwelche Zeitschriften abonniert haben, die den Schund gar zelebrieren, dann bestellen Sie die ab. Investieren Sie in werbefreie Medien. Das Geld, das Sie dafür ausgeben, sparen Sie mehrfach dadurch, dass Sie weniger Mist kaufen. Die wahre Rendite aber sind die besseren Emotionen.

## Digitalfutter

Ein paar Wissenschaftler sind mit Kindern zelten gefahren. Fünf Tage lang. Während dieser fünf Tage konnten die Kinder auf keinen einzigen Bildschirm sehen. Das Ergebnis: Nach den fünf Tagen waren die Kinder besser in der Lage, Anzeichen von Emotionen ihrer Mitmenschen zu erkennen.[440] Direkte, persönliche Kommunikation fördert Kommunikationsfähigkeiten, digital gestützte Kommunikation reduziert sie.[441] Kommunikation wird durch Augenkontakt verbessert.[442] Nicht durch Bildschirmkontakt. Myriaden von Befunden zeigen, dass wir mit persönlicher Kommunikation besser zurechtkommen als mit medial vermittelter Kommunikation. Das ist wenig verwunderlich, da unsere Hirne Millionen von Jahren Zeit hatten, sich an die persönliche Kommunikation anzupassen, aber bisher erst ein paar Jahre, um mit den neuen Kommunikationsmedien zurechtzukommen. Die Art und Weise unserer Kommunikation hat dabei erhebliche Auswirkungen auf unser emotionales Wohlergehen.

Lassen Sie uns das gemeinsam anhand der Nutzung sozialer Netzwerke wie Facebook und Co. etwas genauer beleuchten. Um es vorweg zu sagen: Wenn Sie soziale Medien nutzen, um den Kontakt zu Menschen aufrechtzuerhalten, mit denen der persönliche Umgang zum Beispiel aufgrund räumlicher Distanz schwierig ist, dann ist das eine gute Sache. Freundschaften lassen sich so relativ einfach pflegen, auch wenn persönliche Treffen einmal erschwert sind.[443] Wenn Sie über soziale Medien Erlebnisse mit wahren Freunden teilen, dann ist das eine gute Sache. Wenn Sie über soziale Medien Verabredungen und Aktivitäten mit realen Freunden oder der Familie organisieren, dann ist das eine gute Sache. Wenn Sie über soziale Medien Anschluss an Gleichgesinnte gefunden haben, die Sie emotional unterstützen oder Ihnen wichtige Informationen zur Verfügung stellen, dann ist das eine gute Sache.[444] Schließlich ist gerade das einer der großen Vorteile der sozialen Medien, sich sehr einfach zu neuen Gemeinschaften zusammenzuschließen oder sich Gemeinschaften anschließen zu können.[445] Mihye Seo und Kollegen schreiben, dass vor allem sehr häufige Interaktionen mit einzelnen Freunden und schnelle Reaktionen aufeinander als positive soziale Unterstützung erlebt werden.[446] In Lebensphasen, die größeren realen Stressfaktoren ausgesetzt sind (zum Beispiel Schul- oder Arbeitsplatzwechsel), können Freundschaften in sozialen Netzwerken ein Gefühl emotionaler Unterstützung erzeugen.[447] Daneben nennen Nutzer als weiteren positiven Effekt, dass soziale Medien auch als Quelle der Inspiration genutzt werden können.[448] Hierzu gehören Ideen für die Einrichtung der eigenen Wohnung oder neue Rezepte.[449] Inspiration durch soziale Netzwerke kann dabei helfen, neue Verhaltensmöglichkeiten und Potenziale zu entdecken.[450] Dabei kann ein wenig Neid auf andere sogar motivierend wirken.[451] In dem Umfang, in dem soziale Netzwerke für die aktive Lebensgestaltung in der Realität genutzt werden, können diese auch zur Verbesserung von Emotionen beitragen.

Übersehen wir aber nicht die dunkle Seite der Medaille, die schnell ziemlich dunkel werden kann. So finden sich in sozialen Netzwerken massenhaft Fotos, die von den Betrachtern oft für soziale Vergleiche herangezogen werden. Das Resultat ist dann ähnlich wie das Resultat der Werbung, dass man nämlich zum Beispiel unzufriedener mit dem eigenen Körperbild wird. Oder unzufriedener mit den eigenen Lebenserfahrungen oder Lebensumständen.[452] Hinzu kommt, dass in sozialen Medien mehr und mehr Informationen von Nutzern veröffentlicht werden, die gefiltert und nachbearbeitet sind. Probleme werden verschwiegen, um sich selbst sozial aufzuwerten.[453] Fotos werden nachbearbeitet, um sich selbst attraktiver darzustellen. In der Folge fühlen sich mehr und mehr Nutzer gedrängt, das eigene Leben für die Außendarstellung ebenfalls aufhübschen zu müssen. Da man von anderen nur deren positive Seiten und Erlebnisse dargestellt bekommt, wirkt das eigene Leben in der Folge eher langweiliger und schlechter.[454] Das führt vermehrt zu Neid und damit zu negativen Effekten auf die eigenen Emotionen, was besonders ausgeprägt ist für Nutzer, die vor allem passiv die Informationen anderer Nutzer konsumieren.[455] Auch die Studie von Zhiying Yue und Kollegen zeigt, dass insbesondere die rein passive Nutzung von sozialen Medien negative Auswirkungen auf die Psyche hat.[456] Problematisch ist die Nutzung von sozialen Medien auch dann, wenn man damit entweder die Zeit totschlagen will oder die Medien benutzt, um ein geschöntes Bild von sich selbst zu präsentieren, wie Irfan Süral und Kollegen berichten.[457] Das eigene Leben nur virtuell aufzuhübschen, bringt Menschen definitiv nicht weiter.

In den sozialen Medien wird zudem teilweise derselbe Körperkult zelebriert wie in der Werbung. Inzwischen zeigen eine Reihe von Studien, dass die Nutzung sozialer Medien zu Problemen mit dem eigenen Körperbild und zu Essstörungen führen kann.[458] Vor allem Plattformen, in denen Bilder forciert werden, wie etwa auf Instagram, sorgen für praktisch unbegrenzte Möglichkeiten, sich mit anderen zu vergleichen. Inhaltsanalysen diverser Internetseiten, auf denen unter anderem Ernährungs- oder Fitnesstipps gegeben werden, kommen zu dem Schluss, dass vor allem dünne und durchtrainierte Körper gezeigt werden, die sexuell objektiviert dargestellt werden. Dies verbunden mit Kommentaren, die eher Schuldgefühle bezüglich des eigenen Verhaltens erzeugen.[459] Wenn man liest, dass man mindestens dreimal pro Woche 90 Minuten Muskelaufbautraining machen sollte, dann kann man sich mit zweimal pro Woche 45 Minuten schon als Versager fühlen. Dabei zeigt sich, dass die Betrachtung solcher Inhalte, die sich auf das Aussehen beziehen, bei Frauen zu negativen Stimmungen und größerer Unzufriedenheit mit dem eigenen Körper führt.[460]

Die Nutzung sozialer Netzwerke kann zudem Suchttendenzen zur übermäßigen Nutzung auslösen, angetrieben durch die Angst, etwas zu verpassen. Mit dieser Angst ist das Phänomen gemeint, dass man bestrebt ist, ständig informiert zu sein über das, was andere tun.[461] In der Extremvariante führt das dann dazu, dass man selbst während des Autofahrens ständig nachsehen muss, was die anderen gerade machen. Eigene Entscheidungen werden dann vor allem unter Berücksichtigung dieser Angst getroffen.[462] Man unternimmt also zum Beispiel nichts mehr, bei dem man nicht ständig nachsehen könnte, was die anderen gerade tun. Diese Sucht, immer am Ball bleiben zu müssen, die es im Übrigen auch bei Nachrichtenkonsumenten gibt, kann auch zu depressiver Verstimmung und körperlichen Beschwerden führen.[463] Bei Nutzern, die emotional sehr stark eingebunden sind, kann dies in der Folge zu Schlafproblemen führen.[464] Die Angst davor, etwas zu verpassen, ist ein Treiber sowohl für die Nutzung sozialer Netzwerke im Allgemeinen, für problematisches Nutzungsverhalten als auch für Depressionen und Angst, wie Giulia Fioravanti und Kollegen in ihrer Übersichtsstudie feststellen.[465] In einer Studie mit Studenten im ersten Semester stellen Marina Milyavskaya und Kollegen fest, dass die Angst, etwas zu verpassen, vor allem abends und am Wochenende ausgeprägter auftritt.[466] In einer Untersuchung von Julie Aranda und Safia Baig finden sich Aussagen von Nutzern, die davon berichten, dass sich bei intensiver Nutzung nach einiger Zeit eine Art Phantomschmerz einstellt – hier als das Gefühl, dass da wohl eine Nachricht gekommen sein müsste, obwohl das gar nicht der Fall ist.[467] Steven Chan und Kollegen weisen zudem darauf hin, dass die wiederholte unüberlegte Nutzung sozialer Medien zu Gewohnheitsverhalten führt, welches sich dann der willentlichen Kontrolle entzieht.[468] Gut ist daher, äußere Nutzungsreize möglichst zu unterbinden, also zum Beispiel Benachrichtigungen und Benachrichtigungstöne und -vibrationen auszuschalten.

Über soziale Netzwerke kommt es zudem auch in Bezug auf Emotionen zu diversen Ansteckungseffekten. Wie Kramer und Kollegen schreiben, hängen die Emotionen von Nutzern sozialer Netzwerke davon ab, welche Emotionen andere Netzwerknutzer mitteilen.[469] Coviello und Co-Autoren konnten zeigen, dass bei Regen die veröffentlichten Kommentare der Nutzer negativer wurden.[470] Diese gesteigerte Negativität übertrug sich dann sogar auf Nutzer in Städten, in denen es gar nicht regnete. Auch Sukyoung Choi und Eun-Mee Kim stellen fest, dass sich negative Nachrichten in sozialen Netzwerken negativ auf Emotionen auswirken.[471] Rui Fan und Kollegen zeigen, dass sich Verärgerung sehr leicht über soziale Netzwerke überträgt.[472] Michael Whaeton und Kollegen fanden in ihrer Studie, dass sich auch die Angst vor dem Coronavirus über die Nutzung (sozialer) Medien überträgt.[473] Diese Übertragung von Emotionen ist über drei Stufen nachgewiesen worden, es werden also Emotionen vom Freund des Freundes eines Freundes übertragen.[474] Man fängt sich über soziale Netzwerke also gegebenenfalls Emotionen von Menschen ein, die man nie im Leben gesehen hat und von deren Existenz man nicht einmal weiß.

Sich selbst einer Weltöffentlichkeit mit Texten und Bildern zu präsentieren, lädt finstere Zeitgenossen zudem ein, mit Gehässigkeiten in das eigene Leben einzudringen. Unter dem Stichwort Cybermobbing sammeln sich Berichte über Menschen, die aufzeigen, wie desaströs öffentlich geäußerte Gehässigkeiten auf die eigene Psyche wirken. Durch die Öffentlichkeit der Informationen und die technischen Bedingungen sind verletzende Attacken rund um die Uhr möglich.[475] Geschädigt wird durch aggressive, feindselige und beleidigende Nachrichten.[476] Auch wenn Täter und Opfer nicht am gleichen Ort sind, heißt das nicht, dass die Intensität von Mobbing dadurch geringer wird.[477] Schlimmer noch: Da die Mobber die Konsequenzen ihres Handelns aufgrund der räumlichen Trennung nicht sehen können, entfallen eventuell sogar die sonst noch vorhandenen Hemmschwellen.[478] Opfer von Cybermobbing erleiden diverse gesundheitliche Probleme, Einsamkeitsgefühle und Ängste nehmen zu, ebenso wie depressive Symptome. Besonders schwer betroffen sind dabei jüngere Menschen.

Die Bewegung im Netz ist also mit diversen emotionalen Risiken verbunden. Aus den identifizierten Problemen lassen sich einige recht simple Grundregeln für eine gesunde Teilnahme an sozialen Netzwerken ableiten: Beschränken Sie Ihre Interaktionen auf Freunde und Bekannte, die auch in Ihrem realen Leben eine Rolle spielen. Die Beschäftigung mit Menschen, die auch real wichtig sind, verringert Einsamkeitsgefühle, die Beschäftigung mit Fremden und Promis korreliert hingegen signifikant mit depressiven Symptomen.[479] Beschränken Sie sich auf den Konsum von Informationen von Menschen, mit denen Sie auch real im Austausch stehen, so vermeiden Sie, in die Falle der positiven Realitätsverzerrung zu rennen. Wenn Sie wissen, wie diese Menschen wirklich aussehen und was in deren Leben wirklich passiert, dann können Sie deren Selbstdarstellung im Internet viel besser einordnen. Bei Menschen, die Informationen von vielen Fremden konsumieren, ist eine häufige Nutzung sozialer Medien mit nachteiligen sozialen Vergleichen (die haben es viel besser als ich!) und mehr depressiven Symptomen verbunden.[480] Reduzieren Sie lieber die Zahl der Menschen, deren Informationen Sie verfolgen. Viele enge Kontakte, die Sie auch aktiv pflegen, sind für das eigene Befinden viel besser als viele nichtssagende Kontakte, die keine reale Bedeutung in Ihrem Leben haben.

Lesen Sie ferner keine negativen Nachrichten, suchen Sie lieber nach Dingen, die Sie inspirieren. Wenn Sie nur noch Informationen von

Existenzgründern konsumieren, dann beeinflusst das Ihr Leben ganz anders, als wenn Sie sich den Aposteln des Weltuntergangs anschließen. Und ja, die Welt wird untergehen. In einigen Milliarden Jahren.

Verlieren Sie sich nicht im virtuellen Raum. Setzen Sie sich strikte Zeitlimits, nutzen Sie gegebenenfalls Smartphone-Apps, die Ihnen eine Rückmeldung über Ihre Nutzungszeiten geben. Abhari und Vaghefi kommen zu dem Ergebnis, dass sich Menschen, die ihre Nutzungszeiten im Blick und im Griff behalten, produktiver und zufriedener fühlen.[481] Entwickeln Sie eher eine Freude am Verpassen. In den Zeiten, in denen Sie verpassen, was andere gerade tun, haben Sie die Möglichkeit, mit allen Sinnen selbst etwas zu erleben. Und sei es auch nur die Freude, sich nicht damit zu beschäftigen, was andere gerade tun. Oder die Freude, sich bei einer zeitweiligen Nichtnutzung des Smartphones befreit zu fühlen.[482]

Wenn Sie Informationen über sich preisgeben, schmeißen Sie die nicht der ganzen Welt vor die Füße, kontrollieren Sie, wer welche Informationen von Ihnen sehen darf. Sie tun sich vermutlich einen großen Gefallen, wenn Sie Ihre Informationen privat halten und einzeln darüber entscheiden, wer Ihr Profil, Ihre Fotos und Ihre Nachrichten einsehen darf.[483] Aus Fotos kann man heute mittels Technologien à la Deepfake komplette Pornofilme machen, in denen Sie dann mit Ihren Kindern die Hauptrollen spielen. Die Brunnen, in die man inzwischen fallen kann, sind leider sehr, sehr tief geworden.

Schließlich bleibt natürlich auch die Möglichkeit zur digitalen Entgiftung – Digital Detox! Komplett oder in Teilen. Gemeint ist der völlige oder zeitweise Rückzug aus sozialen Netzwerken. Vor allem die intensive Nutzung sozialer Medien führt dazu, das eigene Leben zu verpassen. Wenn Menschen inzwischen sogar in persönlichen Gesprächen zwischendurch das Smartphone herausholen, dann ist das zudem auch eine klare Ansage an die Gesprächspartner: »Tschuldige mal, ich muss nur kurz schauen, ob ich durch das Gespräch mit dir nicht vielleicht etwas Wichtiges verpasse.« Der Blick auf das Smartphone direkt nach dem Sex ist auch eine prima Nachricht an den Partner: »Hoffentlich habe ich nichts verpasst, als wir eben gevögelt haben!« Eine tolle Maßnahme zur Intensivierung von Beziehungen. Spencer Christensen stellt fest, dass längere Nutzungszeiten sozialer Netzwerkseiten mit einer Verschlechterung von unmittelbaren Beziehungen einhergehen.[484] Während realer Aktivitäten und vor dem Schlafengehen ist die Nutzung sozialer Medien prinzipiell schlecht für die eigene Psyche.

Die Reduktion von Nutzungszeiten sozialer Medien hat sich als sehr positiv für Menschen mit depressiven Symptomen erwiesen.[485] In einem Experiment mit gesunden Probanden wirkte sich eine Reduktion der Nutzungszeiten zudem positiv auf die Lebenszufriedenheit aus.[486] In der Studie von Brown und Kuss führte eine siebentägige Abstinenz zu einer deutlichen Abnahme der Angst des Verpassens. Zudem steigerte sich das Gefühl der sozialen Verbundenheit, und das psychische Wohlbefinden hatte sich verbessert.[487] Mehrere Studien konnten zeigen, dass sich durch zeitlich befristete Facebook-Abstinenz das Wohlbefinden der Probanden verbessert hat.[488] Man muss allerdings zugeben, dass die Befunde bisher nicht ausreichen, um damit einen generellen Detox-Aufruf zu starten, wie Theda Radtke und Kollegen die Studienlage zusammenfassen.[489]

Inzwischen gibt es bereits Angebote für digitale Entgiftungsreisen als neue Urlaubsform. Ist das nicht faszinierend, wie erfindungsreich die Menschheit ist? Früher haben wir Geräte wie den Geschirrspüler erfunden, damit wir mehr Zeit haben, um uns zu erholen. Heute erfinden wir Geräte, von denen wir uns erholen müssen. Özdemir und Goktas zeigen auf, dass die wissenschaftlichen Analysen von Digital-Detox Urlauben gerade richtig in Fahrt kommen.[490] Während noch vor einiger Zeit »Free Wi-Fi« als Schild ausgehängt wurde, um Gäste anzulocken, finden sich inzwischen »Guaranteed Wi-Fi-free zone« Schilder, um dasselbe Ziel zu erreichen, wie Urs Stäheli und Luise Stoltenberg schreiben.[491]

Für den gar vollständigen Ausstieg aus der Welt der sozialen Medien gibt es inzwischen einen schönen Terminus: »Virtueller Identitätsselbstmord«. Ich kann Ihnen versprechen: Tut nicht weh, und der Notarzt kommt auch nicht, falls Sie mal einen Versuch unternehmen wollen.

Fassen wir die Betrachtungen hier zusammen, dann ist das Studienbild zu Informationen, die uns über soziale Netzwerke erreichen, nicht so desaströs wie das Studienbild zur Auswirkung von Werbung. Stunde um Stunde irgendwelchen frisierten Promimist zu konsumieren, macht unglücklich, das schon. Soziale Medien kann man aber sinnvoll nutzen, und sie können einen Glücksbeitrag leisten. Nämlich dann, wenn man aktiv ist, sich mit eher wenigen Menschen verbindet, die auch in der Realität wichtig sind, sich auf positive Informationen konzentriert und sich den Großteil der Welt vom Hals hält. Und wenn man wenig Zeit damit verbringt, dabei aber vor allem eben Zeit zur zusätzlichen Pflege von Beziehungen, die auch real existieren. All das heißt im Umkehrschluss jedoch nicht, dass man bei sozialen Medien überhaupt mitmachen muss, um glücklich zu sein. Muss man nicht. Erinnern Sie sich an die Studie mit den Kindern, die nach ein paar Tagen Zelten ohne Bildschirme besser in der Lage waren, Emotionen ihrer Mitmenschen zu erkennen? Das verrät uns doch so einiges über den Lebenssinn des ständigen Starrens auf Bildschirme und Displays.

# Nachrichtenfutter

Rekordfund von Drogen in Bayern am 15.06.2022. 1.075 Kilogramm Kokain.[492] Bilder von vermummten Polizisten mit Maschinenpistolen. März 2023: Beschlagnahme von 1.200 Kilogramm Kokain bei einem Obsthändler (Kokain ist vegan!) in der Nähe von Berlin.[493] Bilder von vermummten Polizisten mit Maschinenpistolen. Am 12.02.2021 wurden im Hamburger Hafen sogar 16 Tonnen Kokain sichergestellt.[494] Auch damals gab es Bilder mit vermummten Polizisten mit Maschinenpistolen.

Die Frage, die sich mir aufdrängt, ist relativ simpel: Wenn es ständig überall neue Rekordfunde gibt, was sagt das dann über die Wirkung der Rekordfunde auf den Drogenmarkt aus? Nun, wenn man sich den weltweiten Drogenmarkt ansieht, dann sind Rekorddrogenfunde für diesen Markt etwa das, was ein umgekipptes Milchregal bei Aldi Gelsenkirchen für den Weltmilchmarkt ist. Die Zahl der Drogenkranken und -toten nimmt weltweit kontinuierlich zu, in den ärmeren Nationen im letzten Jahrzehnt stärker als in den reicheren. Soweit der Welt-Drogenbericht der Vereinten Nationen.[495] Das ist die Nachricht. Oder, wenn man es anders ausdrücken will: Mit vermummten Polizisten mit Maschinenpistolen ist das Problem nicht lösbar. Das weiß man zwar schon seit der gescheiterten Alkoholprohibition in den USA der 20er- und frühen 30er-Jahre des letzten Jahrhunderts. Das macht aber nix, eine gute Schlagzeile bringt so ein Rekordfund allemal. Die Studie von Kristin Finklea dokumentiert die Gesamtmenge beschlagnahmter Drogen in den USA in den Fiskaljahren 2012 bis 2018.[496] Im genannten Zeitraum waren das etwa 170 Tonnen Kokain, 120 Tonnen Methamphetamin und 35 Tonnen Heroin. Fentanyl taucht in den Statistiken der Beschlagnahme erstmals 2015 mit etwa 31 Kilogramm auf, 2018 waren es dann schon fast eine Tonne, und in 2021 starben allein in den USA 70.000 Menschen an einer Fentanyl-Überdosis.

Die beschlagnahmten Mengen sinken nicht nur nicht, sondern, ganz im Gegenteil, vor allem die synthetischen Drogen sind auf dem Vormarsch. Wenn die Beschlagnahmungen steigen, zeigt das nur, dass der Markt wächst. Es zeigt nicht, dass man etwas Substanzielles dagegen tut. Nachrichten über Drogenfunde, Rekord hin oder her, haben keinerlei Informationswert, sie sind reine Unterhaltungsprodukte. Sie gehören daher nicht in die Nachrichten, sondern in Märchensendungen über das glückliche Königreich Kokanieundnimmerland.

Am 25. Januar 2010 stürzte eine Boeing 737-800 ins Mittelmeer, alle 90 Passagiere kamen ums Leben. Am 12. Mai 2010 verunglückte ein Airbus A330-200 beim Landeanflug auf Tripolis, 103 Insassen starben, einer überlebte. Am 28. Juli 2010 verunglückte ein Airbus A 321-200 beim Landeanflug auf Islamabad. Alle 152 Insassen kamen ums Leben.[497] Die Bilder zu diesen Unfällen sind immer dieselben. Trümmer, verzweifelte Angehörige in Flughafenhallen, Schuldzuweisungen und die Suche nach dem Flugschreiber. Auch diese Nachrichten besitzen keinerlei Informationswert, auch diese Nachrichten sind reine Unterhaltungsprodukte, wenngleich schaurige. Die Wahrheit ist: Die Sterblichkeitsrisiken im Verkehr nehmen seit Jahrzehnten kontinuierlich ab, wie Ian Savage uns vorrechnet.[498] Das gilt für alle Verkehrsarten – vom Auto bis zum Flugzeug. Besonders groß sind die Sicherheitsgewinne im kommerziellen Personenverkehr, also bei Schiffen, Zügen und Flugzeugen. Das ist die eigentliche Nachricht. Die wird aber nicht gesendet. Gesendet wird immer nur die Katastrophe des Augenblicks. Das hat ernste, negative Lebenskonsequenzen. Wer nach einem Flugzeugabsturz in den Nachrichten entscheidet, lieber mit dem Auto 2.000 Kilometer in den Urlaub zu fahren, erhöht nicht seine Sicherheit, er erhöht sein Todesrisiko. Eines der Hauptprobleme der Nachrichtenproduktion besteht im Fehlen der Informationen darüber, was nicht passiert. Wenn man melden würde, wie viele Flugzeuge im letzten Jahr abgestürzt sind und wie viele nicht, würde man unmittelbar sehen, wie gering Flugrisiken sind. Sie persönlich werden auch nicht durch einen Terroranschlag ums Leben kommen, sondern viel wahrscheinlicher dadurch, dass Sie beim Aufhängen Ihrer Gardinen vom Stuhl fallen. Und von dem fallen Sie, weil Sie zu geizig waren, eine trittfeste Leiter zu kaufen. Der gefährlichste Terrorist Ihres Lebens sind Sie und nicht die Vögel von al-Qaida. Sie selbst kommen in den Nachrichten nicht vor, weswegen Sie sich selbst für so ungefährlich halten. Ich muss leider sagen: Das ist eine massive Fehleinschätzung! Nur als kleiner Hinweis: Über Terroropfer wird 4.000-mal häufiger berichtet, als es der Todeswahrscheinlichkeit durch Terror entspricht, über Mordopfer 31-mal häufiger, während die häufigsten Todesfälle (Herz-/Kreislauf-Erkrankungen) in den Medien praktisch nicht vorkommen, wie Hannah Ritchie anmerkt.[499] Sofas und Zigaretten sind tausendfach tödlicher als fanatische Bombenbastler, aber lesen Sie das mal in der Tagesschau vor!

Nun besitzen nicht nur diese ganzen Nachrichten über Drogenfunde, Flugzeugabstürze und Tornados keinerlei Informationswert. Auch die politische Nachrichtenerstattung produziert zu mehr als 95 Prozent eine reine Märchenshow. Wenn Sie sich fragen, was Ihr Leben und das gesellschaftliche Leben in den letzten paar Jahren maßgeblich bestimmt hat, dann fallen Ihnen möglicherweise Covid oder die Entwicklung des Internets ein. Oder Sie stellen fest, dass Menschen in der U-Bahn alle auf ihre Handys starren und dass Menschen selbst beim gemeinsamen Essen nicht mehr miteinander reden, sondern ständig whatsappen. Es sind vor allem technologische Entwicklungen oder größere Umwälzungen wie die durch Covid oder aktuell den Krieg in der Ukraine, die Gesellschaften ständig auf neue Pfade werfen. Daraus folgt auch die Unvorhersehbarkeit politischer Entwicklungen. Philip Tetlock hat dazu eine ganz wunderbare Untersuchung gemacht: Er hat vermeintliche Experten gebeten, Prognosen über politische und ökonomische Entwicklungen abzugeben, und dabei knapp 30.000 Prognosen gesammelt. Dann hat er sich Zeit gelassen und sich angesehen, was wirklich passiert ist. Ergebnis: Wenn Sie eine gute politische Prognose brauchen, würfeln Sie einfach. Das Gequatsche von Politexperten in den Medien ist kein bisschen besser als Ihr Würfel. Wirtschaftsnobelpreisträger Daniel Kahneman legt auch dar, warum das so ist.[500] Demzufolge erfordert die Entstehung von Expertise zwei Dinge: eine Umwelt, die hinreichend stabil ist und auf Regelmäßigkeiten beruht. Und ein langes Training, um genau diese Regelmäßigkeiten zu durchschauen. Ökonomische und politische Entwicklungen sind aber derart komplex und zufällig, dass hier schlicht keine Regelmäßigkeiten existieren, die man erkennen könnte. Kahneman selbst schreibt dazu, dass Politikexperten in einer Prognoseumgebung agieren, die nur Informationen ohne prognostischen Wert ausspuckt. Er folgert, dass sich im Versagen dieser Pseudoexperten die grundlegende Nichtvorhersehbarkeit der Ereignisse spiegelt, die sie zu prognostizieren versuchen. Die Expertenprognosen von Philip Tetlock zeigen ziemlich drastisch, wie recht Kahneman hat. Wenn in den Nachrichten also mal wieder jemand etwas zur künftigen Entwicklung im Nahen Osten, in Russland oder den USA erzählt, dann lauschen Sie Grimms Märchen. Das Strickmuster von diesem ganzen Quatsch ist immer das gleiche. Es werden einige der Öffentlichkeit nicht bekannte Details zu einer plausibel klingenden Geschichte zusammengesponnen. Der Experte ist nicht deswegen Experte, weil er mehr über die Zukunft weiß.

Tut er nicht. Er ist Experte, weil er ein paar irrelevante Details zu einer schönen Geschichte zusammenreimen kann. Wenn Sie Nahostexperte werden wollen, müssen Sie bloß ein paar Namen, Orte und vergangene Ereignisse googeln und diese zu einem plausibel klingenden Märchen zusammenmixen. Mehr braucht es nicht. Machen Sie daraus doch mal einen Spieleabend mit Freunden. Jeder hat zehn Minuten Zeit, sich irgendwelchen irrelevanten Quatsch zusammenzugoogeln. Dann darf jeder fünf Minuten vortragen, und am Ende wählen Sie Ihren »Nahostexperten des Abends«. Das gilt natürlich nicht nur für Prognosen, das gilt auch für Erklärungen dessen, was passiert ist. Denn das, was man vorher nicht prognostizieren konnte, kann man hinterher natürlich auch nicht erklären. Die Erklärungen, die man Ihnen und mir zum Beispiel für Wahlausgänge liefert, sind absurd. Diese Erklärungen sind auch gar nicht dazu da, irgendeine Wahrheit zu vermitteln. Sie sind dazu da, unser Bedürfnis nach Verstehen zu befriedigen. Dieses Bedürfnis ist so ausgeprägt, dass wir lieber Unfug nehmen, als zu akzeptieren, dass wir nicht verstehen, wieso Trump Präsident der USA geworden oder der Krieg in der Ukraine ausgebrochen ist. Der wahre Grund für Letzteres könnte zum Beispiel sein, dass Putin im Alter von acht Jahren von zwei Ukrainern in der Schule gemobbt wurde.

Nachrichten bestehen zu einem höheren Anteil aus zusammenhanglosem, irrelevantem und dann auch noch fehlinterpretiertem Informationsmüll. Das ist aber leider noch nicht alles. Lassen Sie uns die Nachrichten sowohl strukturell als auch psychologisch mal etwas genauer unter die Lupe nehmen. Da ist zunächst zu konstatieren, dass Nachrichten eine massive Negativitätsverzerrung aufweisen. Informationen werden zu Nachrichten, wenn sie negativ genug sind. Das ist das Grundrezept. Durch die moderne Nachrichtentechnik ist die nächste Katastrophe immer nur noch einen Klick entfernt, was Menschen inzwischen in einen historisch einmaligen Daueralarmzustand versetzt.[501]

Günther Lengauer und Kollegen weisen darauf hin, dass sich konfliktbetonte Negativität besser vermarkten lässt als positive Nachrichten.[502] Was unter anderem dazu führt, dass Medienunternehmen, die in Schwierigkeiten stecken, die Negativität ihrer Nachrichten erhöhen. Stuart Soroka und Kollegen weisen darauf hin, dass Nachrichten nicht nur überwiegend schlecht sind, sondern auch im Zeitablauf immer negativer werden. Das führen die Autoren unter anderem darauf zurück, dass Menschen stärker auf negative Nachrichten reagieren als auf gute, sie bleiben damit länger vor dem Bildschirm hängen.[503] Das ist gut für die Einschaltquoten und die Werbeeinnahmen. David Rozado und Kollegen haben die Überschriften von Nachrichten im Zeitraum von 2000 bis 2019 untersucht. Ergebnis: Die Nachrichten sind ständig schlechter geworden, besonders schnell seit 2010. Angst als treibende Emotion der Überschriften ist um 154 Prozent gestiegen und Trauer um 54 Prozent, während emotional neutrale Überschriften deutlich zurückgegangen sind.[504]

Dass Menschen so stark auf negative Nachrichten reagieren, wird unter anderem auf evolutorische Effekte zurückgeführt. Das rechtzeitige Erkennen von Gefahren dürfte für das Überleben höchste Priorität gehabt haben.[505] Die Umgehung von Todesrisiken ist offensichtlich Voraussetzung für das Überleben.[506] Zucker war in der Evolution vorteilhaft. Daraus hat die Süßwarenindustrie ein erfolgreiches Geschäftsmodell gemacht. Negativwahrnehmung war in der Evolution vorteilhaft. Daraus hat die Nachrichtenindustrie ein erfolgreiches Geschäftsmodell gemacht. Nachrichten werden nicht von einem am Gemeinwohl orientierten Ältestenrat Ihres Clans zusammengestellt, um Sie handlungsfähiger und glücklicher zu machen. Sie werden zusammengestellt von Menschen, die damit ihr Geld verdienen und die sich nicht für die Wirkungen ihres Informationsproduktes interessieren, sondern für dessen Rentabilität.

Die ständige Anbetung des Negativen bleibt nicht ohne Folgen. Wie Dagmar Unz und Kollegen feststellen, erzeugt der tägliche Nachrichtenhorror negative Gefühle.[507] Neben Angst und Wut wird vor allem auch die Besorgnis um die soziale Ordnung geschürt. In der Studie von Johnston und Davey zeigte sich, dass der Konsum negativer Nachrichten mit einem Anstieg von Angst und Trauer einherging.[508] Ferner nahm auch der Katastrophengehalt von persönlichen Sorgen zu. Die Nachrichten verschärften also auch die persönlichen Probleme, die nichts mit den Nachrichten selbst zu tun hatten. Das wiederum ist wenig verwunderlich, da man im Hirn nicht zwei getrennte Bereiche für die Verarbeitung von persönlichen und globalen Sorgen hat. In einer Untersuchung des Medienkonsums rund um die Terroranschläge vom 11. September 2001 auf das World Trade Center fanden Edward Blanchard und Kollegen, dass die Menge des Nachrichtenkonsums einen messbaren Einfluss auf die Entwicklung posttraumatischer Belastungsstörungen hatte.[509] Wer sich die Bilder der in die Hochhäuser einschlagenden Flugzeuge wieder und wieder ins Hirn brennt, kann die danach nicht einfach wieder löschen. Das Hirn ist keine Festplatte, die man per Löschbefehl von traumatischen Dateien befreien kann.

Merke: Vermeiden geht vor Verarbeiten. Das gilt für Blei, Rattengift und toxische Informationen gleichermaßen. Was Sie gar nicht erst in Ihren Körper und Ihr Hirn hineinlassen, damit müssen Sie später auch nicht fertigwerden. Meiden Sie vor allem Bilder wie die Pest, da das Hirn Bildern extrem viel Aufmerksamkeit schenkt. Am Weltuntergang ändert sich nichts, wenn Sie dem im Radio lauschen, statt sich Filmberichte anzusehen. Sofern Sie denn gar nicht davon lassen können. An Kriegen ändert sich nichts, wenn Sie sich die nicht als Videoshow ins Gehirn spritzen. An Ihrem Gehirn ändert sich aber wiederum eine Menge. Zu Ihren Gunsten. Gemäß den Angaben des Osloer Friedensforschungsinstituts gab es seit 1960 kein einziges Jahr, in dem nicht wenigstens 20 Kriege oder Bürgerkriege im Gange waren.[510] Überlegen Sie bitte sehr genau, wie viel Raum Sie abgestürzten Flugzeugen, Erdrutschen und Kriegen in Ihrem Hirn und in Ihren Emotionen einräumen wollen. Denn das Ende des Krieges erleben nur die Toten, wie das Sprichwort sagt. Das Sprichwort ist jedoch nicht ganz korrekt. Das Ende erleben nämlich auch die, die ausschalten.

Lassen Sie uns gegen Ende dieser Nachrichtenbetrachtungen nochmals zurückkommen zu der Frage, wofür Ihr Hirn gemacht ist. Ein Zweck Ihres Hirns besteht darin, Sie handlungsfähig zu machen.

Bezüglich der Einschätzung der eigenen Handlungsfähigkeit unterscheiden sich Menschen aber ganz erheblich voneinander. Das zeigte sich im Rahmen der Forschung zum sogenannten Locus of Control, dem Ort der Kontrolle.[511] Hier werden zwei Kontrollorientierungen unterschieden, die interne und die externe. Menschen mit interner Kontrollüberzeugung glauben, selbst über ihr Schicksal zu bestimmen. Menschen mit externer Kontrollorientierung glauben hingegen, dass ihr Schicksal über ihr Schicksal bestimmt. Die Forschung kommt dabei ziemlich eindeutig zu dem Ergebnis, dass Menschen, die an sich selbst glauben, psychisch gesünder und im Leben erfolgreicher sind, wie unter anderen Tsuda, Tanaka und Matsuda feststellen.[512] Das ist wenig verwunderlich, da das Gefühl, einem undurchschaubaren und unbeeinflussbaren Schicksal ausgeliefert zu sein, nun wirklich nicht zum Wohlergehen beitragen kann. An was aber sollte man denn objektiv glauben, welche der beiden Weltsichten ist die korrekte?

Nun, auf diese Frage kann es natürlich keine eindeutige Antwort geben. Also: Haben Sie Ihr Schicksal komplett selbst in der Hand? Antwort: Nein. Wenn in drei Tagen ein Meteorit auf den Radioteleskopen der NASA auftaucht, der 50-mal größer ist als die Erde und uns in sieben Tagen mit 56.000 Stundenkilometern rammen wird, dann ist Ihr Schicksal: 50-mal größer als die Erde und 56.000 Stundenkilometer schnell. Und wird vermutlich nicht von Papageien bewohnt, was aber auch keinen Unterschied mehr macht. Jedenfalls nicht für Sie und mich, für die Papageien schon. Es kann also Dinge geben, die sich unserer Kontrolle entziehen, welche Erkenntnis! Das gilt für alle Menschen. Umgekehrt glauben die meisten Menschen, dass sie zumindest ihre Frisuren selbst im Griff haben. Völlig machtlos ist man also auch nicht. Na ja, bei manchen Frisuren könnte man auch zu einer anderen Schlussfolgerung kommen, aber Sie wissen ja, was ich meine.

Lassen Sie uns festhalten, dass es weder eine völlige Kontrolle noch einen völligen Kontrollverlust gibt. Wo man zwischen diesen beiden Extremen lebt, kann man indessen massiv beeinflussen. Durch Taten wie auch durch Informationen. Womit wir wieder bei den Nachrichten angelangt wären. Die verbreiten negative Informationen ohne Bedienungsanleitung. Während der Coronahochphase, als Menschen plötzlich zu Hause eingesperrt waren, hat man Infektionszahlen und Todesfälle verlesen. Kein Wort aber dazu, was man tun kann, um mit der psychischen Belastung besser fertigzuwerden. Corona hat nicht als Krankheit, sondern als Nachricht eine massive Depressionswelle in der Welt losgetreten. Daher liegt eine Welle der Coronatoten erst noch vor uns, das ist die Welle derjenigen, die so tief in die Depression getrieben wurden, dass die erst in den nächsten Jahren in den Selbstmordstatistiken auftauchen werden. Und erst damit wieder zur Nachricht werden. Das werden vor allem junge Menschen sein.

Krieg? Keine Information, was man tun kann. Klimawandel? Keine Information, was man tun kann. Nachrichten erzeugen eine künstliche Welt des Kontrollverlustes, indem sie ununterbrochen Probleme auftischen, die sich der Einflussnahme des Einzelnen entziehen und die von irgendwo auf der Welt zusammengeklaubt werden. Nachrichten zelebrieren Negativität und erzeugen den Kontrollverlust als Geschäftsmodell. Jean Twenge, Liqing Zhang und Charles Im haben die Entwicklung der Kontrollorientierung junger Menschen in den USA von 1960 bis 2000 untersucht.[513] Das Ergebnis war ein deutlicher Anstieg eines Gefühls von Kontrollverlust über diese vier Jahrzehnte. Das hat sicher viele Gründe. Dass ausgerechnet die ständige Negativverhunzung der Realität durch die Medien nicht zu diesen Gründen gehört, darf man wohl aber guten Gewissens ausschließen.

An dem Tag, an dem ich diese Zeilen schreibe, beherrscht seit einigen Monaten der Krieg in der Ukraine die Nachrichtenlandschaft. Als Kind habe ich noch die Reste des Vietnamkriegs in unserem ersten Fernseher miterlebt. Kaum war der Krieg zu Ende, war auch Vietnam aus den Nachrichten verschwunden. Dann gab es Krieg zwischen Israel und Ägypten, zwischen Pakistan und Indien, es gab den Falklandkrieg, es gab einen ewigen Krieg in Afghanistan. Es gab oder gibt Bürgerkriege in Syrien, der Zentralafrikanischen Republik, dann gab es durchnummerierte Kriege in Tschetschenien oder dem Kongo.

Christian Meier spricht in diesem Zusammenhang vom »Kriegs-Tinnitus«.[514] Ist Ihnen aber schon mal aufgefallen, wie viele Informationen Sie jeweils noch aus den betroffenen Ländern bekommen, nachdem dort niemand mehr durch Granaten oder Raketen umgebracht wird? Exakt das wird mit der Ukraine auch passieren, die Ukraine wird aus den Nachrichten verschwinden. Was außer einem zerstörten Land bleiben wird, sind die Spuren der Angst in den Gehirnen derjenigen, die sich den Terror jeden Abend in ihr Wohnzimmer oder den ganzen Tag auf ihr Handy geholt haben.

Wir haben über die Studien zu den Negativwirkungen der Nachrichten für unsere Psyche gesprochen. Es gibt Myriaden von Studien, die die negative Wirkung von Nachrichten auf das Wohlbefinden von Menschen nachweisen. Was man hingegen nicht findet, sind Studien, die irgendwelche positiven Wirkungen von Nachrichten auf das Wohlergehen feststellen. Nicht einmal Wahlentscheidungen beim Ankreuzen von Wahlzetteln werden durch Nachrichtenkonsum besser. Das liegt schon allein daran, dass Menschen meist ohnehin nur Nachrichten konsumieren, die ihr Weltbild bestätigen.[515] Oder gehören Sie zu denen, die ständig zwischen linken, rechten und Medien der Mitte wechseln, um sich aus allen Perspektiven zu informieren? Dazu gibt es eine wunderschöne Studie von Jeremy Frimer und Kollegen mit Probanden aus den USA. In der Studie zeigte sich, dass sowohl Anhänger der Republikaner als auch Anhänger der Demokraten lieber auf Geld verzichteten, als sich die Meinungen und Argumente der Gegenseite anhören zu müssen.

Sie tun Ihrer emotionalen Gesundheit einen Riesendienst, wenn Sie Nachrichten strikt vorsortieren. Im öffentlichen Raum wird Ihnen das nicht gelingen, aber in Ihren eigenen vier Wänden können Sie den Schund aussperren. Investieren Sie in nachrichtenfreie Medien. Das Geld, was Sie dafür ausgeben, bringt eine großartige Rendite, indem Sie weniger Katastrophe in Ihr Hirn hineinlassen. Falls Sie denken, dass Sie mit einer derartigen Strategie des Ausstiegs allein und somit sozial aussätzig wären, hier ein paar Daten dazu: In einer weltweiten Untersuchung des Reuters Instituts für die Studie des Journalismus stieg die

Zahl der Nachrichtenverweigerer von 2017 bis 2022 weltweit merklich an. In Deutschland ist der Anteil der Nachrichtenverweigerer in diesem Zeitraum von 24 Prozent auf 29 Prozent gestiegen.[516] In Ländern wie Brasilien und Großbritannien hat sich die Zahl der Aussteiger gar verdoppelt auf nunmehr jeweils etwa die Hälfte der Bevölkerung. In einer Untersuchung über den Nachrichtenkonsum zu Beginn der Covidpandemie in den Niederlanden kommen auch Kiki de Bruin und Kollegen zu dem Ergebnis, dass die Zahl der Nachrichtenverweigerer in dieser Zeit zugenommen hat. Und, wichtig zu wissen: Der Ausstieg hatte einen positiven Effekt auf das Wohlbefinden.[517] Die Autoren folgern, dass zumindest der zeitweilige Ausstieg notwendig sein kann, um psychisch gesund zu bleiben.

Wenn Sie erst mal begriffen haben, wie wichtig Ihre Informationsarchitektur für Ihre Emotionsarchitektur ist, dann halten Sie ein mächtiges Schwert in den Händen. Schmeißen Sie Werbung und Nachrichten einfach raus. Suchen Sie aktiv positive Informationen, die Sie vergnügen oder Sie handlungsfähiger machen. Tauchen Sie in Romane oder Fantasyfilme ein oder kaufen Sie sich Bücher von Experten aus Bereichen, in denen es Experten gibt. Bücher über Schlaf, die Psyche, Physik, Kräuteranbau auf dem Fensterbrett oder was immer Sie interessieren könnte. Besorgen Sie sich Informationen, die Ihnen mehr Kontrolle und Handlungsfähigkeit geben. Damit bauen Sie ein starkes Fundament für viel mehr positive Emotionen in Ihrem Leben. Emotionen hat man nicht, Emotionen macht man. Es gibt unter Menschen eine sehr weit verbreitete Angst: Etwas Wichtiges zu verpassen. Ich verspreche Ihnen hier hoch und heilig: Den Weltuntergang werden Sie auch dann nicht verpassen, wenn Sie nicht ständig live dabei sind!

## Ein Emotionslenkrad

Emotionen hat man nicht, Emotionen macht man. Das ist ein starker Satz, oder? Okay, der ist ein wenig übertrieben. Denn dazu ist das Hirn nun doch zu komplex, als dass man jede Emotion direkt steuern könnte. Manche hat man eben doch. Aber selbst dann ist man nicht einfach Opfer, sondern kann ins Lager der Täter wechseln. Es gibt da nämlich einen erheblichen Unterschied zwischen Emotionen haben und Emotionen einfach laufen lassen. Wenn Sie morgens bei der Fahrt zur Arbeit an der Kreuzung geschnitten werden und sich ärgern, dann können Sie durchaus beeinflussen, ob Sie nach fünf Minuten wieder lachen oder sich noch abends im Bett maßlos wütenden Fantasien hingeben. Emotionen sind regulierbar, wenngleich nicht unbegrenzt. Sagt jedenfalls George Loewenstein.[518]

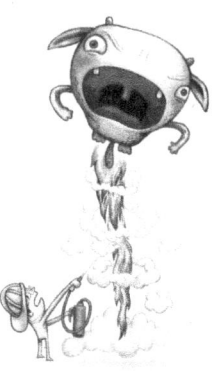

Bei den eigenen Emotionen kann man sehr viel regulieren, viel mehr jedenfalls, als man gemeinhin annimmt. Wie Sander Koole, Thomas Webb und Paschal Sheeran ausführen, findet ein größerer Teil der Regulierung von Emotionen allerdings unbewusst statt.[519] Wir regulieren also immer irgendwie. Kimberly Livingstone und Co-Autoren führen dazu aus, dass ältere Menschen wohl eine höhere Neigung dazu haben, Emotionen positiv zu beeinflussen.[520] Emotionsregulation heißt nicht zwingend, positive Emotionen suchen zu wollen. Auch negative Emotionen können aktiv gesucht werden, wenn damit höhere Ziele erreicht werden. Eventuell steigert man sich dann zum Beispiel in eine Trauer hinein, um sich einer Gruppe trauriger Menschen zugehörig zu fühlen, wie Roni Porat und Co-Autoren argumentieren.[521] Sie sollten vielleicht wirklich nicht versuchen, im Vorfeld wieder besonders heiter zu werden, bevor Sie auf eine Beerdigung gehen und dort dann vergnügt Witze erzählen. Ein anderer Kontext, in dem auch eine negative Emotion eine gute Emotion sein kann, ist Streit.[522] Wenn Sie in geeigneter Situation hinreichend verärgert reagieren, kann das eben auch nützlich sein, weil eine starke emotionale Reaktion zum Ausdruck bringt, dass man nicht weiter versuchen sollte, Sie über den Tisch zu ziehen.

James Gross definiert die Emotionsregulation als einen Prozess, mit dem Menschen beeinflussen, welche Emotionen sie haben, wann sie die haben und wie sie diese erleben und zum Ausdruck bringen.[523] Cathrine Ortner und Kollegen kommen zu dem Schluss, dass Menschen in unterschiedlichem Umfang glauben, ihre Emotionen regulieren zu können.[524] Diejenigen aber, die das glauben, regulieren nicht nur, es geht ihnen damit auch besser.

Wie Reza Ghafur, Guarav Suri und James Gross ausführen, ist das mit der Regulation allerdings nicht immer so einfach.[525] Die Autoren stellen fest, dass Menschen ihre Emotionen oft auch dann nicht regulieren, wenn diese Regulierung gut für sie wäre. Und wenn reguliert wird, wird oft mit schlechten Methoden reguliert, obwohl bessere bekannt sind. Frust in Alkohol zu ersäufen, statt eine Stunde spazieren zu gehen, ist da nur ein Beispiel. Ein anderes Beispiel ist die Musikauswahl. Traurige Menschen wählen häufig traurige Musik und intensivieren damit ihre Traurigkeit oder fallen damit sogar in tiefere Depressionen, wie Yael Milgram und Kollegen beobachten.[526] Elisabeth Arens und Ulrich Stangier führen das darauf zurück, dass Menschen danach streben, sich selbst zu bestätigen.[527] Fühlt man sich also schlecht, will man trotzdem, dass man damit richtigliegt, dass es also gerechtfertigt ist, sich schlecht zu fühlen. Also sucht man eher nach Dingen, die einen weiter in Trauer und Depression gefangen halten. Shen, Labroo und Wyer werfen im Titel ihres Aufsatzes die Frage auf, warum unglückliche Menschen erfreuliche Aktivitäten meiden.[528] Ein irgendwie auch lustiger Befund ist der, nach dem Menschen Langeweile unter anderem auch dadurch regulieren, dass sie nach negativen Erfahrungen suchen.[529] Motto: Ich streite mich lieber, als mich zu langweilen. Wut hingegen steigert sogar explizit die Neigung, nach schmerzvollen Erfahrungen zu suchen.[530]

Menschen geben sich vor allem in der Öffentlichkeit viel Mühe, ihre Emotionen zu regulieren. Mehr jedenfalls, als sie das privat für sich allein tun. Dass man im Kindesalter nicht lernt, dass man seine Emotionen auch regulieren kann und sollte, wenn man allein ist, liegt auch ein wenig in der Logik der Sache. Sollten Mama oder Papa ihre Emotionen reguliert haben, wenn sie jeweils allein waren, kann man sich das als Kind offensichtlich nicht einfach abgucken, da Mama und Papa dann ja beim Regulieren nicht allein gewesen wären. Tatsächlich werden Kinder auch eher ermahnt, Emotionen zu unterdrücken (nicht weinen, nicht schreien ...), als dass man mit ihnen bespricht, wie sie etwa mit Traurigkeit oder Beleidigtsein konstruktiv umgehen können und wie sie mit Emotionen besser fertigwerden, wenn sie allein sind.

Amelia Aldao und ihre Kolleginnen zeigen für mehrere psychische Krankheitsbilder, dass die Regulierungsstrategien immer schlechter werden, je ausgeprägter die Symptome sind.[531] Die Literatur ist sich indessen ziemlich einig, dass die Unterdrückung von Emotionen die schlechteste aller Regulierungsstrategien ist. Eine der vielen Studien, die das belegen, ist die von Khan und Co-Autoren, in der Vietnam-Veteranen bezüglich ihrer Bewältigungsstrategien untersucht werden. Ergebnis: Unterdrückung ist die schlechteste Strategie und sogar mit deutlichen physischen Auswirkungen wie höheren Entzündungswerten verbunden.[532]

Aber lassen Sie uns das Thema nach diesen einführenden Beispielen systematisch angehen. In der Literatur zur Emotionsregulation werden fünf Basistechniken unterschieden. Nach James Gross sind das die Situationsauswahl, die Situationsveränderung, die Aufmerksamkeitslenkung/Ablenkung, die Neubewertung und die Veränderung der eigenen Reaktion.[533] Lassen Sie uns einmal nachsehen, wie die vom Prinzip her funktionieren.

Technik 1 ist also die Situationsauswahl. Wenn Sie sich gar nicht erst in belastende Situationen begeben oder aber belastende Situationen verlassen, müssen Sie diese auch nicht (mehr) emotional verarbeiten. In diese Rubrik fallen zum Beispiel sämtliche sozial verseuchten Situationen. Wenn die Familienfeste wieder und wieder unerträglich sind, dann gehen Sie halt nicht mehr hin. Wenn das Ergebnis stets Frust, Wut und Verletzung ist, dann ist es an der Zeit, die Tradition in den Hintern zu treten und sich zu verabschieden. Noch problematischer, aber gleichzeitig auch noch wichtiger ist die Trennung von gewalttätigen Lebenspartnern. Ximena Arriaga und ihre Kolleginnen zeigen auf, wie verheerend körperliche und psychische Gewalt des Lebenspartners auf die eigene Psyche ist.[534] Die Autorinnen argumentieren weiter, dass das Herunterspielen jeglicher Form von Gewalt gefährlich ist, weil es den Weg in die Eskalation ebnet. Flucht oder Rauswurf sind in der Regel auch die angemessenen Reaktionen auf Alkohol- oder andere Süchte von Lebenspartnern, Familienmitgliedern oder Freunden.

Die Situationsauswahl besteht natürlich nicht nur im Vermeiden negativer Situationen. Sie besteht auch in der aktiven Suche nach positiven Situationen. Gründen Sie eine Spielerunde, schließen Sie sich einem Bowling-Klub an oder gehen Sie auf Mittelalter- oder Rock 'n' Roll-Festivals. Am besten suchen Sie sich einen Typ von Situationen, die Sie mit geringem Aufwand immer wieder kreieren können. Dann fällt es leichter, viele gute Situationen zu erleben. Suchen Sie sich am besten noch Mitstreiter, dann kann man sich bei der Planung und Logistik abwechseln.

Die Situationsauswahl ist die drastischste Variante der Emotionsprophylaxe. Sie ist ein sehr wertvoller Baustein einer Sie stützenden Emotionsarchitektur. Eine Stufe drunter findet sich die Situationsveränderung. Situationsveränderungen hatten wir ja auch beim Thema der Entscheidungsarchitektur schon mehrfach angesprochen. Wenn Sie die offen herumliegende Kekspackung in Ihrer Küche wegräumen, dann ändern Sie die Küchensituation. Und damit Ihr Verhalten. Das geht mit Emotionen auch. Lassen Sie uns das mal an einer Vereinbarung eines Themenverbots festmachen. Wenn sich Manager treffen, gibt es in der Regel ein unausgesprochenes Verbot. Nämlich das Verbot, über Politik zu sprechen. Dieses eine einzige Themenverbot sorgt bereits für deutlich konfliktfreiere Treffen. Wenn es in Ihrem Freundes- und Verwandtenkreis auch Konfliktthemen gibt, dann vereinbaren Sie, dass die in Zukunft ausgeschlossen werden. Jeder, der dagegen verstößt, muss 50 Euro ins Verbotssparschwein stecken. Sie werden sehen, wie schnell das Thema in Vergessenheit gerät. Hier ein Vorschlag: Bei Treffen darf niemandem etwas aus der Vergangenheit vorgeworfen werden. Wenn es ein Problem gibt, darf lediglich besprochen werden, wie das in Zukunft besser organisiert werden kann. Da Vergangenheitsanalysen per Vorwurf niemals zu einem konstruktiven Ergebnis führen, kann man Vergangenheitsanalysen mit guter Begründung auf jeder Verbotsliste ganz oben platzieren.

Wenn Situationsveränderung so nicht gelingt, können Sie ja immer noch gehen. Der Versuch der Situationsveränderung wäre dann lediglich die Vorstufe der Situationsauswahl. Beim Vorliegen eines Alkoholproblems wäre der Versuch der Situationsveränderung dann zum Beispiel das Ultimatum: Du hast zwei Wochen Zeit, dich zum Entzug anzumelden und dich von den üblen Typen zu trennen, mit denen du abhängst. Wenn du das nicht tust, ziehe ich in 15 Tagen aus. Oder besser: Wenn du das nicht tust, werfe ich dich in 15 Tagen raus. Sie haben das Recht auf ein emotional intaktes Leben. Es gibt keinen Grund, sich für andere selbst ans Psychokreuz zu nageln. Zumal das den anderen nicht mal hilft. Verständnis und Unterstützung jenseits einer Hilfe bei der Suche nach einem Therapieplatz helfen Süchtigen überhaupt nicht. Schlimmer noch: Es stabilisiert sie in ihrer Sucht. Nach längeren Zeiten des Zusammenlebens mit Alkoholikern oder anderen Süchtigen brauchen Partner in der Regel selbst therapeutische Betreuung. Wenn Sie betroffen sind, suchen Sie nach Unterstützung. Vielleicht brauchen Sie die als Vorbereitung, um die Situation verlassen zu können. Leben Sie aber unter gar keinen Umständen weiter in unverändert unerträglichen Situationen.

Die Veränderung einer Situation erfordert nicht unbedingt eine Veränderung realer Sachverhalte außerhalb des eigenen Gehirns. Die Veränderung kann auch darauf beruhen, ein vielleicht inzwischen unpassendes Bild einmal ernsthaft daraufhin zu überprüfen, ob es überhaupt noch passt. Oder daraufhin zu überprüfen, ob es jemals passte. Wir rennen mit den alten Bildern in unseren Köpfen durch die Gegend, solange uns nicht auffällt, wie unsinnig die inzwischen vielleicht sind. Das gilt kollektiv genauso wie individuell. Die Menschheit hat einmal kollektiv geglaubt, die Sonne würde sich um die Erde drehen. Scheint aber eher nicht so zu sein. Solche Glaubenssätze schleppen wir indessen alle mit uns herum, zum Beispiel auch dazu, wer wir selbst sind. Das, was in unseren Hirnen dazu herumspukt, ist aber keine objektive Realität. Es ist das, was sich das Gehirn aus Tausenden von Erfahrungen und Erlebnissen selbst irgendwie zusammenspinnt. Wir hatten im letzten Kapitel gesehen, welche desaströsen Auswirkungen Erfahrungen von Missbrauch und Vernachlässigung im Kindesalter auf Menschen haben. Diese Erfahrungen werden als Wertlosigkeit verinnerlicht und damit zur Realität im Kopf. Zusammen mit dem Gefühl, ohnmächtig zu sein. Jennifer Wild schreibt dazu, dass ein wichtiger Ansatz zur Lösung derartiger Probleme darin besteht, sich den Unterschied zwischen damals und heute wirklich klarzumachen.[535] Und damit zu sehen, dass man heute nicht mehr in derselben Rolle der Handlungsunfähigkeit ist, in der man einmal war. Das ändert nichts an der objektiven Situation, in der man gerade ist. Es ändert aber die psychische Situation, in der man sich befindet. Erst die Frage, wer war ich und wer bin ich heute, zeigt, was sich an der Situation seit damals verändert hat. Traurig in diesem Zusammenhang sind die Befunde von Wood und Kollegen, die herausfinden, dass Menschen mit geringem Selbstwertgefühl oft glauben, keine positiven Emotionen verdient zu haben, und daher gar nicht erst versuchen, negative Emotionen loszuwerden.[536]

Neben Situationsauswahl und -gestaltung kommt als Nächstes die Aufmerksamkeitslenkung ins Spiel. Das betont die Frage, womit man sich alternativ beschäftigen könnte. Statt sich der Verzweiflung über eine abgelehnte Bewerbung hinzugeben, könnten Sie auch den Rasen mähen. Das ist vielleicht auch übel, aber anders! Mit etwas Übung finden Sie vielleicht sogar eine Alternative, bei der Sie positive Emotionen erleben.

Schließlich ist Rasenmähen nicht die einzige weltweit bekannte Möglichkeit zum Umgang mit Frust wegen einer abgelehnten Bewerbung.

Eine Technik der Aufmerksamkeitslenkung besteht in der Entscheidung, was man zählt: den Segen oder den Fluch, den Erfolg oder den Misserfolg. In einem Experiment von Robert Emmons und Michael McCullough zeigte sich, dass diejenigen, die angewiesen waren, die positiven Ereignisse des Tages zu zählen, am Ende des Experiments von mehr Wohlbefinden berichteten als die, die ständig zählen sollten, was schiefgelaufen ist.[537] Das Thema hatten wir schon einmal im Kontext mit dem Versuch des kontrollierten Essens. Diejenigen, die dabei jeden Keks als Negativereignis zählen und gegessene Äpfel ignorieren, schneiden psychisch viel schlechter ab als die, die den Apfel als Erfolg zählen und die Kekse ignorieren. In einem Experiment mit Jugendlichen konnte das grundsätzliche Ergebnis bestätigt werden: Wer das Positive zählt, dem geht es besser.[538] Wenn Sie es sich zur Gewohnheit machen, jeden Abend mindestens einen positiven Gedanken oder ein positives Erlebnis in Ihr Notizbuch zu schreiben, dann bleibt das nicht ohne positive Wirkungen auf die Funktionsweise Ihres Gehirns.

Yael Milgram und Co-Autoren kommen zu dem Schluss, dass Menschen insbesondere dann Ablenkungsstrategien einsetzen, wenn sie negative Emotionen reduzieren wollen.[539] Die Ablenkung gilt langfristig als die schlechtere Strategie als die im Folgenden noch zu besprechende Neubewertung, ist dafür aber besser geeignet, kurzfristig auf sehr starke emotionale Herausforderungen zu reagieren, wie Roni Shafir und Kollegen schreiben.[540] In einem Experiment von Clave-Brule und Kollegen sollen Patientinnen in ihrer Anorexia-nervosa-Behandlung notieren, was sie beim Stricken empfanden.[541] Ergebnis: Stricken hat signifikant Ängste und Grübeleien über die eigene Krankheit reduziert. Ablenkung halt. An der alten Weisheit, sich beschäftigt zu halten, um dem Grübeln zu entkommen, ist also durchaus etwas dran. Dabei ist das mit dem Grübeln ohnehin eine ganz eigene Krux. Wie Killingsworth und Gilbert feststellen, denken Menschen im Verlauf des Tages in etwa genauso viel über Dinge nach, die passieren, wie über Dinge, die nicht passieren.[542]

Wie sich zeigt, macht das Nachdenken über Dinge, die gar nicht passieren, überproportional unglücklich. Auch dieser Befund zeigt sehr schön, dass Emotionen keine Reaktionen auf eine objektive Außenwelt sind. Denn wenn einen das Nachdenken über das, was gar nicht ist, unglücklich macht, kann die Welt da draußen, in der das Objekt des Grübelns gar nicht existiert, nicht die Ursache des Grübelns sein.

Die vierte Technik aus unserer Liste bezieht sich auf die Neubewertung. Bei der Neubewertung geht es darum, einer Emotion nicht einfach zu erlauben, sich stundenlang auf dem Sofa rumzulümmeln und einem mit Übellaunigkeit den Tag zu verderben. Irgendwas ist schiefgelaufen. Na und? Erste Frage: Zerstört das wirklich Ihr Leben? Sie stehen im Stau, fünfzehn Minuten Ihres Lebens werden ungeplant verlaufen. Ist das wirklich ein ausreichender Grund für Übellaunigkeit, Frust oder Wut und Aggression? Zur Neubewertung einer Emotion gehört immer auch, sich zunächst die tatsächliche Dimension des Problems klarzumachen. An der Kasse im Supermarkt zwei Minuten warten zu müssen, ist nicht so schlimm wie ein verteufelt schmerzhafter Unterarmbruch, egal wie eilig Sie es haben. Wenn Sie das, was Ihnen da passiert ist, mal mit dem vergleichen, was alles hätte passieren können, wie schlimm ist es dann tatsächlich? Eine der besten Techniken, die zwar indirekt, aber sofort zu einer Neubewertung führt, ist die Entwicklung einer Handlungsstrategie. Wenn Ihr Haus abgebrannt ist, ist das äußerst übel, keine Frage. In dem Augenblick aber, in dem Sie anfangen, nach einem Platz für die nächste Übernachtung zu suchen, ist das Problem nur noch halb so groß. Das liegt einfach daran, dass 86 Milliarden Neuronen im Hirn zwar ziemlich viele sind, es sind allerdings nicht genug, um sich damit gleichzeitig schreckliche Sorgen zu machen und parallel noch kluge Handlungsstrategien auszubrüten. Also stellen Sie Handlungsstrategien auf, das hilft Ihrem Leben und Ihrem Hirn. Eine Bewerbung hat nicht geklappt? Machen Sie sich Gedanken, was Sie daraus lernen können. Schlechte Bewerbungsmappe? Doch erst noch die Software-Schulung? Wenn Sie danach suchen, was Sie lernen können, sind negative Ereignisse schon mal nicht mehr völlig umsonst. Stellen Sie sich vor, wo viele

Menschen heute stehen würden, wenn sie aus dem Scheitern ihrer Diäten gelernt hätten, dass Diäten nicht funktionieren und man lieber etwas anderes versuchen sollte! Scheitern ist immer nur dann wirklich Scheitern, wenn man nichts daraus lernt.

Eine sehr erfolgreiche Form der Neubewertung bezieht sich auf die Neubewertung von Aufregungszuständen. Aufgeregt zu sein, wird von Menschen etwa vor Prüfungen oder vor öffentlichen Reden als extrem stressig und belastend erlebt. Die Aufregung wird als Angst interpretiert. In Experimenten zeigt sich indessen, dass sich das oft relativ simpel ändern lässt. Probanden, die instruiert werden, ihre Aufregung nicht als Angst, sondern als wertvolles Hochfahren des Körpers zwecks Leistungssteigerung zu interpretieren, werden im Anschluss viel besser mit den Situationen fertig. So das Ergebnis zum Beispiel der Studien von Jamieson und Kollegen.[543]

Bryan Denny und Kollegen kommen zu dem Schluss, dass die wiederholte Neubewertung negativer Bilder im Kopf zu lang anhaltenden Änderungen in der emotionalen Verarbeitung führt.[544] Wenn Sie Angst vor Spinnen haben: Fangen Sie damit an, sich Bilder von ganz kleinen Exemplaren anzusehen. Lesen Sie etwas über die über 400 Millionen Jahre alte Entwicklungsgeschichte der Spinnen. Bei Ihrem nächsten Waldspaziergang suchen Sie mal nach einem besonders schönen Spinnennetz. Kognitive Verhaltenstherapien setzen darauf, über eine Veränderung des Wissens zu einer Neubewertung zu kommen, Konfrontationsansätze setzen darauf, die Dosis langsam zu erhöhen, um eine höhere Toleranz aufzubauen. Dabei wird zunehmend auch auf virtuelle Realitäten gesetzt.[545] Üben Sie aber langsam, mit 30 Zentimeter großen Vogelspinnen auf der Nase anzufangen, ist nicht ratsam. Neubewertung braucht Übung und Zeit.

Und schließlich könnten Sie sich natürlich noch fragen, ob das, was passiert, wirklich nur schlechte Konsequenzen hat. Wir hatten weiter vorn über die Fokussierungsillusion gesprochen. Wenn Menschen an Kalifornien denken, denken sie an Sonnenschein, Palmen und die Beach Boys. Aber da gibt's auch Staus auf den Straßen, im Sommer ist es so heiß, dass man nicht schlafen kann, und Erdbeben gibt's gratis noch obendrein. Brett Ford und Allison Troy schreiben, dass sich Perspektivwechsel und Neubewertungen positiv auf Emotionen auswirken.[546] Im Gegensatz dazu hat der Versuch, Emotionen selbst oder Gedanken an Ereignisse zu unterdrücken, grundsätzlich eher negative Konsequenzen. Kurz: Es funktioniert nicht und macht unglücklich. Versuchen Sie jetzt, in den nächsten 60 Sekunden kein einziges Mal an einen Schokoriegel zu denken. Und, Stoppuhr griffbereit? Los geht's!

Einen sehr schönen Einblick in die Wirksamkeit von Neubewertungen vermitteln auch die Hinweise, die Probanden in Experimenten bekommen. Typische Hinweise sind etwa: »Nehmen Sie von Ihren Gedanken und Gefühlen Notiz, ohne darüber zu urteilen!« Oder: »Fragen Sie sich, wie Sie sich fühlen! Was bedeutet dieses Gefühl für Sie?« Oder: »Denken Sie daran, dass Gefühle normale, gesunde, aber auch vorübergehende Reaktionen sind.« Oder: »Gefühle wie Trauer sind einfach physiologische Reaktionen auf Ereignisse. Alle Menschen erleben solche Reaktionen.« Das Erstaunliche daran ist: Solche simplen Einzeiler haben bereits messbar positive Effekte auf die Emotionen der Probanden. Was andererseits vielleicht denn doch wieder nicht so verwunderlich ist. Emotionen sind, wie Gedanken oder Wahrnehmungsinhalte, zunächst einmal nichts anderes als Hirnströme und Neurotransmitter. Sie sind damit aber keine Abbildung einer objektiven Realität. Emotionen sind gelernte Interpretationen von neuronalen Vorgängen im Hirn. In dem Augenblick, in dem man den Emotionen nicht mehr abkauft, dass sie so sein müssen, wie sie sich gerade aufspielen, in dem Augenblick verlieren sie einen großen Teil ihrer dunklen Macht.

Eine in der Ernährungsliteratur mehrfach diskutierte Neubewertung bezieht sich auf die persönliche Neubewertung. Wenn Sie sich vornehmen, sich anders zu ernähren, was heißt das dann? Vor allem: Was spricht dann dagegen, es sich in drei Tagen wieder anders zu überlegen und zur alten Ernährungsweise zurückzukehren? Das ist schließlich das, was all die Menschen machen, die ihre Diäten mittendrin wieder abbrechen. Wer mit dem Rauchen wirklich aufhören will, sollte sich selbst als

Nichtraucher interpretieren und darstellen und nicht als jemanden, der gern mit dem Rauchen aufhören würde. Shaelyn Strachan und Lawrence Brawley haben zwei Studien zur Wirkung von Identitäten auf Verhalten durchgeführt.[547] Die eine bezog sich auf Sportverhalten, die andere auf Essverhalten. Was sich in beiden Fällen zeigte, war, dass diejenigen, die ihre Identität stärker an ihr Verhalten gekoppelt haben, Versuchungen besser widerstehen konnten. Wenn sich jemand als sportlichen Menschen ansieht, dann geht er eher zum Training, als wenn sich jemand als Menschen bezeichnet, der gern Sport machen würde. Sein und tun sind unterschiedliche Dinge. Das gleiche Ergebnis zeigte sich auch in Bezug auf das Essen. Menschen, die sich als gesundheitsbewusste Esser definieren, widerstehen Versuchungen besser als die, die bloß gesünder essen wollen würden. In einer Folgestudie, die sich rein auf das Essverhalten bezog, zeigte sich, dass diejenigen, die ihre Identität an ein gesundes Essverhalten gekoppelt haben, sich auch tatsächlich besser ernährt haben. Diese Ergebnisse sind später unter anderem von Carfora, Caso und Conner bestätigt worden.[548] Vielleicht sollten Sie also erst mal die Person neu bewerten, die Sie gerade dazu bringen wollen, sich besser zu ernähren? Ist das eine Person, die sich gesünder ernähren möchte, oder ist das eine gesundheitsbewusste Person?

Das Identitätsproblem ist vermutlich eines der zentralen Probleme der Diätidee. Diät ist die Idee, mal ein paar Tage, Wochen oder Monate etwas anders zu machen, dann aber wieder zu alten Gewohnheiten zurückzukehren. Das aber ist per se ein albernes Hirngespinst. Bei gesunder Ernährung geht es um ein Lebenskonzept und darum, welches Verhältnis man zu sich selbst hat. Diät sagt: Ich habe das Recht auf Bier und Pommes, muss mich jetzt aber mal eine Weile selbst foltern. Das halte ich schon irgendwie aus, danach kommt ja das richtige Leben zurück. Das kann natürlich nur scheitern, da das, was Sie da tun, im krassen Gegensatz zu Ihrem wahren Selbstverständnis als Pommesjunkie steht. Es hilft daher enorm, erst mal über sich selbst und das Selbstbild nachzudenken statt über das Essen. Wenn Sie sich, sofern noch nicht geschehen, in Zukunft als Mensch definieren, der sich gesundheitsbewusst ernährt, dann hilft das viel mehr, als sich bloß vorzunehmen, mehr gesunde Lebensmittel zu essen. Im ersten Fall ist das Essen gesunder Lebensmittel das, was Sie ausmacht. Im zweiten Fall ist es bloß irgendwas, was sie halt machen könnten. Oder eben auch nicht. Ich möchte, sollte, müsste: Bullshit! Das bewirkt gar nichts, es nervt nur ein paar Tage, ehe man es über Bord wirft.

Bei der Regulierung von Emotionen besteht natürlich auch die Gefahr der Fehlregulierung. Wie Thomas Webb und Kollegen schreiben, sind der Neubewertung von Ereignissen Grenzen gesetzt.[549] Nicht alle Menschen können alle Ereignisse erfolgreich neu bewerten. Hinzu kommt noch, dass eine erfolgreiche Neubewertung sogar selbst schädlich sein kann. Wenn man zum Beispiel anfängt, sich das Leben mit einem Alkoholiker schönzureden (er ist ja sonst auch sehr liebevoll, er gibt sich doch auch viel Mühe), dann ist das eine dysfunktionale Neubewertung einer unerträglichen Situation. Eine solche Situation muss man verändern oder, wenn das nicht möglich ist, verlassen. In der Praxis scheitert die Neubewertung aber wohl meist daran, dass sie nicht immer so simpel ist und man Kraft dafür aufwenden muss.[550]

Nun haben wir unseren Fünferkatalog fast durch. Situationsauswahl, Situationsveränderung, Aufmerksamkeitslenkung und Neubewertung. Fehlt noch eine Variante. Das ist die Reaktionsveränderung. Reaktionsveränderung ist besonders in unmittelbaren sozialen Situationen sehr hilfreich. Wenn die Emotionen im Streit hochkochen, ist es extrem hilfreich, wenn zumindest einer der Streithähne zwischendurch einen Gang runterschalten kann. Derjenige, der das tut, hat dadurch nicht unmittelbar bessere Emotionen. Aber er sorgt dafür, dass seine eigenen und die des anderen nicht weiter eskalieren.

# Feinjustierung

In diesem Buch lesen Sie mehrfach eine Zahl: 86 Milliarden. Das ist die derzeitige Schätzung der Anzahl von Neuronen im menschlichen Hirn.

Alles, was Sie fühlen, riechen oder sehen, sind nichts anderes als Schaltmuster dieser 86 Milliarden Neuronen. Auch Ihre Emotionen sind nichts anderes als solche Schaltmuster. Sehen wir uns mal ein hypothetisches Gehirn an, ein sehr, sehr simples. Nehmen wir an, dass dieses Gehirn nur ein einziges Emotionsneuron hat. Neuronen können senden, oder sie können es lassen. Ein oder aus. Mehr geht nicht. Ein Hirn mit nur einem emotionalen Neuron könnte also nur zwischen positiv und negativ unterscheiden, es könnte aber keinen Unterschied zwischen Ärger, Wut und Frustration erzeugen. Ein Mensch mit nur einem Emotionsneuron würde nur positiv und negativ als Emotionen kennen. Das würde die Steuerung von Emotionen ziemlich schwierig machen. Denn wenn man nicht weiß, ob man wütend, verärgert oder frustriert ist, dann ist es schwer herauszubekommen, was der Grund für die negative Schaltung des Emotionsneurons ist. Und es ist noch schwieriger, etwas dagegen zu tun. Mehr Neuronen zur Verfügung zu haben, ist also prinzipiell vorteilhaft, weil man Emotionen dann besser differenzieren kann, weil man sie dann besser steuern kann. Wenn Sie nur drei Neuronen zum Sehen hätten, würden Sie auch nicht sonderlich scharf sehen. Mehr ist also tendenziell besser, für die Wahrnehmung genauso wie für die Produktion von Emotionen.

Mehr ist aber nur prinzipiell besser, es führt nämlich auch zu zusätzlichen Problemen. Je komplexer die neuronalen Schaltmuster im Gehirn werden, desto eher kann es auch zu Fehlinterpretationen kommen. Berühmt in diesem Zusammenhang ist ein Experiment von Donald Dutton und Arthur Aron.[551] Die haben eine attraktive Frau als Interviewerin eingesetzt. Befragt wurden Männer, die gerade dabei waren, Brücken zu überqueren. Die Männer haben Bilder gezeigt bekommen, zu denen sie eine Geschichte erzählen sollten. Was sich dramatisch unterschied in dem Experiment, war die Art der Brücken. Ein Teil der Männer wurde bei der Überquerung von Brücken befragt, die einem schon beim Betrachten das Herz in die Hose rutschen lassen. Stellen Sie sich einfach tiefe Abgründe und filigrane Hängebrückenkonstruktionen vor. Die anderen wurden auf stabilen, breiten Betonbrücken befragt. Ergebnis: Die

Männer, die auf der gefährlichen Brücke befragt wurden, erzählten mehr erotische Geschichten zu den Bildern und haben häufiger versucht, privaten Kontakt mit der Interviewerin aufzunehmen. Die Interpretation: Die Männer haben die Angsterregung durch die gefährliche Brücke mit sexueller Anziehung und Erregung verwechselt.

In einem ähnlichen Experiment wurde jungen Leuten in unterschiedlichen zeitlichen Abständen nach dem Sport ein Film mit teils erotischem Inhalt gezeigt.[552] Bei dem Film handelte es sich um »A Girl on a Bike« mit Alain Delon und Marianne Faithfull. Ergebnis: Zwei von drei Gruppen fanden den Film nicht sonderlich erotisch, eine Gruppe schon. Gruppe eins sah den Film direkt nach dem Sport und fand den Film nicht erotisch. Gruppe drei sah den Film lange nach dem Sport und fand den Film auch nicht erotisch. Gruppe 2 sah den Film eine Weile nach dem Sport und fand den Film erotisch. Die Interpretation: Gruppe 1 war kurz nach dem Sport noch in einem höheren physischen Erregungszustand. Den Mitgliedern dieser Gruppe war aber klar, dass der höhere Erregungszustand auf den Sport zurückzuführen war und nichts mit dem Film zu tun hatte. Bei den Mitgliedern der Gruppe 3 war der physische Erregungszustand bereits abgeklungen, der Film selbst wurde auch nicht als erotisch wahrgenommen. Anders in Gruppe 2. Dort war der physische Erregungszustand nur oberflächlich abgeklungen. Die Mitglieder dieser Gruppen waren sich nicht darüber klar, dass sie noch in einem höheren Erregungszustand waren, als sie den Film sahen. Daher schrieben sie ihren noch vorhandenen, aber unbewussten Erregungszustand dem Film zu.

Diese Studien liefern einen Einblick in ein fundamentales menschliches Problem, nämlich zu wissen, welche Emotion man wirklich und aus welchen Gründen gerade hat. Wenn Sie also ganz selbstverständlich davon ausgehen, dass Sie wissen, welche Emotion Sie in einem bestimmten Augenblick haben und wieso sie die haben, dann ist das vermutlich nur eine Einbildung. Das kann richtig oder auch komplett falsch sein. Das liegt einerseits daran, dass Emotionen keine Fingerabdrücke haben. Eine Emotion wie Wut kann einmal aus Aktivierungsmuster A Ihrer Neuronen bestehen und ein anderes Mal aus Aktivierungsmuster B. Ihre Wut in Situation A ist daher neurologisch eine andere Wut als die in Situation B. Das führt auch dazu, dass man Emotionen in anderen Menschen nicht halb so gut lesen kann, wie man sich das gern einbildet, wie unter anderem Hillel Aviezer schreibt.[553] Das Problem der Uneindeutigkeit dabei ist, dass es leicht zu Verwechslungen kommen kann, nicht nur beim Lesen der Emotionen anderer Menschen, sondern auch beim Lesen der eigenen. Denn auch Frustration in C ist anders als Frustration in D. Und Ärger in E ist anders als Ärger in F. Dabei kann es dazu kommen, dass es Formen von Ärger und Frust gibt, die sich untereinander ähnlicher sind als zwei unterschiedliche Formen von Frust oder zwei unterschiedliche Formen von Ärger. Ihr Hirn muss daher seine eigenen emotionalen Aktivierungsmuster interpretieren, um herauszubekommen, ob Sie gerade verärgert oder frustriert sind. Da weder Frust noch Ärger, noch irgendeine andere Emotion ein eindeutiges Muster in Ihrem Hirn haben, kann Ihr Hirn bei der Identifikation von Emotionen dieselben Fehler machen wie bei der Wahrnehmung. Ärger ist nicht einfach objektiv da, Ärger ist eine Interpretation Ihres Hirns von einem bestimmten Aktivierungsmuster. Oder, um es anders zu sagen: Ihr Hirn konstruiert Ihren Ärger auf Basis der verfügbaren Signale Ihrer Neuronen sowie der Signale Ihres Körpers. Das kann eine Fehlkonstruktion sein. Behalten Sie also besser im Hinterkopf, dass Gehirnaktivitäten ein Zusammenspiel elektrischer Impulse und Neurotransmitter sind. Sie sind mit Sicherheit keine getreuen Abbilder einer objektiven Realität. Sagte ich bereits an anderer Stelle. Mehrfach, ich weiß. Ist aber enorm wichtig, bitte verzeihen Sie mir daher die Wiederholungen. Dass Emotionen keine Realitätsabbildungen sind, sehen Sie schon daran, dass manche Menschen halb durchdrehen, wenn es an der Kasse im Supermarkt mal wieder etwas länger dauert, während andere träumend aus dem Fenster sehen. Ob man auf das Warten an der Kasse mit Langeweile, Wut oder heiterem Gleichmut reagiert, liegt weder an der Kasse noch an der Wartezeit. Zum Beispiel stellen Kuppens und Co-Autoren in ihrer Untersuchung fest, dass einige Menschen schon wütend werden, wenn ihnen äußere Widrigkeiten begegnen, andere aber erst dann, wenn sie zusätzlich noch annehmen, dass die äußeren Widrigkeiten absichtlich ihnen gelten.[554] Wuthypochonder interpretieren Regen als Racheakt, der sich gegen sie persönlich richtet. Emotionen sind mithin Interpretationen innerer Vorgänge, die das Hirn konstruiert. Es ist nicht verboten, an Supermarktkassen wütend zu werden, es ist aber auch kein Naturgesetz, das unbedingt so eingehalten werden muss. Dabei ist die Wut an der Supermarktkasse nicht nur kein Naturgesetz. Sie ist auch keine universelle Emotion.[555] Wären Sie unter buddhistischen Mönchen in einem tibetischen Kloster aufgewachsen, wüssten Sie möglicherweise nicht einmal, was Wut überhaupt ist.

Woher wissen Sie, was ein Fußball ist? Weil Ihr Hirn das gelernt hat, und zwar über statistisches Lernen. Zur Wiederholung: Beim statistischen Lernen geht das Hirn ganz simpel vor: Es registriert, welche Signale immer zeitgleich auftreten. Da ein Fußball schwarze und weiße Bildpunkte erzeugt, die auch dann weiter zusammen auftreten, wenn man den Fußball wegschießt, zieht das Hirn irgendwann die Schlussfolgerung, dass diese Bildpunkte zusammengehören, also ein Objekt kennzeichnen. Dass man dieses Objekt dann als »Fußball« bezeichnet, ist etwas, was Ihr Hirn auch aus Zusammenhängen lernt. Als Kind hören Sie das Wort »Fußball« nämlich sehr viel häufiger, wenn Sie auch einen Fußball sehen, als wenn Sie keinen sehen. Daher gehört auch das Wort »Fußball« dann irgendwann zu Ihrer Vorstellung davon, was ein Fußball ist. Sie lernen also eine Art Definition dessen, was ein Fußball ist.

Woher aber wissen Sie, was die Emotion »Glücklichsein« ist? Nun, auch diese Emotion ist erlernt.

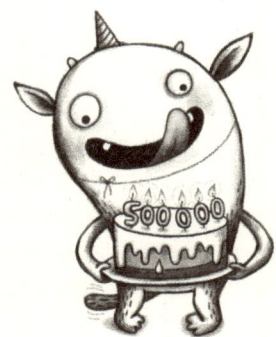

Glücklichsein setzt wohl mit Sicherheit einen positiven Affekt voraus, wobei man Affekte als Grundbausteine von Emotionen ansehen kann. Affekte können positiv oder negativ sein, stark und schwach. Aber Affekte sind nicht gut »ausgearbeitet«, sie sind noch keine Emotionen, dafür fehlt der Feinschliff. Beim Glücklichsein haben Sie vermutlich eine relativ detaillierte Vorstellung davon, was alles dazugehören würde, um glücklich zu sein. Das, was für SIE alles dazugehört, ist aber nicht notwendigerweise dasselbe, was für mich dazugehört. Glücklichsein, aber auch Wut, Trauer und jede andere Emotion sind gelernte und aus der Erfahrung teils einfach auch nur zusammengeschusterte Emotionen. Die kann man so lassen, wie sie sind. Oder man kann sie überarbeiten. Dieser Überarbeitung wollen wir uns im Folgenden widmen.

Da das alles vermutlich ziemlich befremdlich klingt, lassen Sie uns mit einem anderen Beispiel beginnen. Mit einem Beispiel aus der Wahrnehmung. Wenn Sie sich Menschen in einem Eiscafé im Sommer ansehen, dann hängt das, was Sie sehen, davon ab, was Sie gelernt haben zu erkennen. Jemand, der sich intensiv mit Mode beschäftigt, wird vielleicht die tollen Schuhe oder das tolle Hemd sehen. Jemand, der sich mit Mimikry beschäftigt hat, also dem Nachahmerverhalten von Menschen im Kontakt mit anderen Menschen, wird sehen, welche Paare sich im Verhalten gegenseitig nachahmen und welche nicht. Nachahmung signalisiert Zugehörigkeit und Nähe. Der eine Beobachter sieht schöne und hässliche Kleidung, der andere sieht intakte und zerrüttete Beziehungen. Was man sieht, hängt davon ab, was man weiß und was einem wichtig ist. Indem man sich besser informiert, kann man mehr sehen. Wenn Sie sich etwas mit Pflanzenkunde beschäftigen, sehen Sie anschließend beim Spaziergang mehr als einfach bloß unterschiedliche Nuancen von Grün wie bisher.

Genauso können Sie neue Nuancen an Emotionen entdecken oder sogar komplett neue Emotionen kreieren. Wenn Sie sich eingehender mit dem Kassärger auseinandersetzen, dem Ärger beim Warten an der Supermarktkasse, könnten Sie zum Beispiel zu folgender Schlussfolgerung kommen: Kassärger ist nicht mal zu 1 Prozent so schlimm wie

Entlassärger. Weil Kassärger so viel weniger schlimm ist als Entlassärger, gehören beide ab sofort nicht mehr zur selben Emotionsfamilie. Kassärger gehört ab jetzt zur Familie der Kleinzeckenemos, einer Emotionsgruppe, der man seine Lästigkeit nicht völlig absprechen kann, die aber auch nicht wichtig genug ist, um ihren Mitgliedern die eigene Lebensqualität zu opfern.

Indem Sie sich einen neuen Begriff für eine Emotion überlegen und mit detailliertem Inhalt füllen, kreieren Sie eine neue Emotion, die Sie so vorher noch nie gehabt haben. Maria Gendron und Kollegen zeigen, dass die Wahl von Begriffen die Wahrnehmung von Emotionen beeinflusst.[556] Nachdem Sie meine obigen Ausführungen zum Vergleich von Kassärger und Entlassärger gelesen haben, werden Sie nur noch sehr schwer in der Lage sein, beim nächsten Warten an der Kasse denselben Ärger zu empfinden, den Sie dort vielleicht bisher empfunden haben. Jared Torre und Matthew Lieberman stellen fest, dass das Neubenennen zu ähnlichen Wirkungen führt wie die explizite Regulierung von Emotionen zum Beispiel durch Neubewertung.[557]

Wenn Sie Opfer von Selbsthasstiraden sind, dann fangen Sie bitte an, sich das genauer anzusehen. Sie fühlen sich zu hässlich? Wie Sie inzwischen wissen, liegt der Grund nicht darin, dass Sie wirklich hässlich sind, sondern darin, dass Ihnen so lange eine per Photoshop virtuell erzeugte BMIdeologie vorgesetzt wurde, bis sich Ihr Hirn nicht mehr wehren konnte. Ist das, was Sie da fühlen, wirklich Selbsthass, oder ist es nicht viel eher Bulimiemodelwut? Oder Bushaltestellenplakataggression? Mich jedenfalls machen diese unterernährt-faschistoiden Bilder, die mir überall entgegenschauen, sehr viel aggressiver gegen die, die diese Bilder überall hinhängen, als gegen mich. Ich bin auch nicht im Mindesten verpflichtet, diesen Müll einfach hinzunehmen. Jedes hingeschmierte Graffito ist der Ästhetik von diesem Schund meilenweit überlegen. Ich möchte nicht aussehen wie ein Graffito, aber ich muss mit Sicherheit auch nicht aussehen wie die ganzen Hungerhaken im Jugendwahn. Einem Wahn, dem die abgebildeten Models übrigens später unter Umständen selbst zum Opfer fallen.

Nun haben wir uns auch hier nicht im luftleeren Raum meiner eigenen Gedanken bewegt, sondern im Bereich der Neurowissenschaften. Die zeigen nämlich, dass die Erhöhung des emotionalen Differenzierungsvermögens dazu führt, dass es Menschen besser geht. In einer Studie hierzu kommen Barett und Co-Autoren zu dem Ergebnis, dass diejenigen, die ihre Emotionen feiner differenzieren können, diese auch besser regulieren können.[558] In einer anderen Studie kommen Richard Pond und Co-Autoren zu dem Ergebnis, dass Menschen, die ihre Emotionen besser differenzieren können, bei Wut weniger zu aggressivem Verhalten neigen als Menschen, die nicht gut differenzieren können.[559] Die Fähigkeit, Emotionen differenzieren zu können, ist dabei nicht nur von Person zu Person unterschiedlich, sondern auch von Situation zu Situation. In der Studie von Emre Demiralp und Kollegen zeigte sich, dass depressive Menschen insbesondere negative Emotionen nicht mehr differenzieren können, es ist dann einfach alles tiefschwarz.[560] Im Sprachgebrauch zeigt sich das dann an Wörtern wie »immer« und »nie«. Ich habe *immer* Pech, und mir passiert *nie* etwas Schönes. Du hörst mir *nie* zu und benimmst dich mir gegenüber *immer* wie ein Arschloch.

Was können Sie aus diesen Betrachtungen mitnehmen? Nun, mit Sicherheit, dass Emotionen keine unveränderlichen Fixsterne sind. Sie müssen nicht zu Ihren Emotionen hinaufschauen und sich deren fernem Glanz unterwerfen. Die stehen nicht über Ihnen, vielmehr sind sie das Ergebnis der Konstruktionsleistungen Ihres Gehirns. Sie haben keine Emotionen, Sie machen sie. Und dabei sind Sie nicht darauf beschränkt, nur solche Emotionen zu kreieren, die Sie bereits kennen. Sie können auch neue produzieren oder alten einen neuen Anstrich verpassen. Sie können eine Emotion dafür entwickeln, wie es ist, in einer lauen Augustnacht bei Mondenschein Primzahlen durch Pi zu dividieren. Wie wird sich Augumoprimpi wohl für Sie anfühlen? Ambitionierte Architekten wollen etwas völlig Neues erschaffen. Das dürfen ambitionierte Emotionsarchitekten auch!

# Prognosevorbereitung

Beim Profitennis werden die Bälle elend schnell geschlagen. Wieso treffen die Spieler diese Bälle dann trotzdem so oft? Weil sie so tolle Reaktionen haben? Nein, die Reaktionen allein wären dazu zu langsam. Das Thema hatten wir schon einmal an anderer Stelle: Das Hirn ist eine Prognosemaschine. Wahrnehmung ist kein passiver Prozess, bei dem das Hirn einfach irgendwelche Daten nimmt, die von den Sinnesorganen geliefert werden, und daraus ein getreues Abbild der Realität erstellt. Es funktioniert andersherum: Das Hirn erstellt zunächst eine Prognose, was da draußen, außerhalb der finsteren Höhle des Schädelknochens, ist. Für die Prognose nutzt das Hirn alles, was es unter anderem an Erfahrungen gesammelt hat, und baut das zum Beispiel in Form von Analogien in die Prognosen ein.[561] Die Daten, die die Wahrnehmung liefert, sind lediglich dazu da, die Richtigkeit der Prognose zu prüfen.

Würden unsere Hirne nicht prognostizieren, könnten wir nicht in der Geschwindigkeit Tennis spielen, in der wir es tun. Nun gut, ich nicht, aber prinzipiell. Wenn es keine Prognose gäbe, hätten wir keine Erwartung darüber, was der andere Spieler da zu uns rüberspielt. Wenn wir bei jedem Aufschlag erst herausbekommen müssten, dass das kein Kanarienvogel, kein Zitronenkuchen und auch kein kleines, gelbes Krokodil ist, dann wären wir viel zu langsam, um einen harten Aufschlag zu retournieren. Nur weil unser Hirn annimmt, dass das ein Tennisball ist, und nur weil unser Hirn prognostiziert, dass der sich vermutlich so bewegen wird, wie Tennisbälle das nun einmal tun, können wir schnell genug zur Stelle sein.

Die Hauptaktivität unserer Hirne ist also die Prognose, nicht die Wahrnehmung. Wahrnehmung dient nur der Überprüfung von Prognosen. Anil Seth nennt das, was in unseren Hirnen passiert, eine kontrollierte Halluzination.[562] Unsere Hirne spinnen sich die Welt da draußen zurecht. Das ist die Halluzination. Erst wenn die Daten gegen eine bestimmte Halluzination sprechen, denken sich unsere Hirne eine neue

Halluzination aus. Das geht so schnell, dass wir nicht merken, dass immer erst die Halluzination da ist, ehe die Wahrnehmung mit ihren manchmal lästigen Daten dazwischenfunkt. Damit ist auch klar, warum Träume manchmal so abgedreht sind. Träume sind eigentlich das, was das Hirn ununterbrochen produziert. Im Schlaf fehlen bloß einfach die Daten der Wahrnehmung. Daher bleibt das Geschehen im Traum so losgelöst von dem, was unsere Wahrnehmung ansonsten als zu unwahrscheinlich abtun würde.

Wenn die Daten, die die Wahrnehmung liefert, nicht zur Prognose passen, erleben wir einen Prognosefehler. Der kann üble Folgen haben. In den letzten Jahren kam es vermehrt zu Unfällen mit älteren Menschen auf Fahrrädern. Der Grund ist ein Prognosefehler. Sieht man mit den Erfahrungen der letzten 50 Jahre einen älteren Menschen auf einem Fahrrad, baut das Hirn daraus die Prognose: »Bis der hier ist, bin ich längst weg, da ältere Menschen auf Fahrrädern langsam sind.« Das Problem dabei ist, dass E-Bikes auf 100 Meter Entfernung genauso aussehen wie normale Fahrräder, aber viel schneller sind. Der Wahrnehmungsinhalt »Alter Mensch auf Fahrrad« führt zur Prognose, dass es noch ewig dauert, bis der hier ist. Da man der Prognose vertraut, überprüft man die nicht mehr. Das Ergebnis ist ein älterer Mitbürger, der das nächste Jahr im Krankenhaus verbringt. Würden unsere Gehirne nicht prognostizieren, wären wir zwar mehr oder weniger lebensunfähig, aber solche Unfälle würden dann auch nicht mehr passieren.

Wahrnehmungsdaten dienen also nur der Überprüfung von Prognosen. Prognosen sind das, was wichtiger ist und was mehr Rechenkapazität im Hirn verbraucht. Sind die Daten nun schlechter als die Prognose, erleben wir eine Enttäuschung, andernfalls eine positive Überraschung. Ob ein Ereignis eine Enttäuschung, eine positive Überraschung oder ein neutraler Vorgang ist, hängt demnach nicht nur vom Ereignis ab. Es hängt genauso von der Prognose ab. Und hier liegt wieder eine verborgene Krux der Menschheit vergraben. Wir lassen unsere Hirne beim Prognostizieren allein und erleben dadurch viel mehr negative Prognosefehler, also Enttäuschungen, als notwendig und überhaupt sinnvoll sind. Oben hatten wir über den Konsum von Werbung gesprochen. Das Übermenschenideal der perfekten Werbekörper schraubt unsere Erwartung daran, wie wir selbst aussehen sollten, dramatisch nach oben. Wenn wir dann in den Spiegel sehen oder auf der Waage stehen, erleben wir eine bittere Enttäuschung. Und je tiefer sich die optischen Übermenschen der Kosmetik- und Modeindustrie in unsere Prognosen drängen, desto enttäuschter sind wir von uns selbst. Im Gegensatz zum Nationalsozialismus definiert sich die neue Herrenrasse nicht über Hautfarbe oder arische Abstammung, sondern über Jugend, Beinlänge, BMI und Symmetrie der Gesichtszüge. Die Produktion von schweren Enttäuschungen in den Hirnen der Konsumenten ist dabei keineswegs eine unerwünschte Nebenwirkung. Vielmehr ist es das fundamentale Geschäftsmodell, da ebenjene Prognosefehler die Hoffnung auf Abhilfe schüren. Die Abhilfe steht freundlicherweise bereit: Ihr sympathischer Kosmetikkonzern aus der Nachbarschaft. Durch die teure Creme, das überteuerte Rasierwasser, den Lidschatten oder was immer Ihnen an unnützem Zeug dazu einfällt.

Eine der wahren Künste eines Lebens im Wohlsein besteht nun darin, die Prognosen unserer Hirne nicht sich selbst zu überlassen. Die Idee der Prognoselenkung können Sie auf jeden beliebigen Lebensbereich übertragen. Wenn Menschen beim Autohändler stehen und ein Vermögen ausgeben, dann sind damit meist viele Fantasien verbunden. Was damit nicht verbunden ist, ist der Gedanke an Strafzettel, Stau, Reparaturen und Kratzer. Selbst rote Ampeln können dann schon zum Durchdrehen reichen. Die Durchschnittsgeschwindigkeiten von Autos in Städten schafft ein gemächlicher Jogger locker. Das ist die Realität. Wenn Sie sich ein Auto kaufen, dann kaufen Sie die Strafzettel, die Staus und die Kratzer mit. Diese Ereignisse sind genauso unauflöslich mit dem Auto verbunden wie das Lenkrad. Wer nicht im Stau stehen will, sollte nicht Auto fahren. Je realistischer und je weniger versponnen unsere Prognosen werden, desto weniger Enttäuschungen erleben wir, und desto bessere Entscheidungen treffen wir. Die Abertausende von Haustieren, die überall auf der Welt ständig ausgesetzt werden, sind nichts anderes als Prognosefehler. Vermeidbare noch dazu. Sie könnten zum Beispiel auch einfach aufhören, sich jedes Mal aufs Neue über die Erziehungstipps Ihrer Schwiegermutter aufzuregen, die kann nicht anders. Wenn Sie das, was Ihnen da um die Ohren gehauen wird, einfach in Ihre Prognose einbauen, dann können Sie viel besser eigene Reaktionen planen.

Wir hatten an anderer Stelle schon einmal über einen Bereich gesprochen, bei dem Menschen grundsätzlich sehr schlecht darin sind, treffende Prognosen zu erstellen. Das sind die Emotionsprognosen. Wir neigen dazu, die Dauer und Intensität von Emotionen zu überschätzen, so das Ergebnis der Literatur. Erinnern Sie sich an die oben schon einmal erwähnte Studie zum Glückseffekt von Wohnheimplätzen? In der Studie von Elizabeth Dunn, Timothy Wilson und Daniel Gilbert zeigte sich ja, dass Studenten, die keinen der begehrten Wohnheimplätze bekommen haben, hinterher mit ihrer Wohnsituation genauso glücklich waren wie die, die einen der begehrten Plätze bekommen haben.[563] In einer anderen Studie zeigte sich, dass Freude oder Frust über gute und schlechte Noten geringer ausfielen als erwartet.[564] Gewinnt bei Wahlen der eigene Favorit, ist die Freude schnell verflogen, verliert er, ist der Frust schnell abgehakt.[565] Auch der Sieg der eigenen Fußballmannschaft macht nicht so glücklich, wie man vorher glaubt.[566] Die Überschätzung negativer emotionaler Reaktionen auf unerfreuliche Ereignisse führen Daniel Gilbert und seine Co-Autoren darauf zurück, dass Menschen ihre emotionale Immunabwehr unterschätzen.[567] Den Autoren zufolge haben Menschen nicht nur ein Immunsystem, das eingedrungene Viren und Bakterien plattmacht. Sie haben auch ein psychisches, das eingedrungene negative Emotionen plattmachen kann. Wenn, wie in der Studie von Brickman und Co-Autoren, selbst Unfallopfer, die eine Behinderung davongetragen haben, einige Monate nach dem Unfall wieder auf dem vorherigen Glücksniveau angekommen sind, dann sollte man sich vielleicht wirklich nicht mehr einbilden, unter der Wahlniederlage der eigenen Lieblingspartei bei der nächsten Landtagswahl unfassbar und für alle Ewigkeit zu leiden.[568]

Sie können sich also entscheiden, ob Sie sich den Rest Ihres Lebens immer wieder darüber aufregen, dass Sie manchmal im Supermarkt ein paar Minuten an der Kasse warten müssen. Oder Sie trainieren eine kleine Atem- und Meditationsübung, die Sie dort bei Kassenstau immer machen. Wenn Sie einfach erwarten, dass das noch vierhundertsiebenunddreißig Mal in Ihrem Leben passieren wird, dann können Sie sich vierhundertsiebenunddreißig Mal ärgern oder genauso oft ein kleines Wohlfühlprogramm für zwischendurch absolvieren. Das ist eine Entscheidung und kein Schicksal. Aber selbst wenn Sie sich entscheiden, den Ärger vorzuziehen, dürften Sie zumindest annehmen, dass der nicht 22 Jahre anhalten wird. Immunsystem!

Ihr Hirn ist eine fantastische Prognosemaschine. Ohne die Fähigkeit der Prognose könnten Sie sich nicht durch diese Welt bewegen. Lassen Sie Ihr Hirn bei dieser dramatisch wichtigen Aufgabe aber nicht allein. Helfen Sie ihm, bessere Prognosen zu erstellen. Realistischere Prognosen sind ein wichtiger Baustein im Fundament jeder guten Emotionsarchitektur.

## Die Emotionsnische

So weit ersichtlich, sind Affen nicht in der Lage, sich über den majestätischen Anblick von Bergen am Horizont zu erfreuen. Sehr weit entfernte Objekte gehören wohl nicht in den Bereich emotionaler Reaktionen von Affen. Das ist im Fall eines Blicks auf wunderschöne Berge sicher etwas schade, geht doch eine Möglichkeit des Erfreuens verloren. Andererseits ist aber auch nicht anzunehmen, dass sich Affen vom Anblick eines hässlichen, verfallenen Fabrikgebäudes in zwei Kilometern Entfernung stören lassen würden. Lassen Sie uns das, was ins Blickfeld unserer emotionalen Reaktionen gerät, als »emotionale Nische« bezeichnen.

Ihre emotionale Nische kann nicht die gesamte Welt umfassen. Sie können nicht teilhaben am Familienleben von acht Milliarden Menschen, Sie können emotional nicht jede Geburt und jeden Todesfall, nicht jeden Geburtstag, jede Verlobung und jede Trennung miterleben. Emotionale Nischen, alle emotionalen Nischen aller Menschen, sind begrenzt. Wenn Sie nicht überall emotional dabei sein können, dann stellt sich die Frage der Auswahl. Sie können und Sie müssen auswählen, welche Menschen und welche Ereignisse Sie in Ihre emotionale Nische hineinlassen. Es ist im Prinzip eine Frage der Gesetzgebung. Welche Menschen und welche Ereignisse bekommen das Recht, Sie emotional zu beeinflussen? Wie Sie meinen obigen Ausführungen sicher entnommen haben, habe ich sämtliche Politiker der Welt und sämtliche Kriege, Flugzeugabstürze und Drogenfunde aus meiner emotionalen Nische verbannt. Meine frühere regelmäßige Wut auf irgendwelche Politiker hat mein Leben vergiftet, hat aber, soweit ich das feststellen konnte, nie irgendetwas geändert. Auch meine größte Wut hat noch nie eine deutsche Kanzlerin, einen US-Präsidenten oder einen Weltbankboss zur Änderung auch nur einer einzigen Entscheidung veranlasst. Wenn ich denen aber derart gleichgültig bin, dann haben die in meinem Leben auch nichts verloren. Ich bin ebenfalls zu der ziemlich enttäuschenden Einsicht gelangt, dass die Dauer von Kriegen nicht von der Menge an Angst abhängt, die mir diese Kriege machen. Was ich aber bemerkt habe, ist, dass die Menge an Angst von der Menge an Informationen abhängt, die ich in mein Hirn lasse. Daher halte ich strengste Informationsdiät.

Lassen Sie uns davon ausgehen, dass die Menge an Emotionen, die ein Mensch haben kann, begrenzt ist. Wenn man also seine Emotionen für Menschen und Ereignisse verbraucht, die von den eigenen Emotionen in keiner Weise Notiz nehmen, dann ist das für mich eindeutig Emotionsverschwendung. Jedenfalls dann, wenn diese Emotionen negativ sind. Diese Tendenz, Überschwemmungen in Bangladesch, Erdrutsche in den Anden und präsidiale Erlasse in den USA in die eigene emotionale Nische einzubauen, ist nicht nur Verschwendung, es hat auch etwas von einem leichten Hang zum Größenwahn. Mehr und mehr Menschen erleben, dass sie nicht mehr in der Lage sind, ihr emotionales Gleichgewicht aufrechtzuerhalten. Statt aber die eigene Nische zu bereinigen und diese auf eine handhabbare Größe zurechtzustutzen, verlieren sie sich in Versuchen, widerstandsfähiger zu werden. Der Versuch, widerstandsfähiger zu werden, wäre aber erst dann überhaupt sinnvoll, wenn es keine anderen Wege gäbe. Es ist schlicht unsinnig, gegen Zyankali resistenter werden zu wollen, wenn man es doch gar nicht erst zu sich nehmen müsste. Auch das beste Immunsystem bricht zusammen, wenn man es zu sehr mit Viren, Bakterien und Toxinen überschwemmt. Also sorgt man besser im Vorfeld dafür, dass die sich dort gar nicht erst einnisten können.

Definieren Sie bitte selbst, wer und was sich in Ihrer emotionalen Nische bewegen darf. Werfen Sie alles raus, was ständig bloß negative Emotionen provoziert und Ihre Nische verseucht. Zu einer gesunden Emotionsarchitektur gehören hohe und stabile Mauern, die alles von Ihnen fernhalten, was Ihr Leben vergiftet und Sie unglücklich macht. Als Daumenregel können Sie damit anfangen, alles das rauszuwerfen, was Sie nicht beeinflussen können. Was Sie nicht beeinflussen können, gehört in Ihre Kontrollverlustwelt. Sich in Kontrollverlustwelten zu bewegen, macht unglücklich.

Werfen Sie Gewalt und schockierende Bilder aus Ihrem Leben. Überlegen Sie genau, ob Sie diese grässlichen Morde im Fernsehen oder in den skandinavischen Kriminalromanen wirklich konsumieren wollen. In einer Studie über Schulkinder kommen Nicole Martins und Barbara Wilson zu dem Ergebnis, dass Kinder, die sozial aggressiven Inhalten im Fernsehen ausgesetzt waren, auch selbst mehr zu Aggressionen neigten.[569] Das mag man als Erwachsener auf der Verhaltensebene besser im Griff haben. Dass ständiger Mord und Totschlag dem emotionalen Leben in irgendeiner Form guttut, darf man aber trotzdem bezweifeln. Auch für Erwachsene.

Wenn Sie mit viel Mühe schöne, blühende Emotionen großziehen, dann lassen Sie die von nichts und niemandem zertrampeln.

# Das Fazit aller Emotionsarchitekten

Mit diesem Kapitel haben Sie Ihr Diplom in Emotionsarchitektur erworben. Auch für dieses Kapitel gilt, was ich Ihnen immer wieder versucht habe, mit auf den Weg zu geben: Gehen Sie es langsam an. Sie können nicht auf Anhieb alles umsetzen, was Sie hier gelesen haben. Müssen Sie auch gar nicht. Es reicht, dass Sie so viel tun, dass es Ihnen gut geht.

Erlauben Sie mir bitte, eine Einschränkung des oben Gesagten voranzuschicken. Es kann sein, dass Ihnen dieses Kapitel, wie vielleicht auch schon die vorangehenden, Angst gemacht hat. Vielleicht sehen Sie nur wieder eine weitere Möglichkeit vor sich, erneut zu scheitern. Das hat aber mit an Sicherheit grenzender Wahrscheinlichkeit nichts damit zu tun, dass Sie ein Versager SIND. Ratgeberliteratur versucht, neue Lösungen über den denkenden Teil des Hirns in Menschen hineinzubekommen. Neben dem Denker wohnt da oben aber auch noch das Viech, wie Sie ja inzwischen wissen. Das Viech ist nicht nur sehr stark. Es kann auch wirklich krank und verletzt sein. Wir hatten oben gesehen, dass depressive Menschen schlecht in der Lage sind, ihre Emotionen zu regulieren. Oder gar eine komplett neue Emotionsarchitektur zu errichten. Wenn das auf Sie zutrifft, dann möchte ich Sie bitten, einen anderen Weg zu gehen. Legen Sie dieses Buch beiseite, genauso wie die anderen in Ihrem Regal. Suchen Sie sich professionelle Hilfe. Man muss mit Depressionen genauso wenig leben wie mit einem Beinbruch. Beides ist in der Regel behandelbar. Hier ist auch nicht der Platz für Scham. Depressionen sind keine Schande, und sie sind kein Zeichen von Intelligenzmangel. Wir hatten oben bereits gesehen, dass überdurchschnittlich intelligente Menschen überproportional häufig von psychischen Problemen heimgesucht werden. Wenn Phönix aus der Asche wiederauferstanden ist, kann er dieses Buch hier immer noch in die Praxis umsetzen. Das mit brennenden Flügeln zu versuchen, ist jedoch kein Erfolg versprechender Ansatz.

Für alle anderen, die die Kraft haben, selbst sofort in die Architektur einzusteigen: Essen Sie achtsam. Das heißt vor allem: Essen Sie mit

Genuss und ohne über sich und das Essen Urteile zu fällen. Außer: Bäh, schmeckt nicht! Dieses Urteil dürfen Sie natürlich jederzeit fällen, bei allen Lebensmitteln.

Unternehmen Sie kleine Schritte, um Kalorien bewusster zu sich zu nehmen, mehr Genuss pro Kalorie herauszuholen und sich und die Reaktionen Ihres Körpers, aber auch Ihres Wohlbefindens besser kennenzulernen. Essen und Fernsehen zum Beispiel vertragen sich überhaupt nicht. Bleiben Sie aber bei der Analyse des Essens und seiner direkt zugehörigen Emotionen nicht stehen.

Ich würde mir sehr wünschen, dass ich Ihnen einen Begriff näherbringen konnte, den ich für einen der wichtigsten Begriffe der Welt halte. Den Begriff der »Emotionsarchitektur«. Den hätte ich mir gerne als Markennamen schützen lassen, das geht aber nicht, weil andere ihn schon in anderen Kontexten verwendet haben. Sagt jedenfalls Google. Aber egal, selbst den Begriff brauchen Sie nicht. Das Konzept dahinter ist das, was zählt. Emotionsarchitektur ist die bewusste Vorsorge – eine Vorsorge, die darauf abzielt, positive Signale ins Hirn zu leiten und negative fernzuhalten. Wenn Sie diese Grundidee verstanden haben, können Sie praktisch in jeder Lebenssituation nach Verbesserungsmöglichkeiten suchen, um mehr positive Signale ins Hirn zu senden, damit es mehr positive Emotionen zurückschickt.

Woher die Signale kommen, ist für Ihr Hirn ziemlich egal. So ein Neuron im Hirn kann senden oder still sein. Neuronen sind Schalter, die nur »Ein« oder »Aus« kennen. Wieso sie ein- oder ausgeschaltet werden, ist den Neuronen egal. Wenn Sie zusehen, dass viele freundliche Neuronen ein- und unfreundliche ausgeschaltet sind, dann geht es Ihnen gut. Alles, was Sie Gutes für Ihren Körper tun, führt zu positiven Signalen. Oder zur Reduktion von negativen. Essen Sie gesund, bewegen Sie sich in der Natur, wickeln Sie sich in Kuscheldecken, gehen Sie in die Sauna oder zur Massage. Schlafen Sie ausgiebig. Schmeißen Sie Ihr Hirn so mit positiven Impulsen voll, dass seine Übellaunigkeit zusammenbricht. Stellen Sie sich das als Schneefall vor. Ihre schlechten Emotionen sind eine uralte, richtig hässliche Turnhalle aus den 50er-Jahren des letzten Jahrhunderts. Die positiven Signale sind der Schnee, der auf das Dach der Halle fällt. Lassen Sie es genug schneien, dann kollabiert der hässliche Klotz irgendwann.

Bereinigen Sie auch die Signale, die von außen in Ihr Hirn eindringen. Werbung ist Pest für Ihr Gehirn, Werbung macht krank und unglücklich. Nachrichten liefern keine Abbildungen der Realität, sie sind absichtlich negativ verzerrt und bestehen überwiegend aus komplett sinnlosen Einzeldaten. Politische Prognosen sind kompletter Stuss, reine Märchenprodukte. Aus Werbung und Nachrichten können Sie absolut nichts herausholen, was Sie glücklicher oder kompetenter macht. Nein, beides macht systematisch unglücklich. Nutzen Sie soziale Medien nur zur Organisation des realen Lebens mit den Menschen, die Ihnen auch im persönlichen Umgang begegnen und die Ihnen dabei wichtig sind. Halten Sie sich fern von reinen digitalen Abstraktionen, die nichts mit Ihrem realen Leben zu tun haben. Irgendein »Like« von irgendwem aus Santiago de Chile macht Ihr Leben nicht besser.

Lassen Sie Ihr Hirn beim Prognostizieren nicht allein. Ihr Hirn muss prognostizieren, das ist eine seiner Hauptaufgaben. Wenn es aber allein gelassen wird, dann produziert es zu viele Prognosen, die hinterher zu Enttäuschungen führen. Wenn Sie sich ein Auto kaufen, dann prognostizieren Sie den Stau gleich mit. So ersparen Sie sich die maßlose Enttäuschung darüber, dass man für zehn Kilometer auch mal eine Stunde oder mehr brauchen kann. Lassen Sie Ihr Gehirn keinesfalls allein, wenn es darum geht, wie Sie aussehen sollten. Wenn Sie es dabei im Stich lassen, dann erstellt es eine Topmodelprognose, weil es die an jeder Straßenecke vorgesetzt bekommt. Da müssen Sie aktiv eingreifen und Ihrem Hirn dabei helfen, vernünftige Prognosen zu erstellen.

Umgeben Sie sich mit konstruktiven Menschen, mit denen Sie gemeinsam ein schönes Leben auf die Beine stellen können. Werfen Sie die destruktiven raus. Wenn Sie denen vorher eine Chance geben wollen, dann ist das das Maximum von dem, was Sie von sich selbst verlangen sollten. Sie müssen Ihr Leben nicht auf dem Altar von Alkoholikern oder Narzissten opfern, dazu ist es zu schade.

# SCHLUSSWORTE

Puh, geschafft! Na ja, fast. Lassen Sie mich Ihnen bitte noch zwei Schluss-worte auf Ihren weiteren Weg mitgeben, ein persönliches ein und sach-liches ...

## Persönliches Schlusswort

Am Ende des Buches angelangt, werden Sie jetzt vielleicht noch die Glaubwürdigkeitsfrage stellen wollen: *Und, Professorchen, was von den ganzen tollen Sachen machst du denn eigentlich selbst? Oder predigst du Wasser und säufst Wein?* Diese Frage werde ich etwas ausschweifender beantworten, als Ihnen vielleicht lieb ist. Sie hätten ja nicht fragen müs-sen, also meckern Sie jetzt nicht!

Also, zunächst mal Folgendes, Leserchen: Ein Wegweiser muss den Weg, den er weist, nicht selbst gehen, um ein guter Wegweiser zu sein. Wenn die ganzen Straßenschilder, die nach Detmold weisen, tatsächlich nach Detmold rennen würden, würde das bald keiner mehr finden. Ob das wiederum schlimm wäre, überlasse ich Ihrem Urteil. Meine eigentli-che Antwort ist aber eine andere. In den meisten Wissenschaften ist das *Ich* einfach egal. Es zählt das Argument, nicht der Vortragende. Heißt aber mit anderen Worten: Die Geschichten, die ich Ihnen in diesem Buch erzähle, gewinnen und verlieren nichts durch meine eigene Geschichte. Wenn ich Ihnen also etwas über die Vorzüge des zeitlich begrenzten Es-sens an nur sechs bis acht Stunden täglich erzähle, dann hängen die Wirk-effekte dieser Methode nicht davon ab, ob ich mich selbst daran halte oder nicht. Es gibt Zahnärzte mit Karies und rauchende Onkologinnen. Die müssen aber keine schlechten Ärzte sein.

Weil das *Ich* in der Wissenschaft nicht zählt, halte ich nicht allzu viel von Selbsterkenntnisliteratur, diese ganzen Ich-bin-so-toll-weil-ich-es-ge-schafft-habe-Bücher. Diese Bücher zeichnen nämlich völlig überzogene

Zerrbilder von Menschen, die im Nachhinein eine Geschichte ihres Erfolgs konstruieren, die schlicht auf Zufällen, Wahrnehmungs- und Erinnerungsverzerrungen beruht. Erinnerungen erscheinen einem, wenn man sie abruft, wie Filme. Erinnerungen werden im Hirn aber nicht als realitätsgetreue Filme gespeichert, sondern bestenfalls als eine Art Fotos. Beim Erinnern spinnt sich das Gehirn dann schnell einen Film zurecht, der die Fotos miteinander verknüpft. Das geht so schnell und reibungslos, dass wir nicht merken, dass der Film, den wir sehen, keine Erinnerung ist, sondern ein frisch produzierter Trickfilm. Was die Sache noch erschwert: Aus diesen Trickfilmen merken wir uns dann auch wieder Bilder und packen die zu den alten. Wenn wir uns oft genug erinnert haben, erinnern wir uns überhaupt nicht mehr an das, was passiert ist, sondern nur noch an unsere vorherigen Erinnerungen. Jede Erinnerung verändert ihren eigenen Inhalt. Von daher sind Ich-Erweckungsgeschichten zusammenfabulierte Spinnereien, die sich so nicht zugetragen haben. Menschen, die solche Geschichten aufschreiben, sind deswegen aber keine Lügner. Sie sind ja wirklich überzeugt davon, dass es sich so zugetragen hat, wie ihnen ihr Hirn das als objektive Erinnerungen verkauft. Das ändert aber trotzdem nichts daran, dass es sich um Spinnereien handelt.

Auch die ganzen Kausalitäten, die in dieser Art von Literatur präsentiert werden, sind Spinnereien. Menschen sind nun einmal total weilgeil. Wir lieben Kausalitäten an allen Ecken und Enden, auch wenn weit und breit keine zu sehen sind. Ferner übersehen wir sämtliche Kausalitäten, die durch Unterlassung bedingt sind, die aber genauso wichtig sind wie das, was passiert ist. Hätten Ihre Eltern eine halbe Sekunde früher mit dem Sex begonnen, hätte ein anderes Spermium das Rennen gewonnen, und Sie hätten jetzt ein anderes Geschlecht. Dann wäre Ihre Oma jetzt Ihr Opa, und Ihr Schwiegervater wäre Ihre Schwiegermutter. Mhhh, halt, ich glaube, hier steckt gerade ein Denkfehler drin, aber egal, Sie wissen schon, worauf ich hinauswill. Ach, und hätte damals die Lehrerin, die Sie so mochten, keine Grippe gehabt, hätte sie Ihnen auf dem Weg zum Pausenhof jenen Satz gesagt, der Sie veranlasst hätte, einen anderen Beruf zu ergreifen oder Weltenbummler zu werden. Es sind Milliarden Dinge nicht passiert, die hätten passieren können und die Ihr und mein Leben verändert hätten. Was also bringt da eine einzelne Lebensgeschichte, die nur die Dinge erzählt, die passiert sind, die sich aber sehr viel mehr aus dem erklärt, was eben nicht passiert ist?

Da Menschen Märchen mit Ich-Erzählern lieben, erzähle ich Ihnen hier nun doch noch einen kleinen Ausschnitt aus meiner Geschichte. Diese Geschichte ist in genau dem Umfang wahr, in dem mein Hirn mir einen Zugriff auf die Wahrheit gewährt. Was leider heißt, dass vieles davon nachträglich zusammenfabulierter Unfug sein dürfte. Wie vermutlich die meisten Menschen neige ich in der öffentlichen Selbstdarstellung auch eher zu zu viel Narzissmus als zu zu wenig. Daher ziehen Sie vorsichtshalber überall 90 Prozent ab. Minimum. Ich will nicht lügen, aber mein Viech will sich aufplustern, da kann ich nichts machen. Dafür erspare ich Ihnen und mir aber die ganze Vorgeschichte. Von außen betrachtet, war mein Leben 1a. Mit 31 Doktor und mit 36 Professor. Wow. Aber jenseits des äußeren Blendwerks gab es mehr Dunkelheit, als mir selbst lange klar war. Ein deutliches Zeichen dafür war mein Körperumfang. Mit einer Punktlandung von BMI gleich 30 hatte ich die Untergrenze von Adipositas erreicht. Ich würde Ihnen jetzt gern erzählen, was mich veranlasst hat, viele Dinge zu ändern. Ich habe keine Ahnung. Ich weiß auch nicht, warum Ernährung dabei eine so große Rolle gespielt hat. Ich meine mich zu erinnern, dass der größte Aha-Moment war, als mir der Gedanke kam, ich könnte das, was ich gelernt habe, doch zur Abwechslung auch mal auf mich selbst anwenden. Nämlich ernst zu nehmen, dass es Forschung gibt und man sich in Themen einarbeiten kann, auch ohne die studiert zu haben. Also habe ich mir ein paar Bücher über Ernährung gekauft, geschrieben von Ernährungsmedizinern. Heute liegt mein BMI im Bereich Normalgewicht. Im Winter lege ich immer etwas zu, im Sommer nehme ich ab. Ohne allzu viel Absicht oder Anstrengung. Da das im Rahmen liegt, kümmere ich mich nicht mehr sonderlich darum. Zwischenzeitlich war ich sogar mal beim angepriesenen Idealgewicht angekommen. Mit dem habe ich im Winter aber dermaßen gefroren, dass ich mit einer Marzipankartoffelkur gegensteuern musste.

Die eine Angewohnheit, die ich Ihnen ans Herz gelegt habe und die ich selbst am konsequentesten durchziehe, ist das Intervallfasten. Wochentags frühstücke ich gut und esse dann noch mal etwas gegen Mittag. Mein Frühstück besteht in der Regel aus grob vermahlenem Vollkornbrot, vollgepackt mit einem Berg Gemüse. Warm. Das Ganze übergossen mit einer Vinaigrette aus Leinöl, Senf und Balsamessig. Dieses Futter schickt stundenlang positive Signale ins Hirn. Das ist inzwischen komplett zur Gewohnheit geworden, ich muss nicht mehr darüber nachdenken. Am Wochenende erlege ich mir aber überhaupt keine Regeln auf. Ernährungsphysiologisch wäre es natürlich auch am Wochenende besser, abends nichts zu essen. Aber abends ist Geselligkeit, gemeinsames Kochen und entspanntes Beisammensitzen. Ich bin nicht bereit, darauf zu verzichten. Würde ich auch nicht durchhalten. Zum Beispiel schmeckt mir Rotwein zum Frühstück einfach nicht, obwohl ich mehr als vier Jahre versucht habe, mich daran zu gewöhnen. Der Geschmacksbildung sind wohl doch Grenzen gesetzt. Am Wochenende bin ich Opportunist und esse, wann immer ich etwas sehe, das den Verdacht auf Genuss weckt.

Tiefkühlpizza und Pommes gibt es fast gar nicht mehr. Aber nicht, weil ich es mir verkneifen muss, sondern weil ich dieses Gefühl danach nicht mehr mag. Und weil ich leckere Alternativen gefunden habe, die mir besser schmecken. Ich schmeiße massenhaft Gewürzmischungen ans Essen. Von denen schleppe ich von jedem Wochenmarkt immer tütenweise Zeugs nach Hause. Weißmehlprodukte sind weitestgehend aus dem Wochenalltag verschwunden, dafür esse ich das Croissant am Wochenende dann aber auch ohne Hemmungen und mit echter Hingabe. Das ist immer der Moment, an dem mein Viech mir ins Ohr flüstert, wie sehr es mich doch liebt. Wenn ich koche, mache ich immer gleich auch etwas zum Einfrieren, und im Kühlschrank stehen immer ein paar vorbereitete Leckereien aus guten Zutaten. Hummus auf Basis von Erdnussmus, mit viel Zitronensaft angemacht, ist einer meiner absoluten Lieblinge. Bei Schokolade gehe ich nicht mehr unter 85 Prozent Kakaoanteil. Ich mache nicht alles, was in diesem Buch steht. Aber ich habe die Kombination gefunden, die für mich funktioniert. Und ich habe immer ein paar Reservespieler, die ich aufs Feld schicke, wenn alle Stricke reißen. Es gibt hin und wieder einen Montag, an dem ich gar nichts esse. Dass ist mein Notfalljoker, wenn mir mal ein Wochenende komplett entglitten ist. Damit sorge ich dafür, dass sich gar nicht erst wieder ein Hüftberg auftürmt, der bedrohlich wirkt. Der Eskalation folgt hier unmittelbar die Deeskalation. Ich buche grundsätzlich keine Urlaube mehr mit Büfetts. Die verleiten mich einfach zu sehr zum Vollfressen.

Neben der zeitlichen Beschränkung des Essens gibt es noch einen anderen Rat in diesem Buch, den ich selbst sehr konsequent befolge. Die Tageszeitung ist schon lange abbestellt, ich meide Nachrichten wie die Pest. Das ist schwerer, als man denkt, weil man überall zumindest mit reißerischen Überschriften beworfen wird. Aber nachdem ich mir über 40 Jahre meines Lebens Nachrichten über den Palästinakonflikt, den Krieg in Afghanistan oder die Piraterie vor Somalia angesehen habe, war ich irgendwann an dem Punkt, die Sinnlosigkeit dieses Informationskonsums sogar physisch fühlen zu können. Ich brauche auch keine Bilder von Flugzeugabstürzen mehr. Ich entscheide selbst, was in mein Gehirn hineindarf, dieses Recht habe ich den meiner Meinung nach ziemlich verantwortungslosen Nachrichtenredakteuren dieser Welt entzogen. Es ist eine sehr weit verbreitete, aber extrem ungesunde Kombination, sich per Nachrichten Angst und Verunsicherung ins Gehirn zu holen und diese Gefühle dann mit kalorienreicher Ernährung wieder auf ein erträgliches Maß herunterzuregulieren. Der Verzicht auf den täglichen Horror dieser Welt schafft viel mehr Platz für das Konstruktive im Hirn. Unter anderem ist dieses Buch hier eine Konsequenz dieser Entscheidung. Seit ich mein Hirn nicht mehr ständig mit Katastrophen vermülle, an denen ich sowieso nichts ändern kann, habe ich sehr viel mehr Zeit und Energie, mich mit konstruktiven Themen zu beschäftigen. Dazu gehören auch Ernährungsthemen. Unsere Gehirne sind schlicht nicht für die Verarbeitung sämtlicher Katastrophen dieser Welt gemacht. Ich verlasse mich hier ganz naiv darauf, dass ich den Weltuntergang dennoch nicht verpassen werde, sollte er denn eines Tages kommen. Bis dahin arbeite ich aber weiter an meiner Gewürzexpertise.

Alles, was einem so an Sünden einfällt, begehe ich immer wieder MAL. Aber eben nicht mehr ständig und exzessiv. Die einzige Droge, von der ich offensichtlich überhaupt nicht loskomme, ist Popcorn im Kino. Das ist besonders peinlich, weil das mit der billigste und physiologisch übelste Nahrungsmüll ist, den es überhaupt gibt. Daher frage ich mich schon hin und wieder, ob man mir deswegen nicht den Doktortitel aberkennen sollte.

Aber nun genug der Selbstbetrachtung, kommen wir zum echten Schlusswort …

## Fachliches Schlusswort

Wenn Sie so gelesen haben wie in der Schule gelernt, also immer schön eine Seite nach der anderen, dann sind Sie jetzt einen langen Weg mit mir gegangen. Vermutlich einen Weg mit Höhen und Tiefen. Sie werden hoffentlich ein paar Mal herzlich gelacht haben, sind ein paarmal euphorisch geworden, weil ja doch alles machbar erscheint, und waren vielleicht auch mal genervt wegen einiger Belehrungen. Letzteres bitte ich Sie, mir zu verzeihen. Mehr als 30 Jahre des Unterrichtens gehen nicht spurlos an einem Menschen vorüber. Wobei man spekulieren könnte, ob ich so geworden bin, weil der Beruf mich geprägt hat, oder ob ich den Beruf gewählt habe, weil ich so bin. Ob der Drang, andere zu unterrichten, eine Berufung oder eine Persönlichkeitsstörung ist, ist meines Wissens bis heute nicht abschließend geklärt. Bei mir ist es vermutlich eine Mischung aus beidem.

Lassen Sie uns an dieser Stelle nochmals einen Blick auf ein paar zentrale Ideen dieses Buches werfen. Dabei hoffe ich von Herzen, dass ich nichts geschrieben habe, was Ihnen die Freude am Essen und den Genuss verleidet. Essen ist eine ganz, ganz prima Angelegenheit. Essen ist nicht Ihr Feind. Ist es nie, war es nie und wird es nie sein. Falsche Ideen über die Steuerung des Essverhaltens, das ist der Feind. Emotionale Essenszwänge, das sind Feinde. Aber nicht das Essen selbst. Nicht einmal Schwarzwälder Kirschtorte, Zimtschnecken oder Pommes. Auch mit denen darf man sich ab und zu mal in die Büsche schlagen. »Ab und zu« macht annähernd jedes Lebensmittel der Welt zum Freund. Okay, es gibt Gegenden, da werden auch Vogelspinnen gegessen. Die würde kein einziges »ab und zu« zu meinem Freund machen. Aber sonst: Alles geht MAL.

Als Nächstes habe ich die Hoffnung, dass Sie Ihre Schwäche zu hoher Kaloriendichte nicht mehr verteufeln. Mit der sind Sie auf die Welt gekommen, die steckt in Ihrem Bauplan. Sie haben in Ihrem Hirn ein Viech, das Sie aus der grauen Vorgeschichte der Menschheit geerbt haben. Dieses Viech ist nichts Schlimmes oder Böses, es ist kein Ungeheuer. Im Gegenteil, das Viech ist seit Jahrmillionen der Wächter des Lebens, es jagt ständig Nahrung und Sex, um Sie und Ihre Gene am Leben zu halten. Ohne das Viech hätten Ihre und meine Vorfahren nicht überlebt. Keiner von uns ist ein Versager, nur weil wir Pommes, Nudelberge und Pizza lieben. Das alles ändert aber nichts daran, dass Sie und ich heute in einer Welt leben, die uns mit Versuchungen ins Verderben führen kann und meist auch will. Erschwert wird das Ganze noch dadurch, dass wir schwere körperliche Arbeit weitgehend abgeschafft und durch Bürostühle ersetzt haben. Auch das tut uns physisch keinen Gefallen.

Übergewicht und Adipositas, Diabetes und Essstörungen haben weltweit epidemische Ausmaße erreicht. So, wie es derzeit aussieht, müssen Menschen wohl aber individuell damit fertigwerden. Vielleicht werden künftige Generationen Zuckerverbote verhängen. Und damit natürlich genauso scheitern wie alle Generationen vor ihnen, die es mit Prohibitionen versucht haben. Vielleicht werden unsere Urenkel dereinst heimlich Zuckerrüben im Keller anbauen, wer weiß? Auf Schulfeten werden dann heimlich selbst gedrehte Weingummis vernascht.

Solange aber keine funktionierenden Verbote da sind, müssen Sie die Probleme der Überflussgesellschaften selbst für sich lösen. Dabei kann der andere Teil Ihres Hirns, der Denker, Ihnen helfen. Aber nicht in der Form, wie manche den Denker glauben einsetzen zu können. Der Denker ist die brillanteste und schillerndste Figur der Evolution. Er taugt aber nur für den kurzen Augenblick von Geistesblitzen, auf der langen Strecke des Alltags können Sie ihn vergessen. Er kann Sie auf Dauer nicht mit der Macht seiner Gedanken in der Spur halten, dazu fehlen ihm die Langstreckenqualitäten eines Marathonläufers. Er ist schlicht zu schnell erschöpft, um Sie mit Willenskraft und Disziplin durchs Leben zu navigieren. Diese Navigation geht nur mit anderen Instrumenten.

Genau darum ging es in diesem Buch: Ihnen Instrumente an die Hand zu geben, mit denen Sie dem Zucker- und Billigfettterror moderner Gesellschaften besser gewappnet entgegentreten können. Dazu habe ich Ihnen vor allem drei Instrumente in die Hand gedrückt, von denen ich hoffe, dass Sie von jedem davon in irgendeiner Form Gebrauch machen.

Als Erstes ist hier nochmals das Timing des Essens zu nennen. Es ist eben keineswegs so, dass die Wirkung einer Kalorie unabhängig davon ist, wann Sie sie essen. Kalorien, die Sie morgens essen, kann Ihr Körper viel besser verarbeiten als Kalorien, die Sie abends essen. Das hat unter anderem mit Ihrem Insulinhaushalt zu tun. Das hat mit Ihrem Schlaf zu tun. Das hat mit tausend anderen Dingen zu tun. Morgendliche Kalorien sind freundlicher zu Ihnen als abendliche, ganz egal, welche Lebensmittel sich hinter den Kalorien verstecken. Schnelle Kohlehydrate wie Zucker, Weißmehl oder Alkohol sind abends nicht nur einfach nicht gut für Sie, sie sind Werkzeuge der Selbstverletzung. Wenn Sie sich mal betrinken müssen, was ja hin und wieder vorkommen kann, machen Sie das besser morgens. Ersetzen Sie den Kaffee einfach durch Caipirinha, dann verkraftet Ihr Körper den Alkohol viel besser. Pizza zum Frühstück ist auch bloß eine Frage der Gewöhnung. In Asien wird morgens teilweise Reis mit Fischsoße gegessen, da ist man mit einer Quattro Stagioni doch nun wirklich nicht benachteiligt, oder? Es ist tatsächlich so, dass das wichtigste Instrument der Ernährungssteuerung die Uhr ist und nicht die Waage! Also sehen Sie regelmäßig auf die Uhr, das bringt Sie wirklich voran. Übergewicht, Adipositas und Diabetes sind vor allem Uhrzeitprobleme und viel weniger Ernährungsprobleme.

Zu einem großartigen Timing gehört neben den Essenszeiten auch die Zeitspanne des Essens und Trinkens, die Zeitspanne der Kalorienaufnahme. Wenn Sie einen einzelnen Tag in Ihre Woche einbauen, an dem Sie sämtliche Kalorien in einem Zeitfenster von nur sechs Stunden konsumieren, dann ist das ein Superheldentag. Die positiven Wirkungen dieses Tages kann man noch zwei Wochen später in Ihrem Körper messen. Umgekehrt ist ein Tag, an dem Sie über mehr als zwölf Stunden Kalorien zu sich nehmen, ein Tag der Selbstverletzung. Ihre Bauchspeicheldrüse und Ihre Zellen brauchen Erholungspausen, wie Sie selbst auch. Natürlich werden solche Tage immer wieder in Ihr Leben vordringen. Sorgen Sie dann aber dafür, dass Sie dem Superheldentage oder wenigstens Heldentage (maximal acht Stunden!) entgegensetzen. Wenn Sie es schaffen, feste Wochentage als Helden- und Superheldentage als Gewohnheit in Ihr Leben einzubauen, dann sind Sie wirklich auf dem Weg der Erleuchtung. Fangen Sie klein an, vielleicht der erste Montag im Monat? Dann irgendwann vielleicht jeden Montag. Wenn Sie da angelangt sind, dürfen Sie ständig Superheldenkostüme tragen, das kriegt der Großteil der Menschheit nämlich nicht hin. Man baut gute Gewohnheiten langsam beginnend von unten auf und nicht dadurch, dass man mit maximalen Umstellungsfantasien startet, die dann immer bloß im Desaster enden.

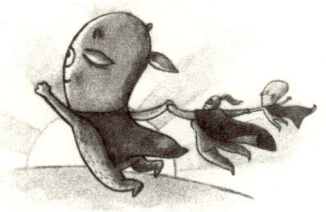

Zum guten Timing gehört drittens, gut und ausreichend zu schlafen. Schlaf reguliert unsere Hunger- und Sättigungshormone, ohne genügend Schlaf ist es fast aussichtslos, sich gesund ernähren zu wollen. Schlafmangel schaltet unseren Denker vollends ab und gibt dem Viech grünes Licht für seine ganzen kalorischen Hochdruckfantasien. Also: Schlafen Sie gut. Tauschen Sie Ihre Gesundheit und Ihr Wohlbefinden bestenfalls hin und wieder mal für Zeit vor dem Bildschirm ein und nur für die wirklich sehenswerten Serien auf Netflix und Co. Die Sie im

Übrigen ja auch am Sonntagmittag ansehen können. Auch das ist nur eine Frage der Gewohnheit.

Im Anschluss an die Uhrenbetrachtung habe ich Sie mitgenommen in die Welt der Entscheidungsarchitekten. Das ist der Geheimbund der Menschen, die die Gabe der Voraussicht haben. Der Normalsterbliche funktioniert ja so: Er geht jeden Morgen beim Bäcker vorbei und ärgert sich jeden Abend, dass er den Quarkbällchen wieder nicht widerstehen konnte. Daraus zieht der Normalsterbliche die einzig logische Schlussfolgerung, dass es morgen anders sein wird. Diese Schlussfolgerung zieht er sein ganzes Leben lang, an jedem einzelnen Abend, nachdem der Ärger über die Quarkbällchen jeweils etwas abgeklungen ist. Der Entscheidungsarchitekt hingegen hat diese geheimnisvolle, geradezu mystische Gabe, sich den nächsten Morgen vorstellen zu können. Daher weiß er, dass er Quarkbällchen kaufen würde, wenn er beim Bäcker vorbeiginge. Daraus zieht er den Schluss, dass er einen anderen Weg zum Büro gehen sollte. Abends freut er sich, dass er so schlau war, einer Versuchung ausgewichen zu sein, von der er wusste, dass er ihr nicht hätte widerstehen können. Freitags geht er dann doch den alten Weg. Und freut sich darauf, der Versuchung nicht widerstehen zu können. Da die Quarkbällchen seltener geworden sind, schmecken sie natürlich gleich noch zehnmal besser. Was nicht nur am Geschmack, sondern auch am Stolz liegt. Und natürlich, das wollen wir nicht verschweigen, auch an der Freude des Viechs im Kopf.

Entscheidungsarchitekten essen etwas, bevor sie einkaufen gehen, weil sie wissen, dass hungrige Menschen mehr und schlechter einkaufen. Entscheidungsarchitekten wissen, dass ihr Viech beim Einkaufen wild wird, daher füttern sie es vorher, damit es wenigstens etwas gelassener bleibt, wenn es an den Süßigkeitenregalen vorbeimuss. Entscheidungsarchitekten räumen Süßigkeiten aus ihrem Sichtfeld, sie besprechen mit Kollegen, keine Kekse mehr auf Besprechungstische zu stellen. Sie besprechen mit Freunden und Familie, wie gemeinsame Mahlzeiten so organisiert werden, dass man sich nicht gedankenlos überfrisst. Entscheidungsarchitekten meiden All-you-can-eat-Büfetts und All-inclusive-Urlaube, sie portionieren auf Tellern, statt den ganzen Esstisch mit Lebensmitteln vollzustellen. Entscheidungsarchitekten stecken ihre Energie in den Aufbau konstruktiver Gewohnheiten, statt sich in sinnlosen Einzelaktionen zu verlieren. Entscheidungsarchitekten sind eine geheimnisvolle Kaste von Menschen mit übernatürlichen Kräften. Die können über Dinge nachdenken, obwohl diese Dinge erst morgen oder übermorgen passieren werden. Was ich allerdings nicht weiß, ist, ob Entscheidungsarchitekten zum Blick in die Zukunft Kristallkugeln benutzen, in denen Lichtblitze zucken. Ich habe keine einzige Studie gefunden, in der dazu etwas zu lesen war. Manchmal muss man sich schon fragen, wie Wissenschaftler derart wichtige Dinge übersehen können.

Tja, und dann? Dann habe ich Ihnen auch noch ein zweites Architekturfach zugemutet, die Emotionsarchitektur. So viel Architekturstudium hatten Sie sicher nicht erwartet, oder? Aber seien wir ehrlich, hätte ich das Buch »Die Ernährungsarchitektur« genannt, hätten Sie es dann gekauft? Ich hoffe, dass Sie mir diesen kleinen Etikettenschwindel verzeihen. Vermutlich wird Sie das auch nicht zu sehr empören, in Weingummitüten stecken schließlich auch keine lachenden Kinder mit strahlend weißen Zähnen.

Essen und Emotionen sind sehr eng verbunden, in beiden Richtungen. Emotionen lösen Essverhalten aus, Essverhalten löst Emotionen aus. Das kann zu Teufelskreisen führen. Zu denen kommt es zum Beispiel, wenn negative Emotionen zu übermäßigem Essen führen. Das wiederum führt dann zu Schuld- und Schamgefühlen. Also zu negativen Emotionen, die dann mit noch mehr Essen »geheilt« werden sollen. Was sehr kurzfristig klappt, danach schlagen aber noch mehr Schuld- und Schamgefühle zu. Der Vorschlag, den die Emotionsarchitektur Ihnen hier macht, ist daher simpel: Tue das, was nötig und hilfreich für die Entstehung positiver Emotionen ist, und tue das, was hilfreich und nötig für die Verhinderung negativer Emotionen ist. Wenn die negativen Emotionen zu negativ sind und das womöglich auch schon länger anhält, dann scheuen Sie nicht davor zurück, sich professionelle therapeutische Hilfe zu suchen. Dieses Buch wird auf Sie warten, bis Sie den Kopf so frei haben, dass Sie selbst in die Umsetzung gehen können.

Wenn Sie sich auf den Weg der Emotionsarchitektur begeben, dann müssen Sie sich nicht auf Emotionen beschränken, die direkt um das Essverhalten kreisen. Absolut alles, was Ihre Emotionen nachhaltig verbessert, bietet die Chance, auch das Essverhalten zu verbessern. Wer nicht mehr getröstet werden muss, der braucht auch kein Trostessen mehr. Wer sich nicht mehr langweilt, isst auch nicht mehr aus Langeweile.

Omega-3-Öle schicken positive Impulse ins Hirn. Bewegung sendet positive Signale ins Hirn. Der Anblick von Pflanzen sendet positive Signale ins Hirn. Kuscheldecken, Massagen, heiße Bäder, Sauna, spazieren gehen im Wald, Wandergruppen. Dafür Werbung und Nachrichten meiden und realistischer prognostizieren. Werbung stopft unsere Hirne mit digital nachbearbeiteten Übermenschenbildern voll. Diese Bilder werden produziert, damit wir anfangen zu glauben, so aussehen zu müssen. Da wir das nicht können, weil man sich morgens vor dem Spiegel nicht mit Photoshop selbst nachbearbeiten kann, produzieren diese Bilder Enttäuschungen und Unzufriedenheit. Das ist gewollt, es ist das Geschäftsmodell der Kosmetik- und Bekleidungsindustrie. Nachrichten sind absichtlich negativ verzerrt, weil sich das Negative besser vermarkten lässt. Das ständige Bombardement mit dem Negativen macht aber unglücklich, ohne den Zustand der Welt zu verbessern.

Suchen Sie aktiv und gezielt positive Menschen und Situationen, meiden Sie gezielt negative. Machen Sie sich eine Liste von positiven Dingen, die Sie jede Woche abarbeiten. Zählen Sie Positives und Erfolge, ignorieren Sie Negatives und Misserfolge. Und essen Sie ruhig hin und wieder ein schönes Stück Sachertorte, wenn die das Leben so sehr bereichert, dass sich diese fiesen Kalorien eben doch rentieren.

Ach so: Wenn Sie demnächst jemand fragt, was in diesem Buch steht, antworten Sie bitte einfach mit: »Timing, Entscheidungs- und Emotionsarchitektur. Die Details solltest du aber selbst lesen, es lohnt sich!«

Und nun? Viel Erfolg und ein gesünderes Leben wünscht Ihnen

Ihr
Stefan Winter

# LEBENSGLÜCK DURCH WISSENSCHAFT

Sind Sie interessiert an weiteren Informationen rund um die Themen Gesundheit, Lebensglück und persönlichen Fortschritt aus wissenschaftlicher Perspektive? Dann besuchen Sie meine Internetseite und registrieren Sie sich für den kostenlosen, monatlich erscheinenden Newsletter. Mit dem Newsletter erhalten Sie regelmäßige, wissenschaftlich fundierte Einblicke in die Welt der Gesundheit, des Wohlergehens und des persönlichen Wachstums. Ganz im Stil der »Schlankstrategie«. Ich freue mich auf Sie!

Ihr
Prof. Dr. Stefan Winter

https://self-management.science

# ANMERKUNGEN

1 Caputo et al. (2022).
2 Kringelbach (2015).
3 Hier verwendet in der 5. Auflage von 2018: Adler und Van Doren (2018).
4 Boutelle and Kirschenbaum (1998); Boutelle and Kirschenbaum (2012).
5 Allegrante et al. (2019).
6 Grady and Gough (2014).
7 Ahola and Groop (2012).
8 Lorig and Holman (2003).
9 Dineen-Griffing et al. (2019).
10 McGowan (2011).
11 Stone et al. (2002).
12 Hyland et al. (1993); Peters et al. (2000).
13 Nes et al. (2013). Etwas verhaltener äußern sich z. B. Thiele et al. (2002).
14 Urzi et al. (2016).
15 Baker and Kirschenbaum (1993).
16 Burke et al. (2011).
17 Polivy and Herman (2002).
18 Polivy and Herman (2002).
19 Siehe im Folgenden Polivy and Herman (2002).
20 Cochran and Tesser (1996).
21 Earp et al. (2013).
22 Cochran and Tesser (1996).
23 Mensinger et al. (2016).
24 Gaesser and Angadi (2021).
25 Tarp et al. (2022).
26 Schaefer and Magnuson (2014).
27 Kast (2018) und Michalsen (2019).
28 Siehe z. B. Gollwitzer (1993) und Gollwitzer (1999).
29 Gollwitzer and Sheeran (2016).
30 Einstein et al. (2003).
31 De Pretto et al. (2017), Schweiger Gallo et al. (2009), Paul et al. (2007).
32 Bargh (2018).
33 Gilbert et al. (2009)
34 Schelling (1984).
35 Schelling (1980).
36 Hofer (1969); Bastir et al. (2010).
37 Evans and Stanovich (2013); DeNeys (2021).
38 Moskowitz (2005).
39 Pichon et al. (2012).
40 Epstein (1994).
41 Evans (2003).
42 Pennycock (2017).
43 Smith and DeCoster (2000).

44  Evans and Stanovich (2013).
45  Epstein (1994).
46  Jones (2005).
47  Newman and Hartline (1982).
48  Benett and Cuthill (1994).
49  Czech-Damal et al. (2012).
50  Kamino und Derby (2017).
51  Hoffman (2020).
52  Nordmann et al. (2017).
53  Gwynne and Rentz (1983).
54  https://de.wikipedia.org/wiki/Liste_der_Träger_des_Ig-Nobelpreises, Aufruf am 10.03.2023.
55  https://www.sciencedaily.com/releases/2011/09/110929235201. htm, Aufruf am 10.03.2023.
56  Tinbergen and Perdeck (1950).
57  Leit et al. (2001).
58  Burch and Johnsen (2020).
59  Burch and Widman (2021).
60  Burch and Widman (2022).
61  Morris et al. (2013).
62  Siehe z. B. Barett (2015), Ward (2013).
63  Sun et al. (2015).
64  Die folgende Geschichte zum Heart Attack Grill beruht auf Süddeutsche Zeitung (2013), Daily Mail (2012); Schoenmann (2013).
65  Robertson and Blumstein (2019).
66  Appel et al. (2019).
67  Hanson and Locatelli (2022).
68  Ma et al. (2022).
69  O'Connor et al. (2002).
70  Loewenstein (1996).
71  Masciampo and Baumeister (2011).
72  Für Überblicke siehe Buss (1995), Tooby and Cosmides (2005), Cosmides and Tooby (2013).
73  Shakelford and Liddle (2014).
74  Davis and Arnocky (2020).
75  Rhodes (2006).
76  Cosmides and Tooby (1996).
77  Cosmides and Tooby (1994).
78  Haselton (2003).
79  Haselton and Buss (2000).
80  Duchaine et al. (2001).
81  Zur Fallbeschreibung von S. M. siehe Nestor (2020).
82  Polivy and Hermann (2006).
83  Polivy and Hermann (2006).
84  Hayden (2019).
85  Gilovich and Medvec (1994).
86  Schaefer and Magnuson (2014).
87  Stice et al. (2011).

88   Schaefer and Magnuson (2014).
89   Finley et al. (2007); Gudzune et al. (2015); McEvedy et al. (2017).
90   Speakman and Hambly (2007).
91   Zum folgenden Absatz siehe Michalsen (2019).
92   Casellas et al. (2010).
93   Zheng et al. (2015).
94   Casellas (2016).
95   Norcross et al. (1989).
96   Siehe z. B. die Literaturhinweise auf Studien, die das belegen, bei Polivy and Herman (2002).
97   Garner and Wooley (1991).
98   Hetherton et al. (1997).
99   Fildes et al. (2015).
100  Nordmo et al. (2020).
101  Bauer et al. (2020).
102  Anderson et al. (2001).
103  Wing and Phelan (2010).
104  Gaesser and Angadi (2021).
105  Schaeffer and Magnuson (2014).
106  Siehe zum folgenden Absatz Polivy and Herman (2006).
107  Tylka et al. (2015).
108  Sandoz et al. (2013).
109  De Witt Huberts et al. (2012).
110  Dayan et al. (2019).
111  Fothergill et al. (2016).
112  Klein et al. (2004).
113  Polivy and Herman (2006).
114  Polivy and Herman (2002).
115  Kahneman et al. (1990).
116  Huck et al. (2005).
117  Reb and Conolly (2023).
118  Zum folgenden Absatz siehe: Morewedge and Giblin (2015).
119  Dommer and Swaminathan (2013).
120  Duke (2022).
121  Siehe zum folgenden Absatz: Mauldin et al. (2022).
122  Dunn et al. (2003).
123  Sanna and Schwarz (2004); Sevdalis and Harvey (2007).
124  Gilbert et al. (1998); Emanuel et al. (2010); Hoerger et al. (2010).
125  Dolan and Metcalfe (2010).
126  Comersford (2011).
127  Lam et al. (2005).
128  Wilson and Gilbert (2005).
129  Wilson and Gilbert (2003).
130  Brickman et al. (1978).
131  Cesarini et al. (2016); Kuhn et al. (2011); Gardner and Oswald (2007).
132  Dolan et al. (2008).
133  Nisslé and Bschor (2002).
134  Larsson (2011).

135 https://www.nytimes.com/2020/07/01/us/jack-whittaker-jr-dead.html, Aufruf am 16.02.2023.
136 Kuhn et al. (2011).
137 Kahneman (2012).
138 Gilbert et al. (1998); Eastwick et al. (2008); Tomlinson et al. (2010).
139 Vaughan and Mattison (2018).
140 Schlafzyklen und Schlaffunktionen sind z. B. ausführlich dargestellt in Walker (2018).
141 Walker (2018).
142 Fang et al. (2019).
143 Privitera et al. (2016).
144 Short et al. (2018).
145 Foster (2022).
146 Dempsey (2010).
147 Carneiro-Barrera et al. (2019).
148 Spiegel et al. (2004).
149 Nedeltcheva et al. (2014).
150 Der folgende Abschnitt beruht auf Foster (2022), S. 5–7.
151 Czeisler and Gooley (2007).
152 Roenneberg and Merrow (2005).
153 Foster (2020).
154 Zimberg et al. (2012); Depner et al. (2014).
155 Shi et al. (2013).
156 Vetter und Scheer (2017).
157 Bass and Takahashi.
158 Crosby et al. (2019).
159 Archer et al. (2014).
160 Garaulet et al. (2013); Ruiz-Lozano, T. et al. (2016).
161 Jakubowicz et al. (2013)
162 Beccuti et al. (2017).
163 Foster (2022).
164 Bayon et al. (2014).
165 Sivak (2006).
166 Virtanen et al. (2015).
167 Vogel et al. (2012).
168 Angerer et al. (2017); Oliveira et al. (2022).
169 Hutchinson and Heilbron (2016).
170 Catterson et al. (2018).
171 Hatori et al. (2012).
172 Martinez-Lopez (2017).
173 Cignarella et al. (2018).
174 Patterson and Sears (2017).
175 Patikorn et al. (2021).
176 Longo et al. (2015).
177 Nas et al. (2017).
178 Jamshed et al. (2019).
179 Sutton et al. (2018).
180 Zarrinpar et al. (2014); Cignarella et al. (2018).
181 Tsukada and Ohsumi (1993); Takeshige et al. (1992).

182 Mizushima (2007).
183 Mizushima (2007).
184 Aman et al. (2021).
185 Gill and Panda (2015).
186 Die hier präsentierte Radsportgeschichte um David Brailsford basiert zentral auf Clear (2020) und einigen Internetquellen, die weiter unten angegeben sind.
187 https://www.spiegel.de/sport/tour-de-france-ineos-manager-david-brailsford-sir-ein-prozent-a-dd436e4a-1970-49da-a5bb-2a45a5ea2b86, Aufruf am 22.03.2023.
188 https://hbr.org/2015/10/how-1-performance-improvements-led-to-olym pic-gold, Aufruf am 22.03.2023.
189 Lewin (1947).
190 Keller and Papasan (2019).
191 Thaler (2016).
192 Tversky and Kahneman (1974).
193 Blankenship et al. (2008).
194 Furnham and Boo (2011).
195 Siehe die Literaturübersicht bei Marchiori et al. (2014).
196 Marchiori et al. (2014).
197 Hermann et al. (2015).
198 Loewenstein (2000).
199 Selten (2016).
200 Thaler and Sunstein (2020).
201 Caputo et al. (2022).
202 Mikkelsen et al. (2021).
203 Marcano-Oliver et al. (2019).
204 Metcalfe et al. (2021).
205 Bauer et al. (2021).
206 Mills (2023).
207 Reijula and Hertwig (2022).
208 Hertwig (2023).
209 Xu et al. (2015).
210 Gailliot and Baumeister (2007).
211 Masicampo and Baumeister (2008).
212 Vadillo et al. (2016).
213 Siehe z. B. Baumeister et al. (1998).
214 Garrison et al. (2019).
215 Danziger et al. (2010).
216 Lindner et al. (2014).
217 Baumeister et al. (2018).
218 Hagger et al. (2016).
219 Friese et al. (2019).
220 Spripada et al. (2014).
221 Oaten and Cheng (2006).
222 Oaten and Cheng (2006).
223 Miles et al. (2016).
224 Francis and Job (2018).
225 Milyavskaya and Inzlicht (2017).
226 Loewenstein (2000).

227  Bargh (2018).
228  Keller and Papasan (2019)
229  Neal et al. (2013).
230  Hagger (2019).
231  Galla and Duckworth (2019).
232  Bargh (2018).
233  Keller and Papasan (2019).
234  Graybiel (2008).
235  Wood et al. (2002).
236  Dolan and Gayan (2013).
237  Neal et al. (2011).
238  Gillan et. al. (2016).
239  Graybiel and Smith (2014).
240  Tricomi et al. (2016).
241  Gershman et al. (2012).
242  Bourgoigne et al. (2016).
243  Cohen and Babey (2012).
244  Robins et al. (2010).
245  Wood et al. (2005).
246  Wood et al. (2005).
247  Bargh (2018).
248  Kremers et al. (2012).
249  Hagger (2019).
250  Marteau et al. (2012).
251  Wood (2017).
252  Siehe also im Folgenden Hagger (2019).
253  Quinn et al. (2010).
254  Hagger (2019).
255  Hagger (2019).
256  Bargh (2018).
257  Bates (1862).
258  Chartrand et al. (2005).
259  Seibt et al. (2015).
260  Lakin et al. (2003).
261  Lakin et al. (2003).
262  Lakin et al. (2003).
263  Chartrand et al. (2005).
264  Chartrand and Dalton (2009).
265  Van Leeuwen (2009).
266  Kret et al. (2015); Aktar (2020).
267  Abroms et al. (2005).
268  Wang et al. (1995); Liu et al. (2017).
269  Simons-Morton and Farthat (2010).
270  Borsari (2001).
271  Cleveland et al. (2018).
272  Mundt (2011).
273  Weitzman et al. (2003).
274  Gilvarry (2000).

275 Bohnert et al. (2009).
276 Widdowson et al. (2020).
277 Weeman and Smeenk (2005).
278 Foulk et al. (2016).
279 Restubog et al. (2016).
280 Robinson et al. (2014).
281 Duffy et al. (2020).
282 Hofmann et al. (2012).
283 Zhang et al. (2018).
284 Powel et al. (2015).
285 Hutchinson und Rapee (2007).
286 Valente et al. (2009).
287 Cornelius et al. (2016).
288 Bahr et al. (2012).
289 Leahey et al. (2015).
290 Ufholz (2020).
291 Dutton et al. (2015).
292 Dahl et al. (2016).
293 Hwang et al. (2010).
294 Atwood et al. (2018).
295 Ashrafian (2014).
296 Schwebel und Ortan (2023).
297 Laranjo et al. (2015).
298 Elfhag und Rösner (2005).
299 Wing and Jeffrey (1999).
300 Abbott et al. (2020).
301 Hartgerink et al. (2015).
302 Zhong and Leonardelli (2008).
303 Ijzerman et al. (2012).
304 Bargh and Shalev (2011).
305 Ijzerman et al. (2012).
306 Siehe z. B. Kang et al. (2011), Inagaki and Eisenberger (2013), Inagaki et al. (2019).
307 Inagaki and Human (2020).
308 Siehe z. B. den Übersichtsaufsatz von Lowry et al. (2018).
309 Hanusch and Jansen (2019).
310 Hanusch et al. (2013); Jansen et al. (2016).
311 Schaefer et al. (2018).
312 Fusar-Poli et al. (2022).
313 Nehlig (2013).
314 Macht and Dettmer (2006).
315 Gibson (2012).
316 Troisi and Gabriel (2011).
317 Troisi et al. (2015).
318 Wiens (2005).
319 Cicek and Basar (2017).
320 Khng (2017).
321 Weng et al. (2021).
322 Kringelbach and Berridge (2012).

323 Stifter et al. (2011).
324 Stifter and Moding (2015); Stifter and Moding (2018).
325 Blisset et al. (2010).
326 Birch and Fisher (1998); Birch et al. (2003).
327 Karpiski et al. (2018).
328 Allison et al. (2007).
329 Madowitz et al. (2015).
330 Palmisano et al. (2016).
331 Kuijer and Boyce (2012).
332 Dallmann et al. (2003).
333 Oliver and Wardle (1998).
334 Macht et al. (2005).
335 Tangney et al. (2007).
336 Lewis (1971).
337 Tangney and Dearing (2002).
338 Lewis (1971).
339 Tangney and Dearing (2002).
340 Tangney et al. (2014).
341 Tracy and Robins (2006).
342 Gino and Pierce (2009).
343 Lindsay-Hartz (1994).
344 Tangney et al. (1996).
345 Lindsay-Hartz (1984).
346 Ferguson et al. (1991).
347 Berti et al. (2000).
348 Aslund et al. (2007).
349 Deonna et al. (2012); Allan et al. (1994).
350 Lee et al. (2001).
351 Hoglund and Nicholas (1995).
352 Stuewig and McCloskey (2005).
353 Mintz et al. (2017).
354 Feiring (2005).
355 Deonna et al. (2012).
356 Tangney und Dearing (2002).
357 Mintz et al. (2017).
358 Tangney et al. (2007).
359 Day et al. (2008); Cândea/Szentágotai-Tătar (2018).
360 Rizvi und Linehan (2005); Walker and Bright (2005).
361 Clark (2013).
362 Yon and Press (2014).
363 Baron-Cohen et al. (1996); Simner et al. (2006).
364 Yon et al. (2019).
365 Sastre (2014).
366 Lazuka et al. (2020).
367 Cohen et al. (2021).
368 Webb et al. (2017); Muttarak (2018).
369 Cohen et al. (2019).
370 Rees (2019).

371 Warren et al. (2017).
372 Carriére et al. (2022a).
373 Mason et al. (2016).
374 Carriére et al. (2022b).
375 Monroe (2015).
376 Ramakonar et al. (2011).
377 Golaszewski et al. (2021).
378 Blass et al. (2006).
379 Stroebele et al. (2004); Gore et al. (2003).
380 van der Wal et al. (2013).
381 Ford et al. (2012); Avery et al. (2017).
382 Monroe (2015).
383 Mathieu (2009).
384 Garcia-Segovia et al. (2015); Meiselman et al. (2000).
385 Auvray and Spence (2008).
386 Delwiche (2004).
387 Rozin and Tuorila (1993).
388 Crisinel et al. (2012).
389 Wang and Spence (2018).
390 Piqueras-Fiszman et al. (2012).
391 Yeomans et al. (2008).
392 Ashton (2012).
393 Gawel and Godden (2008).
394 Hopfer und Heymann (2014).
395 Frankfurt (2005).
396 Fritz et al. (2014).
397 Levitin (2014).
398 Feldman Barett (2018).
399 Purves et al. (2018).
400 Nummenmaa (2012).
401 Bratman et al. (2015).
402 Beukeboom et al. (2012).
403 Kiecolt-Glaser (2010).
404 Taleb (2018).
405 Gleeson et al. (2011).
406 Josefsson et al. (2013).
407 Weyrer and Kupfer (1994).
408 Malm et al. (2019).
409 Erikson et al. (2011).
410 Mandolesi et al. (2018).
411 Garcia-Falgueras (2015).
412 McKee et al. (2014).
413 Eime et al. (2013).
414 Wankel und Berger (2018).
415 Eisenberger and Cole (2012).
416 Andersen et al. (2019).
417 Jerath and Beveridge (2020).
418 Wong (2017).

419 Polivka (2018).
420 Thomas (1995).
421 Wani et al. (2015).
422 Needleman (2004).
423 Balconi et al. (2014).
424 Schwarz (2018).
425 Touchette and Lee (2017).
426 Geuens et al. (2011).
427 Danciu (2014).
428 Baroso (2019).
429 Zajonc (1968).
430 Zekan und Zekan (2022).
431 Small et al. (2001).
432 Rothemund et al. (2007).
433 Simmons et al. (2005).
434 Norman et al. (2016).
435 Folta et al. (2006).
436 Harris et al. (2009).
437 Orbach (2010).
438 Harrison und Hefner (2006).
439 Groesz et al. (2002).
440 Uhls et al. (2014).
441 Giedd (2012).
442 Jiang (2012).
443 O'Reilly (2020).
444 Manago et al. (2012).
445 Mayfield (2008); Ellison et al. (2007).
446 Seo et al. (2012).
447 Nabi et al. (2013).
448 Dale et al. (2020).
449 Heinonen et al. (2011).
450 Meier and Schäfer (2018).
451 Meier et al. (2020).
452 Fardouly et al. (2015).
453 Steers et al. (2014).
454 Chou and Edge (2012).
455 Verduyn et al. (2015).
456 Yue et al. (2022).
457 Süral et al. (2019).
458 Holland and Tiggemann (2016).
459 Cohen et al. (2021)
460 Robinson et al. (2017).
461 Przybylski et al. (2013).
462 Abel et al. (2016).
463 Baker et al. (2016).
464 Wood and Scott (2016).
465 Fioravanti et al. (2021).
466 Milyavskaya et al. (2018).

467 Aranda and Baig (2018).
468 Chan et al. (2022).
469 Kramer et al. (2014).
470 Coviello et al. (2014).
471 Choi end Kim (2021).
472 Fan et al. (2020).
473 Wheaton et al. (2021).
474 Rosenquist et al. (2011).
475 Tokunaga (2010).
476 Tokunaga (2010).
477 Patchin and Hinduja (2006).
478 Slonje and Smith (2008).
479 Hunt et al. (2021).
480 Lup et al. (2015).
481 Abhari und Vaghefi (2022).
482 Aranda and Baig (2018).
483 Staksrud (2013).
484 Christensen (2018).
485 Hunt et al. (2021).
486 Brailovskaia et al. (2020).
487 Brown and Kuss (2020).
488 Tromholt (2016); Allcott et al. (2019).
489 Radtke et al. (2022).
490 Özdemir and Goktas (2021).
491 Stäheli et al. (2022).
492 https://www.sueddeutsche.de/bayern/bayern-aschaffenburg-kokain-rekordfund-polizei-1.5618255
493 https://www.rbb24.de/panorama/beitrag/2023/03/brandenburg-potsdam-mittel-mark-gross-kreutz-fruchthof-drogen-razzia-polizei.html
494 https://www.ndr.de/nachrichten/hamburg/Rekordfund-in-Hamburg-Zoll-stellt-16-Tonnen-Kokain-sicher,kokain378.html
495 UN (2021).
496 Finklea (2019).
497 Siehe die Liste der Flugunfälle unter https://de.wikipedia.org/wiki/Liste_von_Flugunf%C3%A4llen_2010_bis_2019
498 Savage (2013).
499 Ritchie (2019).
500 Kahneman (2011).
501 McLaughlin (2022).
502 Lengauer et al. (2012).
503 Soroka et al. (2019).
504 Rozado et al. (2022).
505 Soroka et al. (2019).
506 Rozin and Royzman (2001).
507 Unz et al. (2008).
508 Johnston und Davey (1997).
509 Blanchard et al. (2004).
510 Dupuy and Rustad (2018).

511  Rotter (1966).
512  Tsuda et al. (2020).
513  Twenge et al. (2004).
514  Meier (2022).
515  Van der Meer et al. (2020).
516  Newman et al. (2022).
517  De Bruin et al. (2021).
518  Loewenstein (2007).
519  Koole et al. (2015).
520  Livingstone et al. (2015).
521  Porat et al. (2016).
522  Ford and Tamir (2012).
523  Gross (1998).
524  Ortner (2017).
525  Ghafur (2018).
526  Milgram et al. (2015).
527  Arens and Stangier (2020).
528  Shen et al. (2020).
529  Bench and Lench (2019).
530  Harmon-Jones et al. (2018).
531  Aldao et al. (2010).
532  Khan et al. (2020).
533  Gross (2015).
534  Arriaga et al. (2020).
535  Wild (2020).
536  Wood et al. (2009).
537  Emmons and McCullough (2003).
538  Froh et al. (2008).
539  Millgram et al. (2019).
540  Shafir et al. (2015).
541  Clave-Brule (2009).
542  Killingsworth and Gilbert (2010).
543  Jamieson et al. (2012); Jamieson et al. (2013).
544  Denny et al. (2015).
545  Zhou (2023).
546  Ford and Troy (2019).
547  Strachan and Brawley (2008).
548  Carfora et al. (2016).
549  Webb (2012).
550  Milyavsky (2019).
551  Dutton and Aron (1974).
552  Experiment beschrieben bei Bargh (2018).
553  Aviezer et al. (2008).
554  Kuppens et al. (2007).
555  Barett (2012).
556  Gendron et al. (2012).
557  Torre und Lieberman (2018).
558  Barett et al. (2010).

559  Pond et al. (2011).
560  Demiralp et al. (2012).
561  Bar (2007).
562  Seth (2021).
563  Dunn et al. (2003).
564  Sanna and Schwarz (2004); Sevdalis and Harvey (2007).
565  Gilbert et al. (1998); Emanuel et al. (2010); Hoerger et al. (2010).
566  Dolan and Metcalfe (2010).
567  Gilbert et al. (1998).
568  Brickman et al. (1978).
569  Martins and Wilson (2012).

# LITERATUR

Abbott, S. et al. (2020): Group versus one-to-one multi-component lifestyle interventions for weight management: a systematic review and meta-analysis of randomised controlled trials. *Journal of Human Nutrition and Dietetics* 34 (3), 485–493.

Abel, J. P. et al. (2016): Social Media and the Fear of Missing Out: Scale Development and Assessment. *Journal of Business & Economics Research* 14(1), 33–44.

Abhari, K. and Vaghefi, I. (2022): Screen Time and Productivity: An Extension of Goal-Setting Theory to Explain Optimum Smartphone Use. *AIS Transactions on Human-Computer Interaction* 14(3), 254–288.

Abroms, L. et al. (2005): Psychosocial predictors of smoking trajectories during middle and high school. *Addiction 100*(6), 852–861.

Adler, M. J. und Van Doren, C. (2018): Wie man ein Buch liest. 5. Auflage. Zweitausendeins, Leipzig.

Adrian F. Ward (2013) Supernormal: How the Internet Is Changing Our Memories and Our Minds. *Psychological Inquiry* 24(4), 341–348

Ahola, A. J. and Groop, P.-H. (2012): Barriers to self-management of diabetes. *Diabetic Medicine* 30(4), 413–420.

Aktar, E. et al. (2020): Pupil mimicry in infants and parents. *Cognition and Emotion* 34(6), 1160–1170

Aldao, A. et al. (2010): Emotion-regulation strategies across psychopathology: A meta-analytic review. *Clinical Psychology Review* 30, 217–237.

Allan, S. et al. (1994): An exploration of shame measures II: psychopathology. *Personality and Individual Differences* 17(5), 713–722.

Allcott, H. et al. (2020): The Welfare Effects of Social Media. *American Economic Review* 110(3), 629–676.

Allegrante, J. P. et al. (2019): Interventions to Support Behavioral Self-Management of Chronic Diseases. *Annual Review of Public Health* 40, 127–146.

Allison, K. C. et al. (2007): High self-reported rates of neglect and emotional abuse, by persons with binge eating disorder and night eating syndrome. *Behaviour Research and Therapy* 45 (12), 2874–2883.

Alós-Ferrer, C. and Strack, F. (2014): From dual processes to multiple selves: Implications for economic behaviour. *Journal of Economic Psychology*, 41, 1–11.

Aman, Y. et al. (2021): Autophagy in healthy aging and disease. Nature Aging 1, 634–650.

Andersen, M. H. et al. (2019): The social and psychological health outcomes of team sport participation in adults: An integrative review of research. *Scandinavian Journal of Public Health* 47, 832–850.

Anderson, J. W. et al. (2001): Long-term weight-loss maintenance: a meta-analysis of US studies. *American Journal of Clinical Nutrition* 74, 579–584.

Angerer, P. et al. 2017 Night Work and the Risk of Depression. *Deutsches Ärzteblatt International* 114, 404–11

Appel, M. et al. (2019): Otakuism and the Appeal of Sex Robots. *Frontiers in Psychology* 10, Article 569.

Aranda, J. H. and Baig, S. (2018): Toward «JOMO«: The Joy of Miss Out and the Freedom of Disconnecting. *Proceedings of the 20th International Conference on Human-Computer Interaction with Mobile Devices and Services*, 1–8.

Arble, D. M. et al. (2009): Circadian timing of food intake contributes to weight gain. *Obesity* 17, 2100–2102.

Archer, S. N. (2014): Mistimed sleep disrupts circadian regulation of the human transcriptome. *Proceedings of the National Academy of Sciences* 111, E682–E691.

Arens, E. A. and Stangier, U. (2020): Sad as a Matter of Evidence: The Desire for Self-Verification Motivates the Pursuit of Sadness in Clinical Depression. *Frontiers in Psychology*, Section Psychopathology, 11.

Ashton, R. H. (2012): Reliability and Consensus of Experienced Wine Judges: Expertise Within and Between? *Journal of Wine Economics* 7 (1), 70–87.

Atwood, M. E. et al. (2018): The Exchange of Social Support on Online Bariatric Surgery Discussion Forums: A Mixed-Methods Content Analysis. *Health Communication* 33(5), 628–635.

Auvray, M. and Spence, C. (2008): The multisensory perception of flavor. *Consciousness and Cognition* 17(3), 1016–1031.

Avery, A. et al. (2017): Associations between children's diet quality and watching television during meal or snack consumption: A systematic review. *Maternal & child nutrition*, 13(4), e12428.

Aviezer, H. et al. (2008): Angry, Disgusted, or Afraid? Studies on the Malleability of Emotion Perception. *Psychological Science* 19(7), 724–732.

Bahr, D. B. et al. (2012): Exploiting Social Networks to Mitigate the Obesity Epidemic. *Obesity* 17(4), 723–728.

Baker, R. C. and Kirschbaum, D. S. (1993): Self-Monitoring May Be Necessary for Successful Weight Control. *Behavior Therapy* 24(3), 377–394.

Baker, Z. G. et al. (2016): Fear of Missing Out: Relationships with Depression, Mindfulness, and Physical Symptoms. *Translational Issues in Psychological Science* 2(3), 275–282.

Balconi, M. et al. (2014): Advertising, brand and neuromarketing or how consumer brain works. *Neuropsychological Trends* 16(1), 15–21.

Bar, M. (2007): The proactive brain: using analogies and associations to generate predictions. *Trends in Cognitive Sciences* 11(7), 280–289.

Bargh, J. (2018): Vor dem Denken. Droehmer, München.

Bargh, J. and Shalev, I. (2011): The Substitutability of Physical and Social Warmth in Daily Life? *Emotion*, 12(1), 154.

Barlow, J. et al. (2002): Self-Management approaches for people with chronic conditions: a review. *Patient Eduaction and Counseling* 48, 177–187.

Baron-Cohen, S. et al. (1996). Synaesthesia: prevalence and familiality. *Perception* 25(9), 1073–1079.

Barrett D.L. (2015): Supernormal Stimuli in the Media. In: Barkow, J. H. (ed.): Internet, film, news, gossip: an evolutionary psychology perspective on the media. Oxford University Press, Oxford.

Barrett, K. C. (1998): The origins of guilt in early childhood. Bybee, J. (Eds.): Guilt and children. Academic Press, San Diego/CA, 75–90.

Barrett, L. F. (2012): Emotions are real, Emotion 12 (3), 413–429.

Barrett, L. F. (2018): How emotions are made. Pan Books, London.

Barrett, L. F. et al. (2010): Knowing what you're feeling and knowing what to do about it: Mapping the relation between emotion differentiation and emotion regulation. *Cognition and Emotion* 15(6), 713–724.

Barroso, P. (2019): Rhetoric of affections: advertising, seduction and truth. In: *Media & Jornalismo* 19(34), 143–154.

Bass, J. and Takahashi, J. S. 2010 Circadian integration of metabolism and energetics. *Science* 330(6009), 1349–1383.

Bastir, M. et al. (2010). Effects of brain and facial size on basicranial form in human and primate evolution. *Journal of Human Evolution* 58(5), 424–431.

Bauer, J. M. et al. (2021): Nudging healthier food choices in a cafeteria setting: A sequential multi-intervention field study. *Appetite* 160, 105106.

Bauer, K. et al. (2020): Conventional weight loss interventions across the different BMI obesity classes: A systematic review and quantitative comparative analysis. *European Eating Disorders Review* 28, 492–512.

Baumeister, R. F. (2018): The Strength Model of Self-Regulation: Conclusions From the Second Decade of Willpower Research. *Perspectives on Psychological Science* 13(2), 141–145.

Baumeister, R. F. et al. (1998): Ego Depletion: Is the Active Self a Limited Resource? *Journal of Personality and Social Psychology* 74(5), 1252–1265.

Beccuti, G. et al. (2017): Timing of food intake: Sounding the alarm about metabolic impairments? A systematic review. *Pharmacological Research* 125, 132–141.

Bellini-Leite, S. C. (2018): Dual Process Theory: Systems, Types, Minds, Modes, Kinds or Metaphors? A Critical Review. *Review of Philosophy and Psychology* 9(2), 213–225.

Benatti F. et al. (2012): Liposuction induces a compensatory increase of visceral fat which is effectively counteracted by physical activity: a randomized trial. *Journal of Clinical Endocrinology & Metabolism* 97(7), 2388–2395.

Bench, S. W. and Lench, H.C. (2019): Boredom as a seeking state: Boredom prompts the pursuit of novel (even negative) experiences. *Emotion* 19(2), 242–254.

Benett, A. T. D. and Cuthill, I. C. (1994): Ultraviolett Vision in Birds: What is its Function? *Vision Research*, 34(11), 1471–1478.

Berti, A. E. et al. (2000): The Understanding of Sadness, Guilt, and Shame in 5-, 7- and 9-year old children. Genetic, Social, and General Psychology Monographs 126(3), 293–318.

Beukeboom, C. J. et al. (2012): Stress-Reducing Effects of Real and Artificial Nature in a Hospital Waiting Room. *Journal of Alternative and Complementary Medicine* 18(4), 329–333.

Birch, L. and Fisher, J. (1998): Development of eating behaviors among children and adolescents. *Pediatrics* 101, 539–549.

Birch, L. et al. (2003): Learning to overeat. Maternal use of restrictive practices promotes girls' eating in the absence of hunger. *American Journal of Clinical Nutrition* 78, 215–220.

Blanchard, E. B. et al. (2004): Studies of the vicarious traumatization of college students by the September 11th attacks: effects of proximity, exposure and connectedness. In: *Behavior Research and Therapy*, 42(2), 191–205.

Blankenship, K. L. et al. (2008): Elaboration and consequences of anchored estimates: an attitudinal perspective on numerical anchoring. *Journal of Experimental Social Psychology* 44, 1465–1476.

Blass, E. M. et al. (2006): On the road to obesity: television viewing increases intake of high-density foods. *Physiology & Behavior* 88 (4-5), 597–604.

Blissett, J. et al. (2010): Inducing preschool children's emotional eating: relations with parental feeding practices. *The American Journal of Clinical Nutrition* 92(2), 359–365.

Bohnert, A. S. et al. (2009): A social network perspective on heroin and cocaine use among adults: evidence of bidirectional influences. *Addiction, 104*(7), 1210–1218.

Borsari, B. and Carey, K. B. (2001): Peer influences on college drinking; A review of the research. *Journal of Substance Abuse* 13, 391–424.

Boutelle, K. N. and Kirschenbaum D. S. (2012): Further Support for Consistent Self-Monitoring as a Vital Component of Successful Weight Control. *Obesity Research* 6(3), 219–224.

Brailovskaia, J. et al. (2020): Less Facebook Use – More Well-Being and a Healthier Lifestyle? An Experimental Intervention Study. *Computers in Human Behavior* 108(106332), 1–9.

Bratman, G. N. et al. (2015): Nature experience reduces rumination and subgenual prefrontal cortex activation. *Psychological and Cognitive Sciences* 112(28), 8567–8572.

Brickman, P. et al. (1978): Lottery winners and accident victims: Is happiness relative? *Journal of Personality and Social Psychology* 36(8), 917–27.

Brown, L. and Kuss, D. J. (2020): Fear of Missing Out, Mental Wellbeing, and Social Connectedness: A Seven-Day Social Media Abstinence Trial. *International Journal of Environmental Research and Public Health* 17(12), 1–18.

Burch, R. L. and Johnsen, L. (2020): Captain Dorito and the bombshell: Supernormal stimuli in comics and film. *Evolutionary Behavioral Sciences* 14(2), 115–131.

Burch, R. L. and Widman, D. (2022): She's got legs: Longer legs in female comic book characters correspond to global preferences. *Evolutionary Behavioral Sciences,* Advance online publication. https://doi.org/10.1037/ebs0000318

Burch, R. and Widman, D. (2021): Comic book bodies are supernormal stimuli: Comparison of DC, Marvel, and actual humans. *Evolutionary Behavioral Sciences.* Advance online publication. https://doi.org/10.1037/ebs0000280.

Burke, L. E. (2011): Self-Monitoring in Weight Loss: A Systematic Review of the Literature, Journal of the American Dietetic Association 111 (1), 92–102.

Buss, D. M. (1995): Evolutionary Psychology: A New Paradigm for Psychological Science. *Psychological Inquiry* 6(1), 1–30.

Callaway, E. (2012). Soapy taste of coriander linked to genetic variants. Nature 12.

Cândea, D. M. and Szentágotai-Tătar, A. (2018): The impact of self-compassion on shame proneness in social anxiety. *Mindfulness* 9(6), 1816–1824.

Caputo, E.L. et al. (2022): How do different interventions impact stair climbing? A systematic review and meta-analysis. *Global Health Promotion* 29(4), 74–82.

Carfora, V. et al. (2016): The role of self-identity in predicting fruit and vegetable intake. *Appetite* 106, 23–29.

Carneiro-Barrera, A. et al. (2019): Weight loss and lifestyle interventions for obstructive sleep apnoea in adults: Systematic review and meta-analysis. Obesity Reviews 20(5), 750–762.

Carrière, K. et al. (2022a): A Scoping Review of Mindful Eating Interventions for Obesity Management. *Mindfulness* 13(6), 1387–1402.

Carrière, K. et al. (2022b): Development and validation of the Four Facet Mindful Eating Scale (FFaMES). *Appetite* 168, 105689.

Casellas, F. et al. (2010): Subjective Perception of Lactose Intolerance Does Not Always Indicate Lactose Malabsorption. *Clinical Gastroenterology and Hepatology* 8(7), 581–586.

Casellas, F. et al. (2016): Perception of lactose intolerance impairs health-related quality of life. *European Journal of Clinical Nutrition* 70, 1068–1072.

Caslini, M. et al. (2016): Disentangling the Association Between Child Abuse and Eating Disorders - A Systematic Review and Meta-Analysis. *Psychosomatic Medicine* 78 (1), 79–90.

Catterson, J. H. et al. (2018): Short-Term, Intermittent Fasting Induces Long-Lasting Gut Health and TOR-Independent Lifespan Extension. *Current Biology* 28 (11), 1714–1724.

Cesarini, D. et al. (2016): Wealth, health, and child development: Evidence from administrative data on Swedish lottery players. *Quarterly Journal of Economics* 131(2), 687–738.

Chan, S. S. et al. (2022): Social Media and mindfulness: From the fear of missing out (FOMO) to the joy of missing out (JOMO). *Journal of Consumer Affairs* 56(3), 1312–1331.

Chartrand, T. L. and Dalton, A. N. (2009): Mimicry: Its ubiquity, importance, and functionality. Morsella, E. et al. (Eds.): The Oxford handbook of human action, Oxford University Press, New York, 458–483.

Chartrand, T. L. et al. (2005): Beyond the Perception-Behavior Link: The Ubiquitous Utility and Motivational Moderators of Nonconscious Mimicry. Hassin, R. R. et al. (Eds.): The new unconscious. Oxford University Press, New York, 334–361.

Cho, H. et al. (2016): The Effectiveness of Daily Mindful Breathing Practices on Test Anxiety of Students. *Plos One*, Doi: 0.1371/journal.pone.0164822.

Choi, S. and Kim, E. M. (2021): Between Instagram browsing and subjective well-being: Social comparison or emotional contagion? *Media Psychology* 24(6), 866–890.

Chou, H. T. G. and Edge, N. (2012): «They Are Happier and Having Better Lives than I Am«: The Impact of Using Facebook on Perceptions of Others' Lives. *Cyberpsychology, Behavior, and Social Networking* 15(2), S.117–121.

Christensen, S. (2018): Social media use and its impact on relationships and emotions. Ph.D. dissertation. Brigham Young University.

Chugh, D. (2004): Societal and Managerial Implications of Implicit Social Cognition: Why Milliseconds Matter. *Social Justice Research* 17(2), 203–222.

Cicek, S. and Basar, F. (2017): The effects of breathing techniques training on the duration of labor and anxiety levels of pregnant women. *Complementary Therapies in Clinical Practice*, 29, 213–219.

Cignarella, F. et al. (2018): Intermittent Fasting Confers Protection in CNS Autoimmunity by Altering the Gut Microbiota. *Cell Metabolism* 27 (6), 1222–1235.

Clark, A. (2013): Whatever next? Predictive brains, situated agents, and the future of cognitive science. *Behavioral and brain sciences* 36(3), 181–204.

Clave-Brule, M. et al. (2009): Managing anxiety in eating disorders with knitting. *Eating and Weight Disorders - Studies on Anorexia, Bulimia and Obesity* 14, e1–e5.

Clear, J. (2020): Die 1 % Methode. Goldmann, München.

Cleveland, M. J. et al. (2018): Examining Parent and Peer Influence of Alcohol Use: A Comparison of First-Year Community College and Baccalaureate Students. *Journal of Alcohol and Drug Education* 62(2), 64–89.

Cochran, W. and Tesser, A. (1996): The «what-the-hell effect«: Some effects of goal proximity and goal framing on performance. Martin, L. L. and & Tesser, A. (Eds.): Striving and feeling: Interactions among goals, affect, and self-regulation. Erlbaum, Mahwah, NJ, 99–120.

Cohen, D.A. and Babey, S. H. (2012): Contextual influences on eating behaviours: heuristic processing and dietary choices. *Obesity Reviews* 13, 766–779.

Cohen, R. et al. (2019): #bodypositivity: A content analysis of body positive accounts on Instagram. *Body Image* 29, 47–57.

Cohen, R. et al. (2021): The case for body positivity on social media: Perspectives on current advances and future directions. *Journal of health psychology* 26(13), 2365–2373.

Comeford, D. A. (2011): Attenuating focalism in affective forecasts of the commuting experience: Implications for economic decisions and policy making. *Journal of Economic Psychology* 32 (5), 691–699.

Cornelius, A. et al. (2016): Dyadic Dynamics in a Randomized Weight Loss Intervention. *Annals of Behavioral Medicine* 50(4), 506–515.

Cornil, Y. (2017): Mind over stomach: A review of the cognitive drivers of food satiation. *Journal of the Association for Consumer Research, 2*(4), 419–429.

Cosmides, L. (1989): The logic of social exchange: Has natural selection shaped how humans reason? *Cognition* 31 (3), 187–276.

Cosmides, L. and Tooby, J. (1994): Better than Rational: Evolutionary Psychology and the Invisible Hand. *American Economic Review* 84 (2), 327–332.

Cosmides, L. and Tooby, J. (1996): Are humans good intuitive statisticians after all? Rethinking some conclusions from the literature on judgment under uncertainty. *Cognition* 58 (1), 1–73.

Cosmides, L. and Tooby, J. (2013): Evolutionary Psychology: New Perspectives on Cognition and Motivation. *Annual Review of Psychology* 64, 201–229.

Coviello, L. et al. (2014): Detecting Emotional Contagion in Massive Social Networks. *Plos One*, 9(3), e90315,1–6.

Crisinel, A. S. et al. (2012): A bittersweet symphony: Systematically modulating the taste of food by changing the sonic properties of the soundtrack playing in the background. *Food Quality and Preference* 24 (1), 201–204.

Crosby, P. et al. (2019): Insulin/IGF-1 Drives PERIOD Synthesis to Entrain Circadian Rhythms with Feeding Time. *Cell* 177, 896–909.

Czech-Damal, N. U. et al. (2012): Electroreception in the Guiana dolphin (Sotalia guianensis). *Proceedings of the Royal Society: B*, 279, 663–668.

Czeisler, C. A. and Gooley, J. J. (2007): Sleep and Circadian Rhythms in Humans. In: Cold Spring Harbor Symposia on Quantitative Biology, Volume LXXII. Cold Spring Harbor Laboratory Press, 579–597.

Dahl, A. A. et al. (2016): Integrating social media into weight loss interventions. *Current Opinion in Psychology* 9, 11–15.

Daily Mail (2012): The bypass burger strikes again! Another diner wheeled out of Heart Attack Grill unconscious on a stretcher after feasting on fast food. https://www.dailymail.co.uk/news/article-2134112/Heart-Attack-Grill-Burger-bar-strikes-diner-wheeled-unconscious.html, 06.05.2023.

Dale, K. R et al. (2020): Self-Transcendent Emotions and Social Media: Exploring the Content and Consumers of Inspirational Facebook Posts. *New Media & Society* 22(3), 507–527.

Dallacker, M. et al. (2018): The frequency of family meals and nutritional health in children: a meta-analysis. *Obesity Reviews* 19, 638–653.

Dallmann, M. F. et al. (2003): Chronic stress and obesity: a new view of «comfort food«. *Proceedings of the National Academy of Sciences* 100 (20), 11696–701.

Danciu, Victor (2014): Manipulative marketing: persuasion and manipulation of the consumer through advertising. *Theoretical and applied economics: GAER review* 21 (2), 19–34.

Danziger, S. et al. (2011): Extraneous factors in judicial decisions. *Social Science* 108 (17), 6889–6892.

Davis, A. C .and Arnocky, S. (2022): An Evolutionary Perspective on Appearance Enhancement Behavior. *Archives of Sexual Behavior* 51, 3–37.

Day, A. et al. (2008): Promoting forgiveness in violent offenders: A more positive approach to offender rehabilitation? *Aggression and Violent Behavior* 13, 195–200.

Dayan, P. H. et al. (2019): A new clinical perspective: Treating obesity with nutritional coaching versus energy-restricted diets. *Nutrition* 60, 147–151.

de Bruin, K. et al. (2021): News Avoidance during the Covid-19 Crisis: Understanding Information Overload. *Digital Journalism* 9(9), 1286–1302.

De Pretto, M. et al. (2017): Spatiotemporal brain dynamics supporting the immediate automatization of inhibitory control by implementation intentions. Nature Scientific Reports 7, 10821.

De Witt Huberts, J. et al. (2012): Double trouble: Restrained eaters do not eat less and feel worse. *Psychology & Health* 28(6), 686–700.

Delahaye, L. B. et al. (2012): Time-restricted feeding without reducing caloric intake prevents metabolic diseases in mice fed a high-fat diet. *Cell Metabolism* 15, 848–860.

Delwiche, J. (2004): The impact of perceptual interactions on perceived flavor. *Food Quality and preference* 15(2), 137–146.

Demiralp, E. (2012): Feeling Blue or Turquoise? Emotional Differentiation in Major Depressive Disorder. *Psychological Science* 23(11), 1410–1416.

Dempsey, J. et al. (2010): Pathophysiology of Sleep Apnoea. *Physiological Review* 90, 47–112.

DeNeys, W. (2021): On Dual- and Single-Process Models of Thinking. *Perspectives on Psychological Science* 16(6), 1412–1427.

Denny, B. T. et al. (2015): Getting over it: Long-Lasting Effects of emotion Regulation on Amygdala Response. *Psychological Science* 26(9), 1377–1388.

Deonna, J. A. et al. (2012): In defense of shame: The faces of an emotion. Oxford University Press, Oxford.

Depner, C. M. et al. (2014): Metabolic consequences of sleep and circadian disorders. *Current diabetes reports* 14(7), 1–9.

Dineen-Griffin, S. et al. (2019): Helping patients help themselves: A systematic review of self-management support strategies in primary health care practice. *Plos One* 14(8), e0220116.

Dolan, P. and Metcalfe, R. (2010): 'Oops. I did it again': Repeated focusing effects in reports of happiness. *Journal of Economic Psychology* 31(4), 732–737.

Dolan, P. et al. (2008): Do we really know what makes us happy? A review of the economic literature on the factors associated with subjective well-being. *Journal of Economic Psychology* 29(1), 94–122.

Dolan, R. J. and Dayan, P. (2013): Goals and Habits in the Brain. *Neuron*, 80, 312–325.

Dommer, S. L. and Swaminathan, V. (2013): Explaining the Endowment Effect through Ownership: The Role of Identity, Gender, and Self-Threat. *Journal of Consumer Research* 39 (5), 1034–1050.

Doyle, J. F., and Pazhoohi, F. (2012): Natural and augmented breasts: Is what is not natural most attractive? *Human Ethology Bulletin* 27, 4–14.

Duarte, C. et al. (2017): What makes dietary restraint problematic? Development and validation of the Inflexible Eating Questionnaire. *Appetite* 114, 146–154.

Duchaine, B. et al. (2001): Evolutionary psychology and the brain. *Current Opinion in Neurobiology* 11 (2), 225–230.

Duffy, K. et al. (2020): Mimicry and Modeling of Health (-Risk) Behaviors: How Others Impact Our Health(-Risk) Behaviors without our awareness. *Journal of Nonverbal Behavior* 44, 5–40.

Dunn, E. W. and Ashton-James, C. (2008): On emotional innumeracy: Predicted and actual affective responses to grand-scale tragedies. *Journal of Experimental Social Psychology* 44, 692–698.

Dunn, E. W. et al. (2003): Location, Location, Location: The Misprediction of Satisfaction in Housing Lotteries. *Personality and Social Psychology Bulletin* 29 (11), 1421–1432.

Dupuy, K. and Rustad, S. A. (2018): Trends in Armed Conflict, 1946-2017. Conflict Trends 5. Peace Research Institute Oslo (PRIO), Oslo. https://www.prio.org/publications/11181

Dutton, D., and Aron, A. P. (1974): Some evidence for heightened sexual attraction under conditions of high anxiety. *Journal of Personality and Social Psychology* 30(4), 510–517.

Dutton, G. R. et al. (2015): Pilot Study Evaluating the Feasibility and Initial Outcomes of a Primary Care Weight Loss Intervention With Peer Coaches. *The Diabetes Educator* 41 (3), 361–368.

Earp, B. D. et al. (2013): No sign of quitting: incidental exposure to «no smoking« signs ironically boosts cigarette-approach tendencies in smokers. *Journal of Applied Social Psychology* 43(10), 2158–2162.

Eastwick, P. W. et al. (2008): Mispredicting distress following romantic breakup: Revealing the time course of the affective forecasting error. *Journal of Experimental Social Psychology* 44, 800–807.

Eckblad, G. F., and von der Lippe, A. L. (1994): Norwegian lottery winners: Cautious realists. *Journal of Gambling Studies* 10(4), 305–22.

Eime, R. M. et al. (2013): A systematic review of the psychological and social benefits of participation in sport for children and adolescents: informing development of a conceptual model of health through sport, International Journal of Behavioral Nutrition and Physical Activity 10, Article number 98.

Einstein, G. O. et al. (2003): Forgetting of intentions in demanding situations is rapid. *Journal of Experimental Psychology: Applied* 9, 147–162.

Eisenberger, N. and Cole, S. W. (2012): Social neuroscience and health: neurophysiological mechanisms linking social ties with physical health. *Nature Neuroscience* 15, 669-674.

Elfhag K. and Rössner S. (2005): Who succeeds in maintaining weight loss? A conceptual review of factors associated with weight loss maintenance and weight regain. *Obesity Review* 6(1), 67–85.

Ellison, N. B. et al. (2007): The Benefits of Facebook»Friends«: Social Capital and College Students' Use of Online Social Network Sites. *Journal of Computer-Mediated Communication* 12(4), 1143-1168.

Emanuel, A. S. et al. (2010): The role of mindfulness facets in affective forecasting. *Personality and Individual Differences* 49(7), 815–818.

Emmons, R. A. and McCullough, M. E. (2003): Counting Blessings Versus Burdens: An Experimental Investigation of Gratitude and Subjective Well-Being in Daily Life. *Journal of Personality and Social Psychology* 84 (2), 377–389.

Epstein, S. (1994): Integration of the Cognitive and the Psychodynamic Unconscious. *American Psychologist* 49(8), 709–724.

Epstein, S. and Pacini, R. (1999): Some Basic Issues Regarding Dual-Process Theories from the Perspective of Cognitive-Experiential Self-Theory. Chaiken, S. and Trope, Y. (Eds.): Dual-Process Theories in Social Psychology. Guilford Press, New York, 462–482.

Erickson, K. I. et al. (2011): Exercise training increases size of hippocampus and improves memory. *Biological Sciences* 108 (7), 3017–3022.

Evans, J. and Stanovich, K. E. (2013): Dual-Process Theories of Higher Cognition: Advancing the Debate. *Perspectives on Psychological Science* 8(3), 223–241.

Evans, J. St. B. T. (2003): In two minds: dual-process accounts of reasoning. *Trends in Cognitive Sciences* 7(10), 454–459.

Evans, J. St. B. T. (2008): Dual-Processing Accounts of Reasoning, Judgment, and Social Cognition. *Annual Review of Psychology* 59, 255–278.

Evans, J. St. B. T. et al. (1983): On the conflict between logic and belief in syllogistic reasoning. *Memory & Cognition* 11(3), 295–306.

Fan, R. et al. (2020): Weak ties strengthen anger contagion in social media. arXiv preprint arXiv:*2005.01924*.

Fang, H. et al. (2019): Depression in sleep disturbance: A review on a bidirectional relationship, mechanisms and treatment. Journal of Cellular and Molecular Medicine 23, 2324–2332.

Fardouly, J. et al. (2015): Social Comparisons on Social Media: The Impact of Facebook on Young Women's Body Image Concerns and Mood. *Body Image* 13, 38–45.

Feiring, C. (2005): Emotional development, shame, and adaptation to child maltreatment. *Child Maltreatment* 10(4), 307–310.

Ferguson, T. J. et al. (1991): Children's understanding of guilt and shame. *Child Development* 62, 827-839.

Ferreira, M. B. et al. (2006): Automatic and Controlled Components of Judgment and Decision Making. *Journal of Personality and Social Psychology* 91(5), 797–813.

Fildes, A. et al. (2015): Probability of an Obese Person Attaining Normal Body Weight: Cohort Study Using Electronic Health Records. *American Journal of Public Health* 105(9), e54–e59.

Finklea, K. (2019): Illicit Drug Flows and Seizures in the United States: What Do We [Not] Know? Congressional Research Service, Report R45812, July 3, 2019.

Finley, C. E. et al. (2007): Retention rates and weight loss in a commercial weight loss program. *International Journal of Obesity* 31, 292–298.

Fioravanti, G. et al. (2021): Fear of missing out and social networking sites use and abuse: A meta-analysis. *Computers in Human Behavior* 122, 106839.

Fleischer, J. G. et al. (2022): Associations between the timing of eating and weight-loss in calorically restricted healthy adults: Findings from the CALERIE study. *Experimental Gerontology* 165, 111837.

Folta, S. et al. (2006): Food advertising targeted at school-age children: a content analysis. *Journal of nutrition education and behavior* 38 (4), 244–248.

Ford, B. Q. and Tamir, M. (2012): When Getting Angry Is Smart: Emotional Preferences and Emotional Intelligence. *Emotion* 12 (4), 685–689.

Ford, C., Ward, D., and White, M. (2012): Television viewing associated with adverse dietary outcomes in children ages 2–6. *Obesity reviews* 13(12), 1139–1147.

Foster, R. (2022): Life Time. Penguin Randomhouse, UK.

Foster, R. G. (2020): Sleep, circadian rhythms, and health. *Interface Focus* 1o, 20190098, doi:10.1098/ rsfs.2019.0098

Fothergill, E. et al. (2016): Persistent metabolic adaptation 6 y after The Biggest Loser competition. *Obesity* 24, 1612–1619.

Foulk, T. et al. (2016). Catching rudeness is like catching a cold: The contagion effects of low-intensity negative behaviors. Journal of Applied Psychology 101(1), 50–67.

Francis, Z. and Job, V. (2018: Lay theories of willpower. *Social and Personality Psychology Compass* 12 (4), 1–13.

Frankfurt, H. (2005): On bullshit. Princeton University Press, Princeton, NJ.

Frimer, J. A. et al. (2017). Liberals and conservatives are similarly motivated to avoid exposure to one another's opinions. *Journal of Experimental Social Psychology* 72, 1–12.

Fritz, C. et al. (2014): Soloist evaluations of six Old Italian and six new violins. *Proceedings of the National Academy of Sciences* 111, 7224–7229.

Froh, J. J. et al. (2008): Counting blessings in early adolescents: An experimental study of gratitude and subjective well-being. *Journal of School Psychology* 46 (2), 213–233.

Fuentes Artiles, R. et al. (2019): Mindful eating and common diet programs lower body weight similarly: Systematic review and meta-analysis. *Obesity Reviews* 20 (11), 1619–1627.

Furnham, A. and Boo, H. C. (2011): A literature review of the anchoring effect. *The Journal of Socio-Economics* 40(1), 35–42.

Fusar-Poli, L. et al. (2022): The effect of cocoa-rich products on depression, anxiety, and mood: A systematic review and meta-analysis. *Critical Reviews in Food Science and Nutrition* 62(28), 7905-7916.

Gaesser, G. A. and Angadi, S. S. (2021): Obesity treatment: Weight loss versus increasing fitness and physical activity for reducing health risks. *iScience* 24 (10), 102995.

Gailliot, M. T. and Baumeister, R. F. 2007 The Physiology of Willpower: Linking Blood Glucose to Self-Control. *Personality and Social Psychology Review* 11(4), 303–327.

Galla, B. M. and Duckworth, A. L. (2019): More than Resisting Temptation: Beneficial Habits Mediate the Relationship between Self-Control and Positive Life Outcomes. *Journal of Personality and Social Psychology* 109(3), 508–525.

Garcia-Falgueras, A. (2015): Psychological Benefits of Sports and Physical Activities. *British Journal of Education, Society & Behavioural Science* 11(4), 1–7.

García-Segovia, P. et al. (2015): Influences of table setting and eating location on food acceptance and intake. *Food Quality and Preference* 39, 1–7.

Gardner, J. and Oswald, A. (2007): Money and mental wellbeing: A longitudinal study of medium-sized lottery wins. *Journal of Health Economics* 26(1), 49–60.

Garner, D. M., and Wooley, S. C. (1991): Confronting the failure of behavioral and dietary treatments for obesity. *Clinical Psychology Review* 11, 729–780.

Garrison, K. E. et al. (2019): Ego Depletion Reduces Attention Control: Evidence From Two High-Powered Preregistered Experiments. *Personality and Social Psychology Bulletin* 45 (5), 728–739.

Gawel, R. and Godden, P. W. (2008): Evaluation of the consistency of wine quality assessments from expert wine tasters. *Australian Journal of Grape and Wine Research* 14 (1), 1–8.

Gawronski, B. and Creighton, L. (2013): Dual Process Theories. Carlston, D. E. (Eds.): The Oxford Handbook of Social Cognition. Oxford University Press, New York, 282–312.

Gendron, M. et al. (2012): Emotion Words Shape Emotion Percepts. *Emotion* 12 (2), 314–325.

Gershman, S. J. et al. (2012): Retrospective Revaluation in Sequential Decision Making: A Tale of Two Systems. *Journal of Experimental Psychology* 142(1), 182–194.

Geuens, M. et al. (2011): Emotional advertising: Revisiting the role of product category. *Journal of Business Research* 64(4), 418–426.

Gibson, E. L. (2012): The psychobiology of comfort eating - implications for neuropharmacological interventions. *Behavioural Pharmacology* 23(5 and 6), 442–460.

Giedd, J. N. (2012): The digital revolution and adolescent brain evolution. *Journal of Adolescent Health* 51, 101–105.

Gilbert, D. T. and Wilson, T. D. (2009): Why the Brain Talks to Itself: Sources of Error in Emotional Prediction. *Philosophical Transactions of the Royal Society B* 364, 1335–1341.

Gilbert, D. T. et al. (1998): Immune neglect: a source of durability bias in affective forecasting. Journal of Personality and Social Psychology 75, 617–638.

Gilbert, S. J. et al. (2009): Separable brain systems supporting cued versus self-initiated realization of delayed intentions. *Journal of Experimental Psychology: Learning, Memory, and Cognition* 35(4), 905–915.

Gill, S. and Panda, S. 2015 A Smartphone App Reveals Erratic Diurnal Eating Patterns in Humans that Can Be Modulated for Health Benefits, Cell Metabolism 22, 789–798.

Gillan, C. M. et al. (2016): The role of habit in compulsivity. European Neuropsychopharmacology, 26, 828–840.

Gilovich, T. and Medvec, V. H. (1994): The temporal pattern to the experience of regret. Journal of Personality and Social Psychology 67, 357–365.

Gilvarry, E. (2000): Substance abuse in young people. *The Journal of Child Psychology and Psychiatry and Allied Disciplines, 41*(1), 55–80.

Gino, F. and Pierce, L. (2009): Dishonesty in the name of equity. *Psychological Science* 20, 1153–1160.

Ginsburgh, V. (2016): On Judging Art and Wine. Rizzo. I. and Towse, R. (Eds.): The Artful Economist: A New Look at Cultural Economics. Springer, 245–265.

Golaszewski, S. et al. (2021): Neural mechanisms underlying the Rubber Hand Illusion: A systematic review of related neurophysiological studies. *Brain and Behavior, 11*(8), e02124.

Gollwitzer, P. M. (1993): Goal achievement: The role of intentions. *European Review of Social Psychology* 4(1), 141–185.

Gollwitzer, P. M. (1999): Implementation intentions: Strong effects of simple plans. *American Psychologist* 54, 493–503.

Gollwitzer, P. M. and Sheeran, P. (2006): Implementation intentions and goal achievement: a meta-analysis of effects and processes. *Advances in Experimental Social Psychology* 38, 69–119.

Gore, S. A. et al. (2003): Television viewing and snacking. *Eating Behavior* 4, 399–405.

Grady, P. A. and Gough, L. L. (2014): Self-Management: A Comprehensive Approach to Management of Chronic Conditions. *American Journal of Public Health* 104 (8), 25–31.

Graybiel, A. M. (2008): Habits, Rituals, and the Evaluative Brain. Annual Review of Neuroscience 31, 359–387.

Grayot, J. D. (2020): Dual Process Theories in Behavioral Economics and Neuroeconomics: A Critical Review. *Review of Philosophy and Psychology* 11(1), 105–136.

Groesz, L. M.et al. (2002): The effect of experimental presentation of thin media images on body satisfaction: a meta-analytic review. *The International journal of eating disorders* 31 (1), 1–16.

Gross, J. (1998): The Emerging Field of Emotion Regulation: An Integrative Review. *Review of General Psychology* 2(3), 271–299.

Gross, J. (2015): Emotion Regulation: Current Status and Future Prospects. *Psychological Inquiry* 26, 1–26.

Gudzune, K. A. et al. (2015): Efficacy of Commercial Weight-Loss Programs – An Updated Systematic Review. *Annals of Internal Medicine* 162 (7), 501–515.

Gwynne, D. T. and Rentz, D. C. F. (1983): Beetles on the bottle: male buprestids mistake stubbies for females (Coleoptera). *Journal of the Australian Entomological Society* 22, 79–80.

Hagger, M. S. (2016): et al, A Multilab Preregistered Replication of the Ego-Depletion Effect. *Perspectives on Psychological Science* 11 (4), 546–573.

Hagger, M. S. (2019): Habit and physical activity: Theoretical advances, practical implications, and agenda for future research. *Psychology of Sport & Exercise* 42, 118–129.

Hanson and Locatelli (2022): From Sex Dolls to Sex Robots and Beyond: A Narrative Review of Theoretical and Empirical Research on Human-like and Personified Sex Tech. *Current Sexual Health Reports* 14:106–117.

Hanusch, K.U. and Janssen, C.W. (2019) The impact of wholebody hyperthermia interventions on mood and depression – are we ready for recommendations for clinical application?, International Journal of Hyperthermia 36(1), 572–580.

Hanusch, K. U., et al. (2013): Whole-body hyperthermia for the treatment of major depression: Associations with thermoregulatory cooling. *American Journal of Psychiatry* 170, 802–804.

Harmon-Jones, C. et al. (2018): Anger increases preference for painful activities. *Motivation Science* 4(4), 301–314.

Harris, J. et al. (2009): Priming effects of television food advertising on eating behavior. *Health psychology* 28 (4), 404–413.

Harrison, K. and Hefner, V. (2006): Media Exposure, Current and Future Body Ideals, and Disordered Eating Among Preadolescent Girls: A Longitudinal Panel Study. *Journal of Youth and Adolescence* 35 (2), 146–156.

Hartgerling, C. H. J. et al. (2015): The Ordinal Effects of Ostracism: A Meta-Analysis of 120 Cyberball Studies. *PLOS One*, 10(5), e0127002.

Haselton, M. G. (2003): The sexual overperception bias: Evidence of a systematic bias in men from a survey of naturally occurring events. *Journal of Research in Personality* 37 (1), 34–47.

Haselton, M. G. and Buss, D. M. (2000): Error management theory: A new perspective on biases in cross-sex mind reading. *Journal of Personality and Social Psychology* 78 (1), 81–91.

Hatori, M. (2012): Time-Restricted Feeding without Reducing Caloric Intake Prevents Metabolic Diseases in Mice Fed a High-Fat Diet. *Cell Metabolism* 15(6), 848–860.

Heatherton, T. F. et al. (1997): A 10-year longitudinal study of body weight, dieting, and eating disorder symptoms. *Journal of Abnormal Psychology* 106, 117–125.

Heinonen, K. (2011): Consumer Activity in Social Media: Managerial Approaches to Consumers' Social Media Behavior. *Journal of Consumer Behaviour* 10(6), 356–364.

Hepler, C. et al. (2022): Time-restricted feeding mitigates obesity through adipocyte thermogenesis. *Science* 378 (6617), 276–284.

Herman, P. C. et al. (2015): Mechanisms underlying the portion-size effect. *Physiology & Behavior* 144, 129–136.

Hertwig, R. (2023): The citizen choice architect in an ultra-processed world. *Behavioural Public Policy*, 1–8.

Hodgson, R. T. (2009): How Expert are «Expert« Wine Judges? *Journal of Wine Economics* 4(2), 233–241.

Hoerger, M. et al. (2010): Cognitive determinants of affective forecasting errors. *Judgment and Decision Making* 5(5), 365–373.

Hofer, H. O. (1969). The evolution of the brain of primates: Its influence on the form of the skull. *Annals of the New York Academy of Sciences* 167(1), 341–356.

Hoffman, D. (2020): Relativ Real. Dtv, München.

Hofmann, W., et al. (2012): Everyday temptations: an experience sampling study of desire, conflict, and self-control. Journal of Personality and Social Psychology 102(6), 1318–1335.

Hoglund, C. L. and Nicholas, K. B. (1995): Shame, Guilt, and Anger in College Students Exposed to Abusive Family Environments. *Journal of Family Violence* 10(2), 141–158.

Holland, G. and Tiggemann M. (2016): A systematic review of the impact of the use of social networking sites on body image and disordered eating outcomes. *Body Image* 17: 100–110.

Hopfer, H. and Heymann, H. (2014): Judging wine quality: Do we need experts, consumers or trained panelists? *Food Quality and Preference* 32, 221–233.

Huck, S. et al. 2005 Learning to Like What You Have – Explaining the Endowment Effect. *The Economic Journal* 115(505), 689–702.

Hunt, M. G., et al. (2021): Too Much of a Good Thing: Who We Follow, What We Do, And How Much Time We Spend on Social Media Affects Well-Being. *Journal of Social and Clinical Psychology* 40(1), 46–68.

Hutchinson, A. and Heilbronn, L. (2016): Metabolic impacts of altering meal frequency and timing – Does when we eat matter? *Biochimi* 124, 187–197.

Hutchinson, D. M. and Rapee, R. M. (2007): Do friends share similar body image and eating problems? The role of social networks and peer influences in early adolescence. *Behaviour Research and Therapy* 45(7), 1557–1577.

Hwang, K. O. et al. (2010): Social support in an Internet weight loss community. *International Journal of Medical Informatics* 79 (1), 5–13.

Hyland, M. E. et al. (1993): Diary keeping in asthma: comparison of written and electronic methods. *British Medical Journal* 306, 487–489.

Ijzerman, H. et al. (2012): Cold-blooded loneliness: Social exclusion leads to lower skin temperatures. *Acta Psychologica* 140(3), 283–288.

Inagaki, T. K. and Human, L. J. (2020): Physical and social warmth: Warmer daily body temperature is associated with greater feelings of social connection. *Emotion* 20(6), 1093–1097.

Inagaki, T. K., and Eisenberger, N. I. (2013): Shared neural mechanisms underlying social warmth and physical warmth. *Psychological Science* 24, 2272–2280.

Inagaki, T. K., et al. (2019): Naltrexone alters responses to social and physical warmth: Implications for social bonding. *Social Cognitive and Affective Neuroscience* 14(5), 471–479.

Jakubowicz, D. et al. (2013): High Caloric Intake at Breakfast vs. Dinner Differentially Influences Weight Loss of Overweight and Obese Women. *Obesity* 21(12), 2504–2512.

Jamieson, J. P. et al. (2012): Mind Over Matter: Reappraising Arousal Improves Cardiovascular and Cognitive Responses to Stress. *Journal of Experimental Psychology: General* 141 (3), 417–422.

Jamieson, J. P. et al. (2013): Changing the Conceptualization of Stress in Social Anxiety Disorder: Affective and Physiological Consequences. *Clinical Psychological Science* 1 (4), 363–374.

Jamshed, H. et al. (2019): Early Time-Restricted Feeding Improves 24-Hour Glucose Levels and Affects Markers of the Circadian Clock, Aging, and Autophagy in Humans. *Nutrients* 11, 1234.

Janssen, C. W., et al. (2016): Whole-body hyperthermia for the treatment of major depressive disorder: A randomized clinical trial. *JAMA Psychiatry* 73, 789–795.

Jerath, R. and Beveridge, C. (2020): Respiratory Rhythm, Autonomic Modulation, and the Spectrum of Emotions: The Future of Emotion Recognition and Modulation. *Frontiers in Psychology* 11, Article 1980.

Jiang, J. et al. (2012): Neural synchronization during face-to-face communication. *Journal of Neuroscience* 32, 16064–16069.

Johnston, B. C. et al. (2014): Comparison of Weight Loss Among Named Diet Programs in Overweight and Obese Adults – A Meta-analysis. *Journal of the American Medical Association* 312 (9), 923–933.

Johnston, W. M. and Davey, G. C. L. (1997): The psychological impact of negative TV news bulletins: The catastrophizing of personal worries. *British Journal of Psychology*, 88(1), 85–91.

Jones, G. (2005): Echolocation. Current Biology 15(13), R484–R488.

Josefsson, T. et al. (2013): Physical exercise intervention in depressive disorders: Meta-analysis and systematic review. *Medicine & Science in Sports* 24 (2), 259–272.

Kahneman, D. (2003): A Perspective on Judgment and Choice: Mapping Bounded Rationality. *American Psychologist*, 58(9), 697–720.

Kahneman, D. (2012): Thinking Fast, Thinking Slow. Siedler, München.

Kahneman, D. and Frederick, S. (2002): Representativeness revisited: Attribute substitution in intuitive judgment. Gilovich, T. et al. (Eds.): Heuristics and biases: The psychology of intuitive judgment. Cambridge University Press, New York, 49–81.

Kahneman, D. and Tversky, A. (1979): Intuitive Prediction: Biases and Corrective Procedures. *Studies in Management Science* 12, 313–327.

Kahneman, D. et al. (1990): Experimental Tests of the Endowment Effect and the Coase Theorem. *Journal of Political Economy* 98 (6), 1325–1348.

Kahneman, D. et al. (1991): Anomalies The Endowment Effect, Loss Aversion, and Status Quo Bias. *Journal of Economic Perspectives* 5 (1), 193–206.

Kamio, M. and Derby, C. D. (2017): Finding Food: how marine invertebrates use chemical cues to track and select food. *Natural Product Reports* 34, 514–528.

Kang, Y. et al. (2011): Physical temperature effects on trust behavior: The role of insula. *Social Cognitive and Affective Neuroscience* 6, 507–515.

Karpinski, R. et al. (2018): High intelligence: A risk factor for psychological and physiological overexcitabilities. *Intelligence* 66, 8–23.

Kast, B. (2018): Der Ernährungskompass. Bertelsmann, München.

Kavanagh, D. J. et al. (2005): Imaginary relish and exquisite torture: The elaborated intrusion model of desire. *Psychological Review* 112, 446–467.

Kawa, C. et al. (2021): Are You «Nudgeable«? Factors Affecting the Acceptance of Healthy Eating Nudges in a Cafeteria Setting. *International Journal of Environmental Research and Public Health* 19 (7), 4107.

Keller, G. and Papasan, J. (2019): The One Thing. John Murray Learning, London.

Keren, G. and Schul, Y. (2009): Two Is Not Always Better Than One: A Critical Evaluation of Two-System Theories. *Perspectives on Psychological Science* 4(6), 533–550.

Khan, A. J. et al. (2020): Suppression, but not reappraisal, is associated with inflammation in trauma-exposed veterans. *Psychoneuroendocrinology, 122*, 104871.

Khng, K. H. (2017): A better state-of-mind: deep breathing reduces state anxiety and enhances test performance through regulating test cognitions in Children. *Cognition and Emotion*, 31(7), 1502-1510.

Killingsworth, M. A. and Gilbert, D. T. (2010): A Wandering Mind Is an Unhappy Mind. *Science* 330 (6006), 932.

Klein S. et al. (2004) Absence of an effect of liposuction on insulin action and risk factors for coronary heart disease. *New England Journal of Medicine* 350, 2549–2557.

Koole, S. L. et al. (2015): Implicit emotion regulation: Feeling better without knowing why. *Current Opinion in Psychology* 3, 6–10.

Kramer, A. D. et al. (2014): Experimental Evidence of Massive-Scale Emotional Contagion through Social Networks. *Proceedings of the National Academy of Sciences* 111(24), 8788–8790.

Kret, M. E. et al. (2015): Pupil mimicry correlates with trust in in-group partners with dilating pupils. *Psychological Science* 26(9), 1401–1410.

Kringelbach, M. L. (2015): The pleasure of food: underlying brain mechanisms of eating and other pleasures. *Flavour* 4, Article 20.

Kringelbach, M. L. and Berridge, K. C. (2012): The Joyful Mind. *Scientific American* 307 (2), 40–45.

Kruglanski, A. W. and Gigerenzer, G. (2011): Intuitive and Deliberate Judgments Are Based On Common Principles. *Psychological Review* 118(1), 97–109.

Kuhn, P. et al. (2011): The effects of lottery prizes on winners and their neighbors: evidence from the dutch postcode lottery. *American Economic Review* 101(5), 2226–47.

Kuijer, R. G. and Boyce, J. A. (2012): Emotional eating and its effect on eating behaviour after a natural disaster. *Appetite* 58 (3), 936–939.

Kuppens, P. et al. (2007): Individual differences in patterns of appraisal and anger experience. *Cognitiion and Emotion* 21 (4), 689–713.

Lakin, J. L. et al. (2003): The chameleon effect as social glue: Evidence for the evolutionary significance of nonconscious mimicry. *Journal of nonverbal behavior* 27(3), 145–162.

Lam, K. C. H. et al. (2005): Cultural Differences in Affective Forecasting: The Role of Focalism. *Personality and Social Psychology Bulletin* 31 (9), 1296–1309.

Laranjo, L. et al. (2015): The influence of social networking sites on health behavior change: a systematic review and meta-analysis. *Journal of the American Medical Informatics Association* 22 (1), 243–256.

Larsson, B. (2011): Becoming a winner but staying the same: Identities and consumption of lottery winners. *American Journal of Economics and Sociology* 70(1), 187–209.

Lazuka, R. F. et al. (2020): Are we there yet? Progress in depicting diverse images of beauty in Instagram's body positivity movement. *Body image* 34, 85–93.

Leahey, T. M. et al. (2015): Social networks and social norms are associated with obesity treatment outcomes. *Obesity* 23 (8), 1550–1554.

Lee, D. A. et al. (2001): The role of shame and guilt in traumatic events: A clinical model of shame-based and guilt-based PTSD. *British Journal of Medical Psychology* 74, 451–466.

Leit, R. A. et al. (2001): Cultural expectations of muscularity in men: The evolution of playgirl centerfolds. *International Journal of Eating Disorders* 29, 90–93.

Lemstra, M. et al. (2016): Weight loss intervention adherence and factors promoting adherence: a meta-analysis. Patient Preference and Adherence 10, 1547–1559.

Lengauer, G. et al. (2012): Negativity in political news: A review of concepts, operationalizations and key findings. *Journalism*, 13(2), 179–202.

Levitin, D. J. (2014): Expert violinists can't tell old from new. *Proceedings of the National Academy of Sciences* 111 (20), 7168–7169.

Lewin, K. (1947): Group Decision and Social Change. Newcomb, T. and Hartley, E. (Eds.): Readings in Social Psychology. Holt, Rinehart & Winston, New York, 197–211.

Lewis, H. B. (1971): Shame and guilt in neurosis. International Universities Press, New York.

Liberman, N. and Trope, Y. (1998): The Role of Feasibility and Desirability Considerations in Near and Distant Future Decisions: A test of Temporal Construal Theory. *Journal of Personality and Social Psychology* 75 (1), 5–18.

Lieberman, M. D. (2003): Reflexive and Reflective Judgment Processes: A Social Cognitive Neuroscience Approach. Forgas, J. P. et al. (Eds.): Social judgments: Implicit and explicit processes. Cambridge University Press, New York. 44–67.

Lindner, J. A. et al. (2014): Time of Day and the Decision to Prescribe Antibiotics, *JAMA Internal Medicine* 174(12), 2029–2031.

Lindsay-Hartz, J. (1984): Contrasting experiences of shame and guilt. *American Behavioral Scientist*, 27(6), 684–704.

Livingstone, K. M., and Isaacowitz, D. M. (2015): Situation selection and modification for emotion regulation in younger and older adults. *Social Psychological and Personality Science* 6(8), 904–910.

Loewenstein, G. (1996): Out of control: visceral influences on behavior. Organizational Behavior and Human Decision Processes 65, 272–292.

Loewenstein, G. (2000): Willpower: A Decision-Theorist's Perspective. *Law and Philosophy* 19 (1), 51–76.

Loewenstein, G. (2007): Affect Regulation and Affective Forecasting. Gross, J. J. (Ed.): Handbook of Emotion Regulation. Guilford Press, New York, 180–203.

Longo, V. D. et al. (2015): Interventions to Slow Aging in Humans: Are We Ready? *Aging Cell* 14 (4), 497–510.

Longo, V. D., and Panda, S. (2016): Fasting, circadian rhythms, and time-restricted feeding in healthy lifespan. *Cell Metabolism* 23, 1048–1059.

Lorig, K. R. and Holman, R. H. (2003): Self-Management Education: History, Definition, Outcomes, and Mechanisms. *Annals of Behavioral Medicine* 26 (1), 1–7.

Lowry, C. et al. (2018): Whole-body heating: An emerging therapeutic approach to treatment of major depressive disorder. *Focus* 16, 259–265.

Lup, K. et al. (2015): Instagram #Instasad?: Exploring Associations Among Instagram Use, Depressive Symptoms, Negative Social Comparison, and Strangers Followed. *Cyberpsychology, Behavior, and Social Networking*, 18(5), 247–252.

Ma, J. et al. (2022): Sex Robots: Are We Ready for Them? An Exploration of the Psychological Mechanisms Underlying People's Receptiveness of Sex Robots. *Journal of Business Ethics* 178, 1091–1107.

Macht, M. and Dettmer, D. (2006): Everyday mood and emotions after eating a chocolate bar or an apple. *Appetite* 46 (3), 332–336.

Macht, M. et al. (2005): The perceived function of eating is changed during examination stress: a field study. *Eating Behaviors* 6 (2), 109–112.

Madowitz, J. et al. (2015): The relationship between eating disorders and sexual trauma. *Eating and Weight Disorders – Studies on Anorexia, Bulimia and Obesity* 20, 281–293.

Malm, C. et al. (2019): Physical Activity and Sports – Real Health Benefits: A Review with Insight into the Public Health of Sweden. *Sports* 7(5), Article 127.

Manago, A. M. et al. (2012): Me and My 400 Friends: The Anatomy of College Students' Facebook Networks, Their Communication Patterns, and Well-Being. *Developmental Psychology*, 48(2), 369–380.

Mandolesi, L. et al. (2018): Effects of Physical Exercise on Cognitive Functioning and Well-being: Biological and Psychological Benefits. *Frontiers in Psychology* 9, Article 509.

Mantzios, M. and Wilson, J. C. (2015): Mindfulness, eating behaviours and obesity: a review and reflection on current findings. *Current Obesity Reports* 4, 141–146.

Marcano-Olivier, M. et al. (2019): A low-cost Behavioural Nudge and choice architecture intervention targeting school lunches increases children's consumption of fruit: a cluster randomised trial. *International Journal of Behavioral Nutrition and Physical Activity* 16, Article 20.

Marchiori, D. et al. (2014): The portion size effect on food intake. An anchoring and adjustment process? *Appetite* 81, 108–115.

Marteau, T. M. et al. (2012): Changing Human Behavior to Prevent Disease. *Science*, 337, 1492–1495.

Martin, J. C. et al. (2021): Preventing weight gain in adults: A systematic review and meta-analysis of randomized controlled trials. *Obesity Reviews* 22, e13280.

Martinez-Lopez et al. (2017): System-wide Benefits of Intermeal Fasting by Autophagy. *Cell Metabolism* 26 (6), 856–871.

Martins, N. and Wilson, B. J. (2012): Social Aggression on Television and Its Relationship to Children's Aggression in the Classroom. *Human Communication Research* 38 (1), 48–71.

Masicampo, E. J. and Baumeister, R. (2008): Toward a Physiology of Dual-Process Reasoning and Judgment – Lemonade, Willpower, and Expensive Rule-Based Analysis. *Psychological Science* 19 (3), 255–260.

Masicampo, E. J. and Baumeister, R. F. (2011): Consider it done! Plan making can eliminate the cognitive effects of unfulfilled goals. Journal of Personality and Social Psychology, 101(4), 667–683.

Masicampo, E. J. and Baumeister, R. F. (2008): Toward a Physiology of Dual-Process Reasoning and Judgment Lemonade, Willpower, and Expensive Rule-Based Analysis. *Psychological Science* 19(3), 255–260.

Mason, A. E. (2016): Effects of a mindfulness-based intervention on mindful eating, sweets consumption, and fasting glucose levels in obese adults: data from the SHINE randomized controlled trial. *Journal of Behavioral Medicine* 39, 201–213.

Mathieu, J. (2009): What should you know about mindful and intuitive eating? *Journal of the American Dietetic Association 109*(12): 1982–1987.

Mattson, M. P. et al. (2017): Impact of intermittent fasting on health and disease processes. *Ageing Research Reviews* 39, 46–58.

Mauldin, K. et al. (2022): The consequences of a weight-centric approach to healthcare: A case for a paradigm shift in how clinicians address body weight. *Nutrition in Clinical Practice* 37, 1291–1306.

Mayfield, A. (2008): What is social media? http://crmxchange.com/uploadedFiles/White_Papers/PDF/What_is_Social_Media_iCrossing_ebook.pdf

McEvedy, S. M. et al. (2017): Ineffectiveness of commercial weight-loss programs for achieving modest but meaningful weight loss: systematic review and meta-analysis. *Journal of Health Psychology* 22 (12), 1614–1627.

McGowan, P. (2011): The Efficacy of Diabetes Patient Education and Self-Management Education in Type 2 Diabetes. *Canadian Journal of Diabetes* 35 (1), 46–53.

McHill, A. W. et al. (2017): Later circadian timing of food intake is associated with increased body fat. *American Journal of Clinical Nutrition* 106, 1213–1219.

McHill, A. W., and Wright, K. P., Jr. (2017): Role of sleep and circadian disruption on energy expenditure and in metabolic predisposition to human obesity and metabolic disease. *Obesity Review* 18 (Supplement 1), 15–24.

McLaughlin, B. et al. (2022): Caught in a Dangerous World: Problematic News Consumption and Its Relationship to Mental and Physical Ill-Being. *Health Communication*, 1–11.

Meier, A. and Schäfer, S. (2018): The Positive Side of Social Comparison on Social Network Sites: How Envy Can Drive Inspiration on Instagram. *Cyberpsychology, Behavior, and Social Networking* 21(7), 411–417.

Meier, A. et al. (2020): Instagram Inspiration: How Upward Comparison on Social Network Sites Can Contribute to Well-Being. *Journal of Communication* 70(5), 721–743.

Meier, C. (2022): »Kriegs-Tinnitus« – Wenn die Krise krank macht, In: https://www.welt.de/kultur/medien/plus239341275/Schlechte-Nachrichten-Kriegs-Tinnitus-Wenn-die-Krise-krank-macht.html. 03.05.2023.

Meiselman, H. L. et al. (2000): Demonstrations of the influence of the eating environment on food acceptance. *Appetite* 35, 231–237.

Mensinger, J. L. et al. (2016): A weight-neutral versus weight-loss approach for health promotion in women with high BMI: A randomized-controlled trial. *Appetite* 105, 364–374.

Metcalfe, J. J. et al. (2020): A systematic review of school meal nudge interventions to improve youth food behaviors. *International Journal of Behavioral Nutrition and Physical Activity* 17, Article 77.

Michalsen, A. (2019): Mit Ernährung heilen. Insel, Berlin.

Mikkelsen, B. E. et al. (2021): Does visibility matter? – A simple nudge reduces the purchase of sugar sweetened beverages in canteen drink coolers. *Food Quality and Preference* 92, 104190.

Miles, E. et al. (2016): Does self-control improve with practice? Evidence from a six-week training program. *Journal of Experimental Psychology*: General 145 (8), 1075–1091.

Millgram Y. et al. (2015): Sad as a matter of choice? Emotion-regulation goals in depression. *Psychological Science* 26(8), 1216–1228.

Millgram, Y. et al. (2019): Do the ends dictate the means in emotion regulation? *Journal of Experimental Psychology: General* 148(1), 80–96.

Mills, S. (2023). Nudge/sludge symmetry: on the relationship between nudge and sludge and the resulting ontological, normative and transparency implications. *Behavioural Public Policy* 7(2), 309–332.

Milyavskaya, M. and Inzlicht, M. (2017): What's So Great About Self-Control? Examining the Importance of Effortful Self-Control and Temptation in Predicting Real-Life Depletion and Goal Attainment. *Social Psychological and Personality Science* 8 (6), 603–611

Milyavskaya, M. et al. (2018): Fear of missing out: prevalence, dynamics, and consequences of experiencing FOMO. *Motivation and emotion*, 42(5), 725–737.

Milyavskaya, M. et al. (2019): To reappraise or not to reappraise? Emotion regulation choice and cognitive energetics. *Emotion* 19(6), 964–981.

Mintz, G. et al. (2017): The relation between childhood parenting and emerging adults' experiences of shame and guilt. *Journal of Child and Family Studies* 26(10), 2908–2920.

Monroe, J. T. (2015): Mindful eating: principles and practice. *American Journal of Lifestyle Medicine* 9(3), 217–220.

Morewedge, C. K. and Giblin, C. E. (2015): Explanations of the endowment effect: an integrative review. *Trends in Cognitive Sciences* 19 (6), 339–348.

Morris, P. H. et al. (2013): High heels as supernormal stimuli: How wearing high heels affects judgements of female attractiveness. *Evolution and Human Behavior* 34(3), 176–181.

Mundt, M. P. (2011): The impact of peer social networks on adolescent alcohol use initiation. *Academic pediatrics*, 11(5), 414–421.

Muttarak, R. (2018): Normalization of plus size and the danger of unseen overweight and obesity in England. *Obesity* 26, 1125–1129.

Nabi, R. L. et al. (2013): Facebook Friends with (Health) Benefits? Exploring Social Network Site Use and Perceptions of Social Support, Stress, and Well-Being. *Cyberpsychology, Behavior, and Social Networking* 16(10), 721–727.

Nas, A. et al. (2017): Impact of breakfast skipping compared with dinner skipping on regulation of energy balance and metabolic risk. *American Journal of Clinical Nutrition* 105, 1351–1356.

Neal, D. T. et al. (2011): The Pull of the Past: When Do Habits Persist Despite Conflict with Motives. *Personality and Social Psychology Bulletin* 37(11), 1429–1437.

Nedeltcheva. A. V. and Scheer. F. A. (2014): Metabolic effects of sleep disruption, links to obesity and diabetes. *Current opinion in endocrinology, diabetes, and obesity* 21, 293–298.

Needleman, H. (2004): Lead Poisoning. *Annual Review of Medicine* 55, 209–222.

Nehlig, A. (2013): The neuroprotective effects of cocoa flavanol and its influence on cognitive performance. *Journal of Clinical Pharmacology* Special Issue: Nutraceuticals Themed Section 75(3), 716–727.

Nes, A. A. G. et al. (2013): Web-based, self-management enhancing interventions with e-diaries and personalized feedback for persons with chronic illness: A tale of three studies. *Patient Education and Counseling* 93 (3), 451–458.

Nestor, J. (2020): Breath. Riverhead Books, New York.

Neumark-Sztainer, Dianne (2011): »I'm, Like, SO Fat!« Helping Your Teen Make Healthy Choices About Eating and Exercise in a Weight-obsessed World. Guilford, New York.

Newman, E. A. and Hartline, P. H. (1982): The Infrared «Vision» of Snakes. *Scientific American*, 246(3), 116–127.

Newman, N. et al. (2022): Reuters Institute Digital News Report 2022. Reuters Institute for the Study of Journalism. https://reutersinstitute.politics.ox.ac.uk/sites/default/files/2022-06/Digital_News-Report_2022.pdf, 03.05.2023.

Nisslé, A. and Bschor, T. (2002): Winning the jackpot and depression: Money cannot buy happiness. *International Journal of Psychiatry in Clinical Practice* 6(3), 183–86.

Norcross, J. C., Ratzin, A. C., & Payne, D. (1989): Ringing in the New Year: The change processes and reported outcomes of resolutions. *Addictive Behaviors* 14, 205–212.

Nordmann, G.C. et al. (2017): Magnetoreception – A sense without a receptor. *PLOS Biology*, 15(10), e2003234.

Nordmo, M. et al. (2020): The challenge of keeping it off, a descriptive systematic review of high-quality, follow-up studies of obesity treatments. *Obesity Reviews* 21, e12949.

Norman, J. et al. (2016): The Impact of Marketing and Advertising on Food Behaviours: Evaluating the Evidence for a Causal Relationship. *Current Nutrition Reports* 5 (3), 139–149.

Nummenmaa, L. et al. (2012): Emotions promote social interaction by synchronizing brain activity across individuals. *Proceedings of the National Academy of Sciences* 109(24), 9599–9604.

O'Connor, K. M. et al. (2002): What We Want to Do Versus What We Think We Should Do: An Empirical Investigation of Intrapersonal Conflict. Journal of Behavioral Decision Making 15, 403–418.

O'Reilly, M. (2020): Social Media and Adolescent Mental Health: The Good, the Bad and the Ugly. *Journal of Mental Health* 29(2), 1–16.

Oaten, M. and Cheng, K. (2010): Improved Self-Control: The Benefits of a Regular Program of Academic Study. *Basic and Applied Social Psychology* 28 (1), 1–16.

Oaten, M. and Cheng, K. (2010): Longitudinal gains in self-regulation from regular physical exercise. *British Journal of Health Psychology* 11, 717–733.

Oesch, N. and Miklousic, I. (2012): The Dating Mind: Evolutionary Psychology and the Emerging Science of Human Courtship. *Evolutionary Psychology* 10(5), 899–909.

Oliveira, A. T. (2022): Depression in the context of shift work schedule: a systematic review. *Research, Society and Development* 11(5), e37711528470.

Orbach, S. (2010): Bodies. Schlachtfelder der Schönheit. Arche, Zürich und Hamburg.

Ortner, C. N. M. et al. (2017): Believing is doing: Emotion regulation beliefs are associated with emotion regulation behavioral choices and subjective wellbeing. *Europe's Journal of Psychology* 13(1), 60–74.

Özdemir, M. A. and Goktas, L. S. (2021): Research trends on digital detox holidays: a bibliometric analysis, 2012-2020. *Tourism & Management Studies* 17(3), 21–35.

Palmisano, G. L. et al. (2016): Life adverse experiences in relation with obesity and binge eating disorder: A systematic review. *Journal of Behavioral Addictions* 5 (1), 11–31.

Patchin, J. W. and Hinduja, S. (2006): Bullies Move Beyond the Schoolyard: A Preliminary Look at Cyberbullying. *Youth Violence and Juvenile Justice* 4(2), 148–169.

Patikorn, C. et al. (2021): Intermittent Fasting and Obesity-Related Health Outcomes An Umbrella Review of Meta-analyses of Randomized Clinical Trials. *JAMA Network Open.* 4(12), e2139558.

Patterson, R. E. and Sears, D. D. (2017): Metabolic Effects of Intermittent Fasting. *Annual Review of Nutrition* 37, 371–393.

Paul, I. et al. (2007): If-then planning modulates the P300 in children with attention deficit hyperactivity disorder. *Neuroreport* 18(7), 653–657.

Pedersen, T. et al. (2011): Effects of critical incidents on car users' predicted satisfaction with public transport. *Transportation Research Part F: Traffic Psychology and Behaviour* 14 (2), 138–146.

Pennycook, G. (2017): A perspective on the theoretical foundation of dual-process models. DeNeys, W. (Eds.): Dual Process Theory 2.0. Routledge, Oxon, 5–27.

Peters, M. L. et al. (2000): Electronic diary assessment of pain, disability and psychological adaptation in patients differing in duration of pain. *Pain* 84 (2-3), 181–192.

Pichon, S. et al. (2012): Threat prompts defensive brain responses independently of attentional control. *Cerebral Cortex* 22(2), 274–285.

Piqueras-Fiszman, B. et al. (2012): Is it the plate or is it the food? Assessing the influence of the color (black or white) and shape of the plate on the perception of the food placed on it. *Food Quality and Preference* 24 (1), 205–208.

Polivka, B. (2018): The Great London Smog of 1952. *American Journal of Nursing* 118(4), 57–61.

Polivy, J. (1998): The Effects of Behavioral Inhibition: Integrating Internal Cues, Cognition, Behavior, and Affect. Psychological Inquiry 9(3), 181–204.

Polivy, J. and Herman, C. P. (2002): If at first you don't succeed: False hopes of self-change. *American Psychologist* 57(9), 677–689.

Polivy, J. and Herman, C. P. (2006): An evolutionary perspective on dieting. *Appetite* 47(1), 30–35.

Pond, R. S. et al. (2011): Emotion Differentiation Moderates Aggressive Tendencies in Angry People: A Daily Diary Analysis. *American Psychological Association* 12 (2), 326–337.

Porat, R. et al. (2016): What we want is what we get: Group-based emotional preferences and conflict resolution. *Journal of Personality and Social Psychology* 110(2), 167–190.

Privitera, G. J. (2016): Differential food intake and food choice by depression and body mass index levels following a mood manipulation in a buffet-style setting. *Journal of Health Psychology* 24(2), 199–208.

Przybylski, A. K. et al. (2013): Motivational, Emotional, and Behavioral Correlates of Fear of Missing Out. *Computers in Human Behavior* 29(4), 1841–1848.

Purves, D. et al. (2018): Neuroscience. Sinauer Associates, New York.

Quinn, J. M. (2010): Can't Control Yourself. Monitor those Bad Habits. *Psychology Bulletin* 36(4), 499–511.

Radtke, T. et al. (2022): Digital detox: An effective solution in the smartphone era? A systematic literature review. *Mobile Media & Communication* 10(2), 190–215.

Ramakonar, H. et al. (2011): The rubber hand illusion and its application to clinical neuroscience. *Journal of Clinical Neuroscience* 18(12), 1596–1601.

Raoelison, M. et al. (2021): Think slow, then fast: Does repeated deliberation boost correct intuitive responding? *Memory & Cognition* 49(5), 873–883.

Reb, J. and Connolly, T. (2023): Possession, feelings of ownership and the endowment effect. *Judgment and Decision Making* 2(2), 107–114.

Reijula, S. and Hertwig, R. (2020): Self-nudging and the citizen choice architect. Behavioural Public Policy 6(1), 119–149.

Restubog, S. L. D. et al. (2011): When distress hits home: The role of contextual factors and psychological distress in predicting employees' responses to abusive supervision. Journal of Applied Psychology, 96, 713–729.

Rhodes, G. (2006): The Evolutionary Psychology of Facial Beauty. Annual Review of Psychology 57, 199–226.

Ritchie, H. (2019): Does the news reflect what we die from? Our World in Data. https://ourworldindata.org/does-the-news-reflect-what-we-die-from. 03.05.2023.

Rizvi, S. L. and Linehan, M. M. (2005): The treatment of maladaptive shame in borderline personality disorder: A pilot study of «opposite action«. *Cognitive and Behavioral Practice* 12(4), 437–447.

Robertson, B. A. and Blumstein, D. T. (2019): How to disarm an evolutionary trap. *Conservation Science and Practice* 1, e116.

Robins, L. N. et al. (2010): Vietnam Veterans Three Years after Vietnam: How Our Study changed Our View of Heroin. *American Journal of Addictions* 19(3), 203–211.

Robinson, L. et al. (2017): Idealised media images: The effect of fitspiration imagery on body satisfaction and exercise behaviour. *Body Image* 22, 65–71.

Robinson, E. et al. (2014): What Everyone Else Is Eating: A Systematic Review and Meta-Analysis of the Effect of Informational Eating Norms on Eating Behavior. *Journal of the Academy of Nutrition and Dietetics* 114(3), 414–429,

Roenneberg, T. and Merrow, M. (2005): Circadian clocks – the fall and rise of physiology. *Nature Reviews Molecular Cell Biology* 6(12), 965–971.

Rosenquist, J. N., et al. (2011): Social Network Determinants of Depression. *Molecular Psychiatry* 16(3), 273–281.

Rothemund, Y. et al. (2007): Differential activation of the dorsal striatum by high-calorie visual food stimuli in obese individuals. *NeuroImage* 37 (2), 410–421.

Rozado, D. et al. (2022): Longitudinal analysis of sentiment and emotion in news media headlines using automated labelling with Transformer language models. *PLOS ONE* 17(10), e0276367.

Rozin, P. and Royzman, E. B. (2001): Negativity Bias, Negativity Dominance, and Contagion. *Personality and Social Psychology Review* 5(4), 296–320.

Rozin, P. and Tuorila, H. (1993): Simultaneous and temporal contextual influences on food acceptance. *Food Quality and Preference* 4 (1-2), 11–20.

Sandoz, E. et al. (2013): Assessment of body image flexibility: The Body Image-Acceptance and Action Questionnaire. *Journal of Contextual Behavioral Science* 2(1e2), 39e48.

Sanna, L. J. and Schwarz, N. (2004): Integrating Temporal Biases. The Interplay of Focal Thoughts and Accessibility Experiences. *Psychological Science* 15(7), 474–481.

Sastre, A. (2014): Towards a radical body positive: Reading the online «body positive movement«. *Feminist Media Studies* 14(6), 929–943.

Savage, I. (2013): Comparing the fatality risks in United States transportation across modes and over time. *Research in Transportation Economics* 43(1), 9–23.

Schaefer, J. T. and Magnuson, A. B. (2014): A Review of Interventions that Promote Eating by Internal Cues. *Journal of the Academy of Nutrition and Dietetics* 114 (5), 734–760.

Schaefer, M. et al. (2018): Incidental haptic sensations influence judgment of crimes. *Scientific reports* 8(1), 1–10.

Schaumberg, K. et al. (2016): Dietary restraint: what's the harm? A review of the relationship between dietary restraint, weight trajectory and the development of eating pathology. *Clinical Obesity* 6, 89–100.

Schelling, T. C. (1980): The intimate contest for self-command. The Public Interest 60, 94–118.

Schelling, T. C. (1984): Choice and consequence: Perspectives of an errant economist. Harvard University Press, Cambridge, MA.

Schkade, D. A. and Kahneman, D. (1998): Does living in California make people happy? A Focusing Illusion in Judgements in Life Satisfaction. *Psychological Science* 9(5), 340–346.

Schoenmann, J. (2013): Joe Downtown: Heart Attack Grill owner flaunts man's cremains to help people, he says. https://vegasinc.lasvegassun.com/business/2013/oct/11/joe-downtown-heart-attack-grill-owner-flaunts-mans/. 06.05.2023.

Schübel, R. et al. (2018): Effects of intermittent and continuous calorie restriction on body weight and metabolism over 50 wk: a randomized controlled trial. *American Journal of Clinical Nutrition* 108 (5), 933–945.

Schwartz, A. (2008): Obesity and Obstructive Sleep Apnoea - Pathogenic Mechanisms and Therapeutic Approaches. *Proceedings of the American Thoracic Society* 5, 185–192.

Schwarz, E. (2018): Neuro-Advertising. Gehirngerechte Werbung für mehr Erfolg in Ihrem Markt. Unter Mitarbeit von James Miller. Springer Gabler, Wiesbaden.

Schwebel, F. J. and Orban, D. G. (2023): Online support for all: Examining participant characteristics, engagement, and perceived benefits of an online harm reduction, abstinence, and moderation focused support group for alcohol and other drugs. *Psychology of Addictive Behaviors* 37 (2), 228–234.

Schweiger Gallo, I. et al. (2009): Strategic automation of emotion regulation. Journal of Personality and Social Psychology 96(1), 11–31.

Seibt, B. et al. (2015): Facial mimicry in its social setting. *Frontiers in Psychology* 6, Article 1122.

Selten, R. (2000): Thunen-Vorlesung: Eingeschränkte Rationalität und ökonomische Motivation. L. Hoffmann (Eds.): Erweiterung der EU. Duncker & Humblot, Berlin, 129–157.

Seo, M. et al. (2016): Frequent Interaction and Fast Feedback Predict Perceived Social Support: Using Crawled and Self-Reported Data of Facebook Users. *Journal of Computer-Mediated Communication*, 21(4), 282–297.

361

Seth, A. (2021): Being You: A New Science of Consciousness. Faber and Faber, London.

Sevdalis, N. and Harvey, N. (2007): Biased Forecasting of Postdecisional Affect. *Psychological Science* 18(8), 678–681.

Sevdalis, N. and Harvey, N. (2009): Reducing the impact bias in judgments of post-decisional affect: Distraction or task interference? *Judgment and Decision Making* 4(4), 287–296.

Shackelford, T. K. and Liddle, J. R. (2014): Understanding the mind from an evolutionary perspective: an overview of evolutionary psychology. *WIREs Cognitive Science* 5 (3), 247–260.

Shafir, R. et al. (2015): Emotional intensity influences pre-implementation and implementation of distraction and reappraisal. *Social Cognitive and Affective Neuroscience* 10(10), 1329–1337.

Shen, H. et al. (2020): So difficult to smile: Why unhappy people avoid enjoyable activities. *Journal of Personality and Social Psychology* 119(1), 23–39.

Short, M. A. et al. (2018): Estimating adolescent sleep need using dose-response modeling. *Sleep* 41(4), zsy011.

Simmons, W. K. et al. (2005): Pictures of appetizing foods activate gustatory cortices for taste and reward. Cerebral Cortex 15(10), 1602–1608.

Simner, J. (2006): Synaesthesia: The prevalence of atypical cross-modal experiences. *Perception* 35(8), 1024–1033.

Simons-Morton, B. G., and Farhat, T. (2010): Recent findings on peer group influences on adolescent smoking. *The journal of primary prevention 31*, 191–208.

Sivak, M. (2006): Sleeping more as a way to lose weight. *Obesity Reviews 7*, 295–296.

Sloman, S. A. (1996): The Empirical Case for Two Systems of Reasoning. *Psychological Bulletin* 119(1), 3–22.

Slonje, R. and Smith, P. K. (2008): Cyberbullying: Another Main Type of Bullying? *Scandinavian Journal of Psychology* 49(2), 147–154.

Small, D. M. et al. (2001): Changes in brain activity related to eating chocolate: from pleasure to aversion. *Brain* 124 (9), 1720–1733.

Smith, D. et al. (2008): Mispredicting and misremembering: Patients with renal failure overestimate improvements in quality of life after a kidney transplant. *Health Psychology* 27(5), 653–658.

Smith, E. and DeCoster, J. (2000): Dual-Process Models in Social and Cognitive Psychology: Conceptual Integration and Links to Underlying Memory Systems. *Personality and Social Psychology Review* 4(2), 108–131.

Soroka, S. et al. (2019): Cross-national evidence of a negativity bias in psychophysiological reactions to news? *Proceedings of the National Academy of Sciences* 116(38), 18888–18892.

Sotos-Prieto, M. et al. (2017): Association of Changes in Diet Quality with Total and Cause-Specific Mortality. *The New England Journal of Medicine* 377, 143–153.

Speakman, J. R. and Hambly, C. H. (2007): Starving for Life: What Animal Studies Can and Cannot Tell Us about the Use of Caloric Restriction to Prolong Human Lifespan. *Journal of Nutrition* 137 (4), 1078–1086.

Spiegel, K. et al. (2004): Brief Communication: sleep curtailment in healthy young men is associated with decreased leptin levels, elevated ghrelin levels, and increased hunger and appetite. Annals of InternalMedicine 141, 846–850.

Sripada, C. et al. (2014): Methylphenidate Blocks Effort-Induced Depletion of Regulatory Control in Healthy Volunteers. *Psychological Science* 25 (6), 1227–1234.

Stäheli, U. and Stoltenberg, L. (2022): Digital detox tourism: Practices of analogization. *New Media & Society*, 14614448211072808.

Staksrud, E. et al. (2013): Does the Use of Social Networking Sites Increase Children's Risk of Harm? *Computers in Human Behavior* 29(1), 40–50.

Steers, M. L. N. et al. (2014): Seeing Everyone Else's Highlight Reels: How Facebook Usage Is Linked to Depressive Symptoms. *Journal of Social and Clinical Psychology* 33(8), 701–731.

Stice, E. et al. (2011): Risk factors for onset of eating disorders: Evidence of multiple risk pathways from an 8-year prospective study. *Behaviour Research and Therapy* 49(10), 622–627.

Stifter, C. A. and Moding, K. J. (2015): Understanding and measuring parent use of food to soothe infant and toddler distress: A longitudinal study from 6 to 18 months of age. *Appetite* 95, 188–196.

Stifter, C. A. and Moding, K. J. (2018): Infant temperament and parent use of food to soothe predict change in weight-for-length across infancy: early risk factors for childhood obesity. *International Journal of Obesity* 42, 1631–1638.

Stifter, C. A. et al. (2011): Parent use of food to soothe infant/toddler distress and child weight status. An exploratory study. *Appetite* 57(3), 693–699.

Stone, A. A. et al. (2002): Patient non-compliance with paper diaries. *British Medical Journal* 324, 1193–1194.

Strachan, S. M. and Brawley, L. R. (2008): Reactions to a Perceived Challenge to Identity: A Focus on Exercise and Healthy Eating. *Journal of Health Psychology* 13(5), 575–588.

Strachan, S. M. and Brawley, L. R. (2009): Healthy-eater Identity and Self-efficacy Predict Healthy Eating Behavior: A Prospective View. *Journal of Health Psychology* 14 (5), 684–695.

Strack, F. et al. (1988): Priming and communication: Social determinants of information use in judgments of life satisfaction. *European Journal of Social Psychology* 18, 429–442.

Stroebele, N. and de Castro, J. M. (2004): Television viewing is associated with an increase in meal frequency in humans. *Appetite* 42, 111–113.

Stuewig, J. et al. (2010): Shaming, blaming, and maiming: Functional links among the moral emotions, externalization of blame, and aggression. *Journal of Research in Personality* 44, 91–105.

Süddeutsche Zeitung (2013): »Heart Attack«-Stammgast stirbt an Herzinfarkt. https://www.sueddeutsche.de/panorama/beruechtigter-burger-laden-in-las-vegas-heart-attack-stammgast-stirbt-an-herzattacke-1.1598805, 06.05.2023.

Sun, J. et al. (2015): A Review on 3D Printing for Customized Food Fabrication. *Procedia Manufacturing* 1, 308–319.

Sutton, E. et al. (2018): Early Time-Restricted Feeding Improves Insulin Sensitivity, Blood Pressure, and Oxidative Stress Even without Weight Loss in Men with Prediabetes. *Cell Metabolism* 27(6), 1212–1221.e3.

Takeshige, K. et al. (1992): Autophagy in yeast demonstrated with proteinase-deficient mutants and conditions for its induction. *Journal of Cell Biology* 119, 301–311.

Taleb, N.N. (2018): Der Schwarze Schwan. Pantheon, München.

Tangney, J. P. (1996): Relation of shame and guilt to constructive versus destructive responses to anger across the lifespan. *Journal of Personality and Social Psychology* 70(4), 797–809.

Tangney, J. P. and Dearing, R. L. (2002): Shame and guilt. Guilford, New York.

Tangney, J. P. et al. (2007): Moral Emotions and Moral Behavior. *Annual Review of Psychology* 58, 345–372.

Tangney, J. P. et al. (2014): Two Faces of Shame: The Roles of Shame and Guilt in Predicting Recidivism. *Psychological Science* 25(3), 799–805.

Tarp, J. (2022): Device-measured physical activity, adiposity and mortality: a harmonised meta-analysis of eight prospective cohort studies. *British Journal of Sports Medicine* 56 (13), 725–732.

Tatarkiewicz, W. (1976): Analysis of Happiness. PWN/ Polish Scientific Publisher, Warschau

Taylor, G. S. et al. (2018): Strategic national approach for improving the conservation management of insects and allied invertebrates in Australia. *Austral Entomology* 57(2), 124–149.

Terry, P. C. et al. (2020): Effects of Music in Exercise and Sport: A Meta-Analytic Review, Psychological Bulletin 146 (2), 91–117.

Tetlock, P. (2005): Expert Political Judgment. Princeton University Press, Princeton.

Thaler, R. (2016): Misbehaving: The making of behavioral economics. W.W. Norton, New York.

Thaler, R. and Sunstein, C. R. (2020): Nudge. 20. Auflage. Ullstein, Berlin.

Thiele, C. et al. (2002): Diaries in Clinical Psychology and Psychotherapy: A Selective Review. *Clinical Psychology and Psychotherapy* 9, 1–37.

Thomas, V. M. (1995): The elimination of Lead in Gasoline. Annual Review of Energy and the Environment 20:1, 301–324.

Thompson, V. A. (2014): What Intuitions Are … and Are Not. *Psychology of Learning and Motivation* 60, 35–75.

Tinbergen, N. and Perdeck, A. C. (1950): On the stimulus situation releasing the begging response in the newly hatched herring gull chick (Larus argentatus argentatus Pont.). *Behaviour* 3, 1–39.

Tinsley, G. M., and La Bounty, P. M. (2015): Effects of intermittent fasting on body composition and clinical health markers in humans. *Nutrition Reviews* 73, 661–674.

Tokunaga, R. S. (2010): Following You Home from School: A Critical Review and Synthesis of Research on Cyberbullying Victimization. *Computers in Human Behavior* 26(3), 277–287.

Tomlinson, J. M. et al. (2010): Affective Forecasting and Individual Differences: Accuracy for Relational Events and Anxious Attachment. *Emotion* 10(3), 447–453.

Tooby, J. and Cosmides, L. (2015): Conceptual Foundations of Evolutionary Psychology. The Handbook of Evolutionary Psychology. John Wiley & Sons, New York, 5–67.

Torre, J. B. and Lieberman, M. D. (2018): Putting Feelings Into Words: Affect Labeling as Implicit Emotion Regulation. *Emotion Review* 10 (2), 116–124.

Touchette, B. and Lee, S.-E. (2017): Measuring Neural Responses to Apparel Product Attractiveness. *Clothing and Textiles Research Journal* 35 (1), 3–15.

Toussaert, S. (2018): Eliciting Temptation and Self-Control Through Menu Choices: A Lab Experiment. *Econometrica* 86 (3), 859–889.

Tracy, J. and Robins, R. (2006): Appraisal Antecedents of Shame and Guilt: Support for a Theoretical Model. *Personality and Social Psychology Bulletin* 32(10), 1339–1351.

Tricomi, E. et al. (2016): A specific role for dorsolateral striatum in human habit learning. *European Journal of Neuroscience* 29, 2225–2232.

Troisi, J. D. and Gabriel, S. (2011): Chicken Soup Really Is Good for the Soul: «Comfort Food« Fulfills the Need to Belong. *Psychological Science* 22 (6), 747–753.

Troisi, J. D. et al. (2015): Threatened belonging and preference for comfort food among the securely attached. *Appetite* 90, 58–64.

Tromholt, M. (2016): The Facebook Experiment: Quitting Facebook Leads to Higher Levels of Well-Being. *Cyberpsychology, Behavior, and Social Networking* 19(11), 661–666.

Tsuda, A. et al. (2020): Locus of Control, Personality Correlates of: Carducci, B. J. and Nave, C. S. (Eds.): The Wiley Encyclopedia of Personality and Individual Differences: Personality Processes and Individual Differences, 3rd ed., John Wiley & Sons, New York, 281–285.

Tsukada, M. and Ohsumi, Y. (1993): Isolation and characterization of autophagy-defective mutants of Saccharomyces cerevisiae. *FEBS Letters* 333, 169–174.

Tversky, A. and Kahneman, D. (1974): Judgment under uncertainty: heuristics and biases. *Science* 185, 1124–1131.

Twenge, J. M. et al. (2004): It's Beyond My Control: A Cross-Temporal Meta-Analysis of Increasing Externality in Locus of Control, 1960-2002. *Personality and Social Psychology Review* 8 (3), 308–319.

Tylka, T. L. et al. (2015): Is intuitive eating the same as flexible dietary control? Their links to each other and well-being could provide an answer. *Appetite* 95, 166e175.

Ufholz, K. (2020): Peer Support Groups for Weight Loss, Current Cardiovascular Risk Reports 14, Article 19.

Uhls, Y. T. et al. (2014): Five days at outdoor education camp without screens improves preteen skills with nonverbal emotion cues. *Computers in Human Behavior* 39, 387–392.

UN (2021): World Drug Report 2021 (United Nations publication, Sales No. E.21.XI.8).

Unz, D. et al. (2008): TV News – The Daily Horror? Emotional Effects of Violent Television News. *Journal of Media Psychology* 20(4), 141–155.

Urzi, D. et al. (2013): The use of a daily diary system to promote self-monitoring and improve health-related identity and self-efficacy. *Graduate Journal of Sport, Exercise & Physical Education Research* 4, 14–28.

Vadillo, M. A. et al. (2016): The Bitter Truth About Sugar and Willpower: The Limited Evidential Value of the Glucose Model of Ego Depletion. *Psychological Science* 27(9), 1207–1214.

Valente, T. W. et al. (2009): Adolescent Affiliations and Adiposity: A Social Network Analysis of Friendships and Obesity. *Journal of Adolescent Health* 45(2), 202–204.

Van der Meer, T. G. L. A. et al. (2020): Crafting Our Own Biased Media Diets: The Effects of Confirmation, Source, and Negativity Bias on Selective Attendance to Online News. *Mass Communication and Society* 23(6), 937–967.

van der Wal R.C., van Dillen L. F. (2013): Leaving a flat taste in your mouth: task load reduces taste perception. *Psychological Science* 124, 1277–1284.

Van Leeuwen, M. L. et al. (2009): Executive functioning and imitation: Increasing working memory load facilitates behavioural imitation. *Neuropsychologia* 47(14), 3265–3270.

Vaughan, K. and Mattison, J. (2018): Watch the Clock, Not the Scale. Cell Metabolism 27(6), 1159–1160.

Verduyn, P. et al. (2015): Passive Facebook Usage Undermines Affective Well-Being: Experimental and Longitudinal Evidence. *Journal of Experimental Psychology: General* 144(2), 480–488.

Vogel, M. et al. (2012): The effects of shift work on physical and mental health. *Journal of Neural Transmission* 119, 1121–1132.

Walker, J. S. and Bright, J. A. (2009): Cognitive therapy for violence: reaching the parts that anger management doesn't reach. *Journal of Forensic Psychiatry and Psychology* 20(2), 174–201.

Walsh, E. and Ayton, P. (2009): My Imagination vs. Your Feelings: Can Personal Affective Forecasts Be Improved by Knowing Other Peoples' Emotions? *Journal of Experimental Psychology: Applied* 15 (4), 351–360.

Wang, M. Q. et al. (1995): Family and Peer Influence on Smoking Behavior Among American Adolescents: An Age Trend. *Journal of Adolescent Health* 16, 200–203.

Wang, Q. and Spence, C. (2018): Assessing the influence of music on wine perception among wine professionals. *Food Science & Nutrition* 6(2), 295–301.

Wani A. L. et al. (2015): Lead toxicity: A review. *Interdisciplinary Toxicology* 8(2): 55–64.

Wankel, L. M. and Berger, B. G. (2018): The Psychological and Social Benefits of Sport and Physical Activity. *Journal of Leisure Research* 22 (2), 167–182.

Warren, J. M. et al. (2017): A structured literature review on the role of mindfulness, mindful eating and intuitive eating in changing eating behaviours: effectiveness and associated potential mechanisms. *Nutrition Research Reviews* 30 (2), 272–283.

Webb J. B. et al. (2017): Fat is fashionable and fit: A comparative content analysis of Fatspiration and Health at Every Size® Instagram images. *Body Image* 22, 53–64.

Weerman, F. M. and Smeenk, W. H. (2005): Peer Similarity in delinquency for different types of friends: a comparison using two measurement methods. *Criminology* 43(2), 499–524.

Weitzman, E. R. et al. (2003): Taking up Binge Drinking in College: The Influence of Person, Social Group and Environment. *Journal of Adolescent Health* 32, 26–35.

Weng, H. Y. et al. (2021): Interventions and Manipulations of Interoception. *Trends in Neurosciences* 44 (1), 52–62.

Weyerer, S. and Kupfer, B. (1994): Physical Exercise and Psychological Health. *Sports Medicine* 17, 108–116.

Wheaton, M. G. et al. (2021): Is fear of COVID-19 contagious? The effects of emotion contagion and social media use on anxiety in response to the coronavirus pandemic. *Frontiers in psychology* 11, 567379.

Widdowson, A. O. et al. (2020): Exposure to persistently delinquent peers and substance use onset: A test of Moffitt's social mimicry hypothesis. *Crime & Delinquency*, 66(3), 420–445.

Wiens, S. (2005): Interoception in emotional experience. *Current Opinion in Neurology* 18 (4), 442–447.

Wilcon W. V. D. (2010): How Do You Feel? Affective Forecasting and the Impact Bias in Track Athletics. *Journal of Social Psychology* 149 (3), 243–248.

Wild, J. (2020): Be Extraordinary. Robinson, GB.

Wilson, T. D. and Gilbert, D. T. (2003): Affective Forecasting. *Advances in experimental social psychology* 35, 345–411.

Wilson, T. D. and Gilbert, D. T. (2005): Affective Forecasting – Knowing What to Want. *Current Directions in Psychological Science* 14 (3), 131–134.

Wilson, T. D. et al. (2000): Focalism: A Source of Durability Bias in Affective Forecasting. *Journal of Personality and Social Psychology* 78 (5), 821–836.

Wing, R. R. and Jeffery, R. W. (1999): Benefits of recruiting participants with friends and increasing social support for weight loss and maintenance. *Journal of Consulting and Clinical Psychology* 67 (1), 132–138.

Wing, R. R. and Phelan, S. (2011): Long-term weight loss maintenance. *The American Journal of Clinical Nutrition* 82 (1), 222S–225S.

Wong, T.-Y. (2017): Smog induces oxidative stress and microbiota disruption. *Journal of Food and Drug Analysis* 25(2), 235–244.

Wood, J. V. et al. (2009): This mood is familiar and I don't deserve to feel better anyway: Mechanisms underlying self-esteem differences in motivation to repair sad moods. *Journal of Personality and Social Psychology* 96(2), 363–380.

Wood, W. (2017): Habit in Personality and Social Psychology. *Personality and Social Psychology Review*, 21(4), 389–403.

Wood, W. et al. (2002): Habits in Everyday Life: Thought, Emotion, and Action. *Journal of Personality and Social Psychology* 83(6), 1281–1297.

Woods, H. C. and Scott, H. (2016): #Sleepyteens: Social Media Use in Adolescence Is Associated with Poor Sleep Quality, Anxiety, Depression and Low Self-Esteem. *Journal of Adolescence* 51, 41–49.

Xu, A. J. et al. (2015): Hunger promotes acquisition of nonfood objects. *Proceedings of the National Academy of Sciences* 112(9), 2688–2692.

Yeomans, M. R. et al. (2008): The role of expectancy in sensory and hedonic evaluation: The case of smoked salmon ice-cream. *Food Quality and Preference* 19(6), 565–573.

Yon, D. and Press, C. (2014): Back to the future: Synaesthesia could be due to associative learning. *Frontiers in psychology*, 5, 702.

Yon, D. et al. (2019): The predictive brain as a stubborn scientist. *Trends in cognitive sciences* 23(1), 6–8.

Yue, Z. et al. (2022): Passive social media use and psychological well-being during the CO-VID-19 pandemic: The role of social comparison and emotion regulation. *Computers in Human Behavior* 127, 107050.

Zafir, S. and Jovanovski, N. (2022): The weight of words: Discursive constructions of health in weight-neutral peer-reviewed journal articles. *Body Image* 40, 358–369.

Zajonc, R. B. (1968): Attitudinal effects of mere exposure. *Journal of Personality and Social Psychology*, 9(2, Part 2), 1–27.

Zarrinpar, A. et al. (2014): Diet and feeding pattern affect the diurnal dynamics of the gut microbiome. *Cell Metabolism* 20, 1006–1017.

Zekan, S. B. and Zekan, I. (2022): Subliminal Messages in Advertising: Do they really work? *DIEM: Dubrovnik International Economic Meeting* 7 (1), 102–113.

Zheng, X. (2015): Self-reported lactose intolerance in clinic patients with functional gastrointestinal symptoms: prevalence, risk factors, and impact on food choices. *Neurogastroenterology & Motility* 27(8), 1138–1146.

Zhong, C. B. and Leonardelli, G. J. (2008): Does Social Exclusion Literally Feel Cold? *Psychological Science* 19(9), 838–842.

Zhou, S. (2023): A comparative analysis of arachnophobia and claustrophobia. *Journal of Education, Humanities and Social Sciences* 8, 1190–1194.

Zimberg, I. Z. et al. (2012): Short sleep duration and obesity: mechanisms and future perspectives. *Cell biochemistry and function* 30(6), 524–529.